Lesenswert

vor der Arbeit

als

Nachtpflegehelfer/in

MARTIN STERLING

Inhaltsverzeichnis

Kapitel 7: Risiko- und 141 Sicherheitsmanagement im Nachtdienst

« Die Arbeit in der Nacht bedeutet, über das Leben zu wachen, wenn die Welt schläft, Trost und Pflege im Schatten zu spenden, wo jeder Handgriff doppelt zählt, weil er in der Stille und Einsamkeit getan wird. Es ist eine Berufung, die innere Stärke und unerschütterliches Einfühlungsvermögen erfordert, denn als Nachtpflegehelfer ist man das Licht, das die Patienten durch die dunkelsten Stunden führt. »

Kapitel 1
Einführung
im Nachtdienst
in Pflege

- **Die Bedeutung von Nachtarbeit in Krankenhäusern**
  - **Die Organisation der Nachtpflege**

Die Organisation der Nachtpflege in einer Gesundheitseinrichtung ist ein komplexer Prozess, der auf einer sorgfältigen Planung, einer engen Koordination zwischen den Mitgliedern des Pflegeteams und der Antizipation der besonderen Bedürfnisse der Patienten während der Nacht beruht. Im Gegensatz zu den Tageszeiten, in denen die Krankenhausaktivitäten intensiver sind und eine Vielzahl von Fachkräften anwesend ist, erfordert die Nacht eine geringere Personalstärke und eine andere Aufgabenverteilung, wodurch jede Maßnahme besonders entscheidend ist.

Einer der grundlegenden Aspekte der Organisation der Nachtpflege ist die Dienstübergabe, ein Schlüsselmoment, in dem das Tagesteam dem Nachtteam alle notwendigen Informationen über den Gesundheitszustand der Patienten, die laufende Pflege und eventuell zu erwartende Notfälle übermittelt. Diese Übermittlung muss umfassend und präzise sein, da sie die Qualität der Pflege während der gesamten Nacht bestimmt. Die Pflegehilfskräfte bereiten sich mit diesen Informationen darauf vor, die Pflege eigenständig zu bewältigen, sind aber auch bereit, bei Bedarf die Hilfe der diensthabenden Pflegekraft oder des Arztes in Anspruch zu nehmen.

In der Nacht besteht das Hauptziel der Pflege darin, die Kontinuität und Sicherheit der Patienten zu gewährleisten und gleichzeitig ihr Ruhebedürfnis zu respektieren. Die Pflege wird daher so geplant, dass sie so wenig wie möglich gestört wird. Die Pflegekräfte sorgen dafür, dass regelmäßig Überwachungsrunden durchgeführt werden, wobei sie besonders auf besonders gefährdete Patienten achten, wie z. B. Patienten auf der Intensivstation, ältere Menschen oder Patienten am Lebensende. Während dieser Rundgänge überwachen sie die Vitalfunktionen, überprüfen das Wohlbefinden der Patienten und stellen sicher, dass ihre Grundbedürfnisse erfüllt werden.

Die Verabreichung von Medikamenten ist ebenfalls ein wichtiger Teil der Nacht. Sie muss mit großer Genauigkeit durchgeführt werden, da Müdigkeit die Wachsamkeit des Pflegepersonals beeinträchtigen kann. Die Protokolle sind daher streng und jede Pflegekraft ist darin geschult, die ärztlichen Anweisungen genau zu befolgen und gleichzeitig in der Lage zu sein, jedes Anzeichen von Not oder einer unerwünschten Reaktion zu erkennen und zu melden.

Parallel dazu gehört zur Organisation der Nachtpflege auch das Notfallmanagement. Auch wenn Notfälle statistisch gesehen nachts seltener auftreten, ist ihr Auftreten aufgrund der geringeren Verfügbarkeit von personellen und technischen Ressourcen oft kritischer. Pflegehilfskräfte müssen daher besonders reaktionsschnell und in der Lage sein, schnell die erforderlichen Mittel zu mobilisieren und gleichzeitig eine effektive Kommunikation mit dem medizinischen Team aufrechtzuerhalten.

Die Beziehungsdimension ist bei der Organisation der Nachtpflege nicht zu vernachlässigen. Nachts können Patienten ein verstärktes Gefühl von Einsamkeit, Angst oder Unbehagen empfinden, das durch Stille und Dunkelheit noch verstärkt wird. Pflegekräfte spielen dann eine entscheidende Rolle bei der psychologischen Betreuung der Patienten, indem sie ihnen eine beruhigende Präsenz bieten, auf ihre emotionalen Bedürfnisse eingehen und ihnen helfen, diese schwierigen Momente zu überstehen.

Schließlich muss die Organisation der Nachtpflege auch die Bedürfnisse der Pflegenden selbst berücksichtigen. Die Arbeit in der Nacht bringt einen verschobenen Lebensrhythmus mit sich, der oft körperlich und geistig anstrengend ist. Die Teamleiter achten daher darauf, dass die Pflegekräfte die notwendigen Pausenzeiten haben, um sich zu erholen und ihre Wachsamkeit während der gesamten Schicht aufrechtzuerhalten. Außerdem werden Strategien zur Unterstützung und Prävention von Risiken im Zusammenhang mit Müdigkeit entwickelt, um die Gesundheit und das Wohlbefinden der Mitarbeiter zu erhalten.

∘ **Die entscheidende Rolle des Nachtpflegers**

Die Rolle der Pflegekraft in der Nacht ist für den Betrieb von Gesundheitseinrichtungen von entscheidender Bedeutung. Denn während tagsüber ein reger Betrieb herrscht und zahlreiche Gesundheitsfachkräfte anwesend sind, herrscht nachts ein anderer Rahmen, in dem Stille, Dunkelheit und weniger Personal eine Atmosphäre schaffen, in der jede Geste doppelt zählt. In diesem Kontext wird der Nachtpfleger zu einer zentralen Figur, die die Kontinuität der Pflege, die Sicherheit der Patienten und die emotionale Unterstützung, die sie in Momenten der Verletzlichkeit benötigen, gewährleistet.

Der Pflegehelfer in der Nacht ist zwar oft weniger sichtbar als seine Kollegen am Tag, trägt aber wesentliche Verantwortung, die weit über die technischen Aufgaben hinausgeht. Er ist der Garant für die Kontinuität der Pflege. Wenn die Tagschicht die Pflege übernimmt, ist es die Aufgabe der Nachtschwester, dafür zu sorgen, dass jeder Patient weiterhin die Pflege erhält, die er benötigt, sei es bei der Schmerzbehandlung, der Überwachung der Vitalfunktionen oder der Begleitung bei der Komfortpflege. Dies erfordert ständige Wachsamkeit und die Fähigkeit, selbstständig zu arbeiten, da die direkten medizinischen Ressourcen in der Nacht oft begrenzter sind.

Diese Autonomie geht mit der Notwendigkeit einher, Initiative und Urteilsvermögen zu zeigen. Der Pflegehelfer im Nachtdienst muss häufig Situationen schnell einschätzen, die Warnzeichen für eine Verschlechterung des Gesundheitszustands eines Patienten erkennen und entscheiden, welche Maßnahmen dringend erforderlich sind. Wenn ein Patient beispielsweise Symptome von Atemnot oder akuten Schmerzen aufweist, muss der Pflegehelfer nicht nur sofort eingreifen, um dem Patienten Linderung zu verschaffen, sondern auch das Pflegepersonal oder den diensthabenden Arzt alarmieren. Diese Rolle an vorderster Front, kombiniert mit der Fähigkeit, bei Bedarf schnell zu alarmieren, macht die Pflegekraft zu einem Schlüsselelement des Sicherheitssystems für die nächtliche Pflege.

Neben den technischen und überwachenden Aspekten spielt der Nachtpfleger auch eine grundlegende Rolle bei der menschlichen Betreuung der Patienten. Die Nacht ist eine Zeit, in der Einsamkeit, Furcht und Angst stärker auftreten können, insbesondere bei den schwächsten Patienten oder solchen, die sich in kritischen Situationen befinden, wie z. B. in der Palliativpflege. Die Pflegekraft wird dann zu einer beruhigenden Präsenz, einem aufmerksamen Ohr, das beruhigen und trösten kann. Er muss zuhören, beruhigen und manchmal einfach nur da sein, damit sich der Patient sicher und weniger allein mit seinen nächtlichen Sorgen fühlt.

Darüber hinaus trägt der Nachtpflegehelfer dazu bei, eine ruhige und erholsame Pflegeumgebung aufrechtzuerhalten, was für die Erholung der Patienten von entscheidender Bedeutung ist. Er muss dafür sorgen, dass der Pflegeablauf so wenig störend wie möglich ist, und dabei auf die individuellen Bedürfnisse jedes einzelnen Patienten eingehen. Dazu können einfache, aber wesentliche Handlungen gehören, wie z. B. ein Kissen neu einzustellen, ein Glas Wasser zu bringen oder einfach nur dafür zu sorgen, dass der Patient für die Nacht bequem gebettet ist.

Die Nachtarbeit verlangt vom Pflegehelfer auch die Entwicklung spezifischer Fähigkeiten, wie z. B. den Umgang mit Müdigkeit und Stress, da sich die Schichtarbeit auf die körperliche und geistige Gesundheit auswirken kann. Er muss also in der Lage sein, während der gesamten Nacht eine gleichbleibende Wachsamkeit und Leistungsfähigkeit aufrechtzuerhalten, gleichzeitig aber auch seine eigenen Grenzen zu erkennen und bei Bedarf um Hilfe zu bitten. Diese Resilienz ist entscheidend, um trotz der Herausforderungen, die mit der Nachtarbeit einhergehen, eine qualitativ hochwertige Pflege anbieten zu können.

Schließlich spielt der Nachtpfleger eine Schlüsselrolle bei der Weitergabe entscheidender Informationen während der Dienstübergabe an die Tagschicht. Er muss in der Lage sein, Beobachtungen, die er während der Nacht gemacht hat, die geleistete Pflege und alle bemerkenswerten Ereignisse, die während seines Dienstes aufgetreten sind, effektiv zu kommunizieren. Diese reibungslose Kommunikation stellt sicher, dass die Patienten weiterhin die bestmögliche Versorgung erhalten, ohne dass es zu Unterbrechungen in der Betreuung kommt.

∘ Die Besonderheiten des Nachtdienstes im Vergleich zum Tagdienst

Der Nachtdienst weist im Vergleich zum Tagdienst Besonderheiten auf, die ihn sowohl in organisatorischer als auch in pflegerischer Hinsicht einzigartig und anspruchsvoll machen. Diese Besonderheiten ergeben sich aus einer Kombination von Faktoren, die mit dem zirkadianen Rhythmus von Pflegekräften und Patienten, dem Personalabbau, der allgemeinen Atmosphäre im Krankenhaus und den Arten von Pflege und Interventionen, die während der Nacht erforderlich sind, zusammenhängen. Das Verständnis dieser Besonderheiten ist entscheidend, um die Herausforderungen und Verantwortlichkeiten, die mit der Nachtarbeit in Krankenhäusern einhergehen, in vollem Umfang zu verstehen.

Einer der Hauptunterschiede zwischen Tag- und Nachtdienst besteht im Rhythmus und in der Art der Tätigkeiten. Während des Tages werden die Krankenhausabteilungen durch eine Vielzahl von Maßnahmen belebt: Beratungen, Untersuchungen, chirurgische Eingriffe, Arztbesuche und paramedizinische Tätigkeiten. Der Tagdienst ist durch eine Aktivitätsintensität gekennzeichnet, die zahlreiche Gesundheitsfachkräfte mobilisiert, was eine schnelle und vielfältige Versorgung der Patienten ermöglicht. Im Gegensatz dazu erzwingt der Nachtdienst eine relative Ruhe, die durch die Reduzierung geplanter Eingriffe und den allgemeinen Rückgang von Lärm und Unruhe gekennzeichnet ist. Diese scheinbare Ruhe bedeutet jedoch nicht, dass die Verantwortung abnimmt. Im Gegenteil, sie verlangt von den Pflegern eine erhöhte Wachsamkeit und die Fähigkeit, im Bedarfsfall schnell einzugreifen, oft mit weniger verfügbaren Ressourcen.

Eine weitere wichtige Besonderheit des Nachtdienstes ist die geringere Personalstärke. Nachts sind die Teams in der Regel kleiner, mit einer geringeren Anzahl an Krankenpflegern, Bereitschaftsärzten und Pflegekräften. Dieser Personalabbau erfordert eine straffe Arbeitsorganisation, bei der jedes Teammitglied vielseitig einsetzbar und in der Lage sein muss, eine Vielzahl von Situationen selbstständig zu bewältigen. Nachtpflegekräfte, insbesondere Pflegehilfskräfte, müssen daher häufig die Initiative ergreifen und ein hohes Maß an Selbstständigkeit bei der Verwaltung der Pflegetätigkeiten zeigen. Sie müssen darauf vorbereitet sein, einen größeren Teil der Verantwortung zu übernehmen, sei es bei der Überwachung der Patienten, der Erfüllung dringender Bedürfnisse oder der Erkennung von Anzeichen für eine Verschlechterung des Gesundheitszustands, die ein sofortiges Eingreifen erfordern.

Der Nachtdienst zeichnet sich auch durch die Atmosphäre aus, die im Krankenhaus herrscht. In der Nacht verändern Stille und Dunkelheit die Krankenhausumgebung. Diese besondere Umgebung beeinflusst nicht nur die Patienten, sondern auch das Pflegepersonal. Für Patienten kann die Nacht Gefühle der Angst, Einsamkeit und Verletzlichkeit verstärken. Ängste treten häufig intensiver auf, insbesondere bei älteren Menschen, Patienten am Lebensende oder mit kognitiven Beeinträchtigungen. Nachtpfleger müssen daher ein besonderes Gespür für diese psychologischen Aspekte entwickeln und bereit sein, neben der körperlichen Pflege auch verstärkt emotionale Unterstützung zu bieten. Ihre Aufgabe besteht darin, eine beruhigende Umgebung zu schaffen, Sorgen zu zerstreuen und eine fürsorgliche Präsenz zu gewährleisten, die die potenziell angstauslösenden Auswirkungen der Nacht abmildert.

In Bezug auf die Pflege erfordern die Besonderheiten des Nachtdienstes einen Ansatz, der auf die Bedürfnisse der Patienten während dieser Zeit zugeschnitten ist. Häufig wird der Komfort- und Überwachungspflege Vorrang eingeräumt, um den Schlaf der Patienten zu respektieren und gleichzeitig ihre Sicherheit zu gewährleisten. Nächtliche Rundgänge sind unerlässlich, um den

Zustand der Patienten zu überprüfen, ohne sie unnötig zu wecken. Die verabreichte Pflege sollte so geplant werden, dass sie die Ruhe des Patienten so wenig wie möglich stört, aber dennoch häufig genug durchgeführt wird, um Komplikationen vorzubeugen. Beispielsweise erfordert die Vermeidung von Druckgeschwüren bei bettlägerigen Patienten besondere Aufmerksamkeit, ebenso wie die Behandlung von Schmerzen, die nachts stärker auftreten können und ein sofortiges Eingreifen erfordern, damit der Patient seine Ruhe fortsetzen kann.

Schließlich sind nächtliche Notfälle, obwohl sie seltener auftreten, oft kritischer. In der Nacht, wenn die Hektik des Tages fehlt, muss jede Notfallsituation trotz der begrenzten Verfügbarkeit von Ressourcen mit maximaler Effizienz und Schnelligkeit bewältigt werden. Pfleger in der Nacht müssen besonders reaktionsschnell sein, schnell die richtigen Helfer herbeirufen und die Situation bis zu deren Eintreffen bewältigen können. Dieser Aspekt unterstreicht die Bedeutung der Zusammenarbeit und Kommunikation innerhalb des Nachtschichtteams, in dem sich jeder auf den anderen verlassen können muss, um eine optimale Patientenversorgung zu gewährleisten.

- **Beweggründe, sich für Nachtarbeit zu entscheiden**
  - **Die Herausforderung und die Berufung**

Herausforderung und Berufung stehen im Mittelpunkt des Berufslebens eines Pflegehelfers, insbesondere für diejenigen, die im Nachtdienst tätig sind. Dieser Beruf, der in der Öffentlichkeit oft verkannt wird, ist mehr als nur eine Beschäftigung: Er verkörpert eine echte Verpflichtung, einen Aufruf, sich anderen Menschen in den entscheidenden Momenten ihres Lebens zu widmen. Diese Berufung, die den Pflegehelfer antreibt, ist untrennbar mit den zahlreichen Herausforderungen verbunden, denen er sich täglich, Nacht für Nacht, in einem anspruchsvollen und oft schwierigen Umfeld stellen muss.

Die Herausforderung beginnt in dem Moment, in dem der Pflegehelfer seine Rolle übernimmt, eine Rolle, die große körperliche und geistige Belastbarkeit erfordert. Die Arbeit in der Nacht bedeutet einen veränderten Lebensrhythmus, der den natürlichen Zyklus des Körpers stört und eine ständige Anpassung erfordert. Müdigkeit, Isolation und die Stille der Nacht können die Moral schwer belasten, aber gerade unter diesen Bedingungen muss die Pflegekraft wachsam, aufmerksam und jederzeit einsatzbereit bleiben. Diese tägliche Herausforderung wird durch die Notwendigkeit verstärkt, oftmals komplexe Situationen mit größerer Autonomie zu bewältigen, da die Teams während der Nacht kleiner und die Ressourcen begrenzter sind. Jede Entscheidung, die getroffen wird, jede Maßnahme, die ergriffen wird, muss maßvoll und effizient sein, da die Fehlermargen gering sind und die Folgen erheblich sein können.

Neben den physischen und organisatorischen Aspekten besteht die Herausforderung für die Pflegekraft auch in der Fähigkeit, mit den schwierigsten menschlichen Realitäten umzugehen. Nachts sind die Patienten oft verletzlicher, ihre Ängste und ihr Leiden sind präsenter. Der Pflegehelfer muss dann nicht nur technische Pflege leisten, sondern auch eine tröstende Präsenz bieten, eine emotionale Unterstützung, die unerlässlich ist, um die Angst und die Einsamkeit zu lindern, die die Patienten empfinden können. Die Rolle des "Nachtwächters" ist anspruchsvoll, denn sie erfordert ein ständiges Einfühlungsvermögen, die Fähigkeit zuzuhören und die Bereitschaft, in manchmal sehr heiklen Momenten Trost zu spenden.

Hier kommt die Berufung ins Spiel. Ohne diese innere Stärke, ohne den tiefen Wunsch, zu dienen und sich um andere zu kümmern, könnte die Herausforderung der Nachtarbeit schnell unüberwindbar werden. Die Berufung ist das, was jeder Geste, jeder Nacht, die man damit verbringt, für andere zu sorgen, einen Sinn verleiht. Sie ist der Motor, der den Pflegehelfer dazu bringt, jeden Abend aufzustehen, sich der Müdigkeit, dem Stress und den Schwierigkeiten zu stellen, um dort zu sein, wo man ihn am meisten braucht. Diese Berufung wird oft von tiefen Werten genährt: Altruismus, der Wunsch, zum Wohlbefinden anderer beizutragen, und die Überzeugung, dass jede Pflegehandlung, selbst die bescheidenste, einen Unterschied im Leben der Patienten bewirken kann.

Der Nachtpflegehelfer verkörpert somit ein totales Engagement, bei dem sich Herausforderung und Berufung vermischen, um einem anspruchsvollen, aber zutiefst menschlichen Beruf Sinn zu verleihen. In dieser Dualität liegt die Stärke des Pflegehelfers: Die Herausforderung treibt ihn an, über sich hinauszuwachsen, seine Fähigkeiten und seine Widerstandsfähigkeit zu entwickeln, während die Berufung ihm die Energie und die Motivation verleiht, Nacht für Nacht durchzuhalten. Diese einzigartige Kombination macht den Nachtpfleger nicht nur zu einem kompetenten Fachmann, sondern auch zu einer engagierten Person, die bereit ist, den Patienten in den dunkelsten Momenten ihres Lebens zur Seite zu stehen.

◦ **Vor- und Nachteile des Nachtdienstes**

Der Nachtdienst mit seinen Besonderheiten und Anforderungen bietet sowohl Vor- als auch Nachteile, die die Erfahrungen derjenigen prägen, die sich für diesen Weg entscheiden. Für Pflegehelferinnen und Pflegehelfer verbinden sich diese kontrastreichen Aspekte sowohl mit der täglichen Herausforderung als auch mit der Berufung, die sie antreibt, und zeichnen so eine ebenso bereichernde wie komplexe Berufslandschaft.

Einer der größten Vorteile des Nachtdienstes ist der Arbeitsrhythmus, der oft als ruhiger als der Tagesrhythmus empfunden wird. In der Nacht befindet sich das Krankenhaus oder die Gesundheitseinrichtung in einer Art Wachzustand, in dem weniger geplante Eingriffe vorgenommen werden und die allgemeine Atmosphäre friedlicher ist. Für einige Pflegekräfte bietet diese Umgebung eine wertvolle Gelegenheit, sich mehr auf das Wohlbefinden der Patienten zu konzentrieren, persönlicher zu interagieren und die Pflege mit größerer Aufmerksamkeit

28

durchzuführen. Diese relative Ruhe ermöglicht es, eine enge Beziehung zu den Patienten aufzubauen und auf ihre Bedürfnisse mit mehr Zeit und Mitgefühl einzugehen, weit weg von der tageszeitlichen Hektik.

Ein weiterer Vorteil besteht in der Möglichkeit, eine bessere Bezahlung zu erhalten. Häufig werden Nachtstundenzuschläge gezahlt, die einen finanziellen Ausgleich für die Arbeit zu unterschiedlichen Zeiten darstellen. Dieser Aspekt kann besonders für diejenigen attraktiv sein, die ihr Einkommen maximieren und gleichzeitig Beruf und Privatleben miteinander in Einklang bringen wollen. Darüber hinaus kann der Nachtdienst eine gewisse Flexibilität in der Tagesgestaltung bieten, so dass Pflegehilfskräfte während der Stunden, in denen die meisten Menschen arbeiten, ihren persönlichen oder familiären Interessen nachgehen können.

Allerdings gehen diese Vorteile auch mit einigen Nachteilen einher, die auf Dauer schwer wiegen können. Der größte Nachteil des Nachtdienstes sind zweifellos die Auswirkungen auf die körperliche und geistige Gesundheit. Gegen den natürlichen Biorhythmus zu arbeiten, kann zu Schlafstörungen, chronischer Müdigkeit und sogar zu einem erhöhten Risiko für Herz-Kreislauf- und Stoffwechselerkrankungen führen. Der menschliche Körper ist von Natur aus nicht darauf ausgelegt, nachts wach zu bleiben, und diese Umkehrung der Zyklen kann langfristig erhebliche Auswirkungen haben. Die Nacht für Nacht angesammelte Müdigkeit kann auch die Wachsamkeit, die Konzentration und die Fähigkeit, Pflegeleistungen optimal zu erbringen, beeinträchtigen, was sowohl für den Pfleger als auch für den Patienten ein Risiko darstellt.

Ein weiterer bemerkenswerter Nachteil ist die soziale Isolation. Nachts zu arbeiten bedeutet oft, nicht mit den Menschen um einen herum in Kontakt zu sein, was die sozialen Interaktionen einschränken und die familiären Beziehungen beeinträchtigen kann. Gemeinsame Momente mit Familie und Freunden sind seltener, und es kann schwierig sein, ein erfülltes Sozialleben aufrechtzuerhalten, wenn man tagsüber schlafen muss. Diese Isolation kann zu einem Gefühl der Einsamkeit und Entfremdung führen, wodurch die Nachtarbeit emotional manchmal schwer zu ertragen ist.

Auf beruflicher Ebene kann der Nachtdienst auch die Möglichkeiten für Weiterbildung und Entwicklung einschränken. Fortbildungsveranstaltungen, Teamsitzungen und Möglichkeiten zum beruflichen Networking finden in der Regel tagsüber statt, was zu einer Kluft zwischen Tag- und Nachtpflegern führen kann. Dies kann zu einem Gefühl des Abgehobenseins oder der Marginalisierung führen und zusätzliche Herausforderungen für diejenigen darstellen, die sich beruflich weiterentwickeln oder spezialisieren wollen.

Trotz dieser Nachteile geht für viele Pflegehilfskräfte die Berufung, die sie dazu bewegt, sich für den Nachtdienst zu entscheiden, weit über diese Schwierigkeiten hinaus. Diese Berufung wird von dem Wunsch genährt, in Zeiten, in denen die Patienten oft am verletzlichsten sind, eine qualitativ hochwertige Pflege zu leisten. In der Nacht zu arbeiten bedeutet, ein Grundbedürfnis zu befriedigen, nämlich auf diejenigen aufzupassen, die krank oder in Not sind, wenn die Welt schläft. Diese Aufgabe, die von Sinn und Hingabe geprägt ist, verleiht der Nachtarbeit eine fast heilige Dimension für diejenigen, die sie als echte Berufung erleben.

- **Die Herausforderungen und Verantwortlichkeiten des Nachtpflegers**
  - **Gewährleistung der Kontinuität der Pflege**

Die Gewährleistung der Kontinuität der Pflege ist eine zentrale Aufgabe bei der Arbeit der Pflegekraft, die im Nachtdienst eine noch kritischere Dimension annimmt. Diese Aufgabe besteht darin, sicherzustellen, dass jeder Patient ohne Unterbrechung eine Pflege erhält, die auf seine spezifischen Bedürfnisse zugeschnitten ist, und dass diese Pflege unabhängig von der Tages- oder Nachtzeit einheitlich und harmonisch ist. Dies ist eine tägliche Herausforderung, die ständige Wachsamkeit, straffe Organisation und echtes Engagement für das Wohlbefinden der Patienten erfordert.

Die Kontinuität der Pflege beginnt mit einer reibungslosen und vollständigen Dienstübergabe zwischen dem Tages- und dem Nachtteam. Genau zu diesem Zeitpunkt muss der Pflegehelfer alle relevanten Informationen über den Gesundheitszustand jedes Patienten, die Pflege, die während des Tages geleistet wurde, und etwaige Bedenken oder Maßnahmen, die während der Nacht zu erwarten sind, erhalten. Diese Informationsübergabe ist für eine kohärente Pflege von entscheidender Bedeutung, da sie es der nächtlichen Pflegekraft ermöglicht, sofort zu verstehen, wo die Prioritäten liegen, Warnzeichen zu erkennen und die besonderen Bedürfnisse der Patienten zu antizipieren. Eine gute Übergabe stellt sicher, dass nichts dem Zufall überlassen wird und dass jeder Patient weiterhin die notwendige Aufmerksamkeit erhält, auch wenn die Tagschicht nicht anwesend ist.

Nach der Übergabe muss der Nachtpflegehelfer eine ständige Überwachung der Patienten aufrechterhalten und sicherstellen, dass die geplante Pflege präzise und unter Berücksichtigung der individuellen Bedürfnisse durchgeführt wird. Dazu gehört die regelmäßige Überwachung der Vitalzeichen, die Verabreichung der verordneten Behandlungen und die Anpassung der Pflege an den sich ändernden Gesundheitszustand der Patienten. Nachts sind die Patienten oft anfälliger, und einige Anzeichen einer Verschlechterung können unbemerkt bleiben, wenn die Aufmerksamkeit nicht aufrechterhalten wird. Die Pflegekraft muss daher wachsam sein und in der Lage sein, Anomalien oder subtile Veränderungen, die möglicherweise ein sofortiges Eingreifen erfordern, schnell zu erkennen.

Die Gewährleistung der Kontinuität der Pflege setzt auch eine hohe Anpassungsfähigkeit voraus, da es in der Nacht oft zu unvorhergesehenen Ereignissen und Notfällen kommt. Ein Patient, der stabil schien, kann sich plötzlich verschlechtern und erfordert eine schnelle Neubewertung und ein koordiniertes Vorgehen mit den diensthabenden Pflegern und Ärzten. In solchen Momenten ist die Fähigkeit der Pflegekraft, Ruhe zu bewahren, die Situation genau einzuschätzen und effektiv zu handeln, für die Sicherheit und das Wohlbefinden des Patienten von entscheidender Bedeutung. Jeder Handgriff muss abgewogen, jede Entscheidung mit einem ausgeprägten Bewusstsein für ihre Folgen getroffen werden.

Die Kontinuität der Pflege beschränkt sich jedoch nicht auf die Bewältigung von Notfällen oder die Überwachung von Patienten. Sie umfasst auch den menschlichen Aspekt der **Pflege**, das Vertrauensverhältnis, das der Pfleger zu den Patienten aufbaut, selbst in den dunkelsten Stunden der Nacht. Für Patienten ist das Wissen, dass sie auch im Schlaf überwacht und aufmerksam betreut werden, ein Schlüsselfaktor für Rückversicherung und Komfort. Der Pflegehelfer verkörpert durch seine diskrete, aber ständige Präsenz diese Kontinuität, diesen unsichtbaren Faden, der jeden Moment der Pflege verbindet, tagsüber wie nachts.

Schließlich bedeutet die Gewährleistung der Pflegekontinuität auch, den Übergang zur Tagesschicht vorzubereiten. Am Ende ihrer Schicht muss die Nachtpflegekraft alle notwendigen Informationen über die Entwicklung jedes einzelnen Patienten, die geleistete Pflege und eventuell erforderliche Maßnahmen weitergeben. Diese Weitergabe ist entscheidend, damit die **Pflege** ohne Unterbrechung fortgesetzt werden kann und jeder Patient ununterbrochen betreut wird. Es ist ein sich täglich wiederholender Zyklus, in dem jede **Pflegekraft**, ob sie nun Tag- oder Nachtschicht hat, eine wesentliche Rolle bei der Aufrechterhaltung der Qualität und Kohärenz der Pflege spielt.

○ **Umgang mit Autonomie und
Entscheidungsfindung**

Der Umgang mit Autonomie und Entscheidungsfindung ist ein
grundlegender Aspekt der Arbeit von Krankenpflegehelfern,
insbesondere im Nachtdienst. Wenn die Ruhe der Nacht das
Krankenhaus umhüllt, werden die Teams verkleinert und
Situationen müssen oft mit weniger Ressourcen und unmittelbarer
Unterstützung bewältigt werden. In diesem Zusammenhang findet
sich der Pfleger an vorderster Front wieder, wo seine Autonomie
nicht nur zu einem Vorteil, sondern zu einer lebenswichtigen
Notwendigkeit wird, um die Kontinuität und Qualität der Pflege
zu gewährleisten.

Selbstständigkeit bei der Nachtarbeit bedeutet vor allem die
Fähigkeit, seine Aufgaben ohne ständige direkte Aufsicht zu
erledigen. Der Pflegehelfer muss in der Lage sein, die tägliche
Pflege der Patienten effektiv und unabhängig zu bewältigen,
indem er sich an die festgelegten Protokolle hält und gleichzeitig
die Initiative ergreift, wenn es die Situation erfordert. Diese
Selbstständigkeit zeigt sich in der Fähigkeit, die Pflege so zu
planen und zu organisieren, dass die Störungen für die Patienten
so gering wie möglich gehalten werden, und gleichzeitig den
Gesundheitszustand der Patienten sorgfältig zu überwachen.
Dabei geht es nicht nur darum, Anweisungen zu befolgen,
sondern den Gesamtzusammenhang der Pflege zu verstehen und
proaktiv zu handeln, um Komplikationen vorzubeugen oder auf
die sich ändernden Bedürfnisse der Patienten einzugehen.

Das Treffen von Entscheidungen wiederum ist eng mit dieser
Autonomie verbunden. Nachts können Notfallsituationen ohne
Vorwarnung eintreten, und der Pflegehelfer muss oft schnell
reagieren, manchmal sogar noch bevor der Rest der Nachtschicht
mobilisiert wird. Ob es darum geht, eine Atemkrise zu
bewältigen, auf einen Patienten in Not zu reagieren oder mit einer
plötzlichen Veränderung des Gesundheitszustands eines Patienten
fertig zu werden - der Pflegehelfer muss in der Lage sein,
innerhalb kürzester Zeit fundierte Entscheidungen zu treffen.
Diese Entscheidungen beruhen auf seiner Erfahrung, seinem

Wissen und seinem klinischen Urteilsvermögen, aber auch auf seiner Fähigkeit, unter Druck ruhig zu bleiben und die verfügbaren Optionen schnell zu bewerten.

Ein weiterer entscheidender Aspekt des Umgangs mit Autonomie und Entscheidungsfindung ist die Fähigkeit der Pflegekraft, die Grenzen ihrer Rolle und ihrer Kompetenzen zu erkennen. Selbstständig zu arbeiten bedeutet nicht, isoliert zu arbeiten oder sich zu weigern, Hilfe anzufordern, wenn es nötig ist. Im Gegenteil: Ein Zeichen für einen guten Umgang mit Autonomie ist die Fähigkeit, eine Situation richtig einzuschätzen und zu wissen, wann man eine Pflegekraft oder einen Arzt im Bereitschaftsdienst alarmieren muss. Die Pflegekraft muss in der Lage sein zu beurteilen, ob eine Situation auf ihrer Ebene bewältigt werden kann oder ob sie das Eingreifen von Fachkräften mit spezielleren Fähigkeiten erfordert. Diese Klarheit ist entscheidend, um potenzielle Fehler zu vermeiden und die Sicherheit der Patienten zu gewährleisten.

Nachts wird diese Autonomie auch bei der Bewältigung alltäglicher Aufgaben auf die Probe gestellt, die zwar weniger dringlich, aber für den Komfort und das Wohlbefinden der Patienten genauso wichtig sind. Dazu können das Management der Hygienepflege, die Neupositionierung von Patienten zur Vermeidung von Druckgeschwüren oder die Verabreichung einfacher Behandlungen gehören. Auch hier muss die Pflegekraft Entscheidungen darüber treffen, wie sie am besten vorgeht, wobei sie die individuellen Bedürfnisse jedes Patienten berücksichtigt und die Pflege entsprechend anpasst. Diese Fähigkeit, die Pflege individuell anzupassen, flexibel zu sein und sich gleichzeitig an Protokolle zu halten, ist ein weiterer Schlüsselaspekt der Selbstständigkeit.

Selbstständigkeit und Entscheidungsfindung im Nachtdienst erfordern daher eine hohe berufliche Reife, die Fähigkeit, Bedürfnisse vorauszusehen und schnell auf unvorhergesehene Situationen zu reagieren. Sie erfordern aber auch eine starke persönliche Ethik, da selbstständiges Arbeiten eine erhöhte

Verantwortung mit sich bringt. Die Pflegekraft muss sich darüber im Klaren sein, dass ihre Entscheidungen und Handlungen direkte Auswirkungen auf die Gesundheit und das Wohlbefinden der Patienten haben, und dies erfordert ein ständiges Engagement zur Aufrechterhaltung eines hohen Maßes an Kompetenz und Professionalität.

◦ Die Zusammenarbeit mit dem multidisziplinären Nachtschichtteam

Die Zusammenarbeit mit dem multidisziplinären Team in der Nacht ist ein wesentlicher Bestandteil der Arbeit des Pflegehelfers. In Krankenhäusern, insbesondere in der Nacht, hängt die Wirksamkeit der Pflege von der Fähigkeit jedes einzelnen Teammitglieds ab, reibungslos zusammenzuarbeiten, entscheidende Informationen auszutauschen und die gemeinsamen Bemühungen um das Wohlergehen und die Sicherheit der Patienten zu unterstützen. Diese Zusammenarbeit ist nicht nur eine berufliche Anforderung, sondern steht im Mittelpunkt des Nachtdienstes, in dem die Ressourcen begrenzt sind und der Teamzusammenhalt zu einem entscheidenden Faktor für die Qualität der Pflege wird.

Das multidisziplinäre Nachtschichtteam besteht in der Regel aus Pflegehelfern, Krankenschwestern, Bereitschaftsärzten, Sicherheitspersonal und manchmal auch aus spezialisierten Technikern wie Radiologen oder Laboranten. Jeder dieser Fachkräfte bringt ein spezifisches Fachwissen mit, aber es ist die Fähigkeit, zusammenzuarbeiten, effektiv zu kommunizieren und sich gegenseitig zu unterstützen, die die Stärke des Teams ausmacht. Für den Pflegehelfer bedeutet diese Zusammenarbeit zunächst einmal eine hervorragende Kommunikation. Die Informationsweitergabe muss klar, präzise und pünktlich sein. Jedes Teammitglied muss wissen, was mit jedem Patienten geschieht, welche Maßnahmen bereits durchgeführt wurden und welche Maßnahmen noch erforderlich sind. Dieser Informationsfluss ist entscheidend, um Fehler zu vermeiden, eine reibungslose **Pflegekontinuität** zu gewährleisten und jedem die Möglichkeit zu geben, in Notfällen schnell zu reagieren.

Die Arbeit in einem multidisziplinären Team erfordert außerdem ein hohes Maß an Anpassungsfähigkeit. Nachts können sich Situationen schnell ändern, und es kommt häufig vor, dass sich die Prioritäten aufgrund von auftretenden Notfällen verschieben. In solchen Momenten muss der Pflegehelfer in der Lage sein, sich auf die aktuellen Bedürfnisse einzustellen, die Initiative zu ergreifen und gleichzeitig mit den anderen Teammitgliedern koordiniert zu bleiben. Wenn ein Patient beispielsweise ein schnelles Eingreifen erfordert, kann es sein, dass die Pflegekraft die Krankenschwester bei der Pflege unterstützt, das erforderliche Material vorbereitet oder den diensthabenden Arzt alarmiert. Diese Flexibilität ist entscheidend, damit das Team auf alle Situationen, auch auf die unvorhergesehensten, wirksam reagieren kann.

Der Pflegehelfer spielt auch eine entscheidende Rolle als Bindeglied zwischen den Patienten und dem Rest des Teams. Da er häufig die meiste Zeit am Krankenbett verbringt, steht er an vorderster Front, um klinische Anzeichen zu beobachten, Veränderungen des Gesundheitszustands zu erkennen und unausgesprochene Bedürfnisse der Patienten wahrzunehmen. Wenn diese Beobachtungen mit dem Team geteilt werden, ermöglichen sie eine reaktionsschnellere und besser angepasste Pflege. Die Pflegekraft wird so zu einem echten Informationsrelais, das zur Erstellung und Anpassung von Pflegeplänen in Echtzeit beiträgt.

Die Zusammenarbeit mit dem multidisziplinären Team beschränkt sich nicht auf Notfallsituationen oder die direkte Pflege. Sie umfasst auch subtilere Aspekte, wie die emotionale und moralische Unterstützung, die sich die Teammitglieder gegenseitig geben. Nachtarbeit kann anstrengend sein, und die Solidarität innerhalb des Teams ist ein Schlüsselfaktor, um die Motivation und Leistungsfähigkeit jedes Einzelnen aufrechtzuerhalten. Ein aufmunterndes Wort, ein Austausch über eine schwierige Situation oder einfach nur die Anerkennung der geleisteten Arbeit sind kleine Gesten, die den Zusammenhalt des Teams stärken und ein ruhigeres und produktiveres Arbeitsumfeld schaffen.

Darüber hinaus bedeutet die Zusammenarbeit mit dem multidisziplinären Nachtdienstteam, dass man die Rollen und Kompetenzen jedes Einzelnen verstehen und respektieren muss. Die Pflegekraft muss wissen, wann und wie sie die Hilfe von Pflegekräften, Ärzten oder anderen Spezialisten in Anspruch nehmen kann, und sich gleichzeitig ihrer eigenen Grenzen bewusst sein. Diese gegenseitige Anerkennung der Kompetenzen ist entscheidend, um Konflikte zu vermeiden, die Wirksamkeit von Interventionen zu maximieren und sicherzustellen, dass jeder Patient die am besten geeignete Pflege erhält.

Schließlich bereitet die Zusammenarbeit in der Nachtschicht auch den Übergang zur Tagesschicht vor. Am Ende der Schicht müssen die Informationen und Beobachtungen, die während der Nacht gesammelt wurden, klar und vollständig an die nächste Schicht weitergegeben werden. Diese Kontinuität zwischen Nacht- und Tagschicht ist von grundlegender Bedeutung, um sicherzustellen, dass die Pflege ohne Unterbrechung fortgesetzt wird und die Patienten unabhängig von Personalwechseln im Mittelpunkt stehen.

Kapitel 2
Vorbereitung
im Nachtdienst

- **Physische und mentale Vorbereitung**
  - **Den zirkadianen Rhythmus verwalten**

Die Bewältigung des zirkadianen Rhythmus ist eine unumgängliche Herausforderung für Pflegehilfskräfte, die im Nachtdienst arbeiten. Der zirkadiane Rhythmus, auch biologische Uhr genannt, ist ein natürlicher 24-Stunden-Zyklus, der viele physiologische Prozesse in unserem Körper reguliert, darunter Schlaf, Wachsamkeit, Körpertemperatur und Hormonproduktion. Dieser Rhythmus ist mit den Licht- und Dunkelzyklen der Umwelt synchronisiert. Bei Nachtarbeit wird dieser Zyklus jedoch empfindlich gestört, was Auswirkungen auf die körperliche und geistige Gesundheit haben kann. Zu lernen, wie man mit dieser Störung umgeht, wird entscheidend für die Aufrechterhaltung des Wohlbefindens und die Aufrechterhaltung einer effizienten Arbeitsleistung.

Die erste Schwierigkeit bei der Steuerung des zirkadianen Rhythmus in der Nachtschicht besteht darin, die optimale Wachsamkeit und Leistungsfähigkeit in den Stunden aufrechtzuerhalten, in denen der Körper von Natur aus auf Schlaf programmiert ist. Zwischen 2 und 4 Uhr morgens beispielsweise erreicht die Schläfrigkeit oft ihren Höhepunkt, die Körpertemperatur sinkt und die Produktion von Melatonin - dem Schlafhormon - steigt, was das Aufwachen erschwert. Um diesen Auswirkungen entgegenzuwirken, muss die Pflegekraft Strategien anwenden, um wach und konzentriert zu bleiben. Dazu können regelmäßige Pausen, helles Licht (das hilft, der biologischen Uhr zu signalisieren, dass es noch Zeit ist, wach zu sein) und das Vermeiden von schweren oder kohlenhydratreichen Mahlzeiten gehören, da diese die Schläfrigkeit verstärken können.

Der Tagesschlaf, der für Nachtarbeiter zur Hauptruhezeit wird, ist eine weitere komplexe Facette der Steuerung des zirkadianen Rhythmus. Der Tagesschlaf ist oft von schlechterer Qualität als der Nachtschlaf. Er kann kürzer, fragmentierter und weniger tief sein, was zum Teil auf das Tageslicht und die Umgebungsgeräusche zurückzuführen ist. Um die Qualität dieses Schlafs zu verbessern, sollte die Pflegekraft eine erholsame

Umgebung schaffen: ein dunkles, kühles und ruhiges Zimmer, eventuell unterstützt durch die Verwendung von Augenmasken, Ohrstöpseln oder Geräten mit weißem Rauschen. Das Einrichten einer regelmäßigen Schlafroutine, auch an freien Tagen, kann ebenfalls dazu beitragen, den zirkadianen Rhythmus zu stabilisieren und das Einschlafen zu erleichtern.

Die Ernährung spielt auch eine Schlüsselrolle bei der Steuerung des zirkadianen Rhythmus. Da der Körper an tageszeitliche Essenszeiten gewöhnt ist, können Mahlzeiten, die nachts eingenommen werden, die Verdauung und den Stoffwechsel stören. Es wird empfohlen, während des Nachtdienstes leichte Kost zu sich zu nehmen und zu fette oder zuckerhaltige Speisen zu vermeiden, da diese zu Verdauungsstörungen führen und den Tagesschlaf beeinträchtigen können. Es ist auch wichtig, eine ausreichende Flüssigkeitszufuhr aufrechtzuerhalten, ohne es mit Koffein zu übertreiben, das zwar dabei hilft, wach zu bleiben, aber später am Tag den Schlaf stören kann.

Ein weiterer nicht zu vernachlässigender Aspekt sind die gesundheitlichen Auswirkungen, die mit der Störung des zirkadianen Rhythmus verbunden sind. Nachtarbeiter sind bestimmten Gesundheitsrisiken stärker ausgesetzt, z. B. Schlafstörungen, Herz-Kreislauf-Erkrankungen, Diabetes und Stimmungsschwankungen wie Depressionen oder Angstzuständen. Die Stressbewältigung wird daher von entscheidender Bedeutung. Die Integration von Entspannungsaktivitäten wie Meditation, Yoga oder Atemübungen kann helfen, die negativen Auswirkungen der Nachtarbeit auf Körper und Geist zu kompensieren. Darüber hinaus ist es empfehlenswert, zur regelmäßigen Kontrolle mit einem Arzt in Kontakt zu bleiben, um die Auswirkungen der Nachtarbeit auf die Gesundheit zu überwachen und bei einem Ungleichgewicht die notwendigen Maßnahmen zu ergreifen.

Schließlich betrifft die Steuerung des zirkadianen Rhythmus nicht nur den Einzelnen, sondern auch sein Umfeld. Die familiäre und soziale Unterstützung ist entscheidend, um erfolgreich ein

Gleichgewicht aufrechtzuerhalten. Es ist wichtig, dass die Angehörigen die besonderen Bedürfnisse eines Nachtarbeiters verstehen, insbesondere in Bezug auf Ruhezeiten und die Notwendigkeit, tagsüber eine ruhige Umgebung zu bewahren. Die Aufrechterhaltung eines aktiven Soziallebens ist ebenfalls eine Herausforderung, aber entscheidend, um Isolation zu vermeiden und eine gute psychische Gesundheit zu erhalten.

○ Auswirkungen auf die Gesundheit: Schlaf, Ernährung und Wohlbefinden

Die gesundheitlichen Auswirkungen von Nachtarbeit sind vielfältig und betreffen mehrere wesentliche Aspekte des Lebens, wie Schlaf, Ernährung und allgemeines Wohlbefinden. Für Pflegekräfte, die häufig mit Schichtarbeit und anspruchsvollen Arbeitsbedingungen konfrontiert sind, ist das Verständnis und der Umgang mit diesen Auswirkungen von entscheidender Bedeutung, um nicht nur ihre berufliche Effizienz, sondern auch ihre Lebensqualität zu erhalten.

Der Schlaf ist wahrscheinlich der Aspekt, der am meisten von Nachtarbeit betroffen ist. Der menschliche Körper ist von Natur aus darauf programmiert, nachts zu schlafen, wenn die Dunkelheit die Produktion von Melatonin, dem Hormon, das den Schlaf reguliert, fördert. Nachtarbeit stört diesen natürlichen Zyklus und zwingt den Körper, sich an einen umgekehrten Rhythmus anzupassen. Diese Störung äußert sich häufig in Einschlafschwierigkeiten, einem weniger tiefen und fragmentierten Schlaf und einer verkürzten Gesamtschlafdauer. Der Schlaf am Tag ist selbst unter den besten Bedingungen im Allgemeinen weniger erholsam als der Schlaf in der Nacht. Dieses Schlafdefizit kann zu einer Anhäufung von Müdigkeit, einer verminderten Wachsamkeit und einer Beeinträchtigung der kognitiven Funktionen führen, was die Arbeit erschwert und das Risiko von Fehlern erhöht. Langfristig kann dieser Schlafmangel schwerwiegende gesundheitliche Folgen haben, wie z. B. ein erhöhtes Risiko für Herz-Kreislauf-Erkrankungen, Diabetes und Stimmungsstörungen wie Depressionen.

Auch die Ernährung wird durch Nachtarbeit tiefgreifend beeinflusst. Der Körper, der an Mahlzeiten während des Tages gewöhnt ist, reagiert anders, wenn man nachts isst. Die Verdauung ist langsamer und die Wahl der Nahrungsmittel kann weniger gesund sein, da man dazu neigt, schnelle Mahlzeiten oder zuckerhaltige Snacks zu sich zu nehmen, um die Müdigkeit zu bekämpfen. Diese unausgewogenen Essgewohnheiten können zu Gewichtszunahme, Verdauungsstörungen und einem erhöhten Risiko für Stoffwechselerkrankungen wie Diabetes führen. Außerdem kann die Verschiebung der Mahlzeiten in Bezug auf den zirkadianen Zyklus die Regulierung des Blutzucker- und Lipidspiegels stören und so das Risiko von Stoffwechselstörungen erhöhen. Um diesen Auswirkungen entgegenzuwirken, ist eine an die Nachtarbeit angepasste Ernährung unerlässlich, bei der leichte, ballaststoff- und proteinreiche Mahlzeiten bevorzugt werden und ein Übermaß an Koffein und Zucker vermieden wird.

Auch das allgemeine Wohlbefinden, sowohl körperlich als auch geistig, wird durch Nachtarbeit auf die Probe gestellt. Chronische Müdigkeit aufgrund von Schlafmangel kann die Stimmung beeinträchtigen, die Motivation senken und ein Gefühl der Erschöpfung hervorrufen, das überwältigend werden kann. Die Diskrepanz zum Lebensrhythmus der Gesellschaft, in der die meisten sozialen und familiären Interaktionen tagsüber stattfinden, kann zu einem Gefühl der Isolation, Einsamkeit und sogar zu Depressionen führen. Die Schwierigkeit, Beruf und Privatleben miteinander zu vereinbaren, die durch Nachtschichten noch verschärft wird, kann ebenfalls zu Stress führen, die familiären Beziehungen beeinträchtigen und die allgemeine Lebensqualität mindern.

Als Reaktion auf diese Auswirkungen ist es für Pflegekräfte entscheidend, Strategien zur Erhaltung ihres Wohlbefindens zu entwickeln. In Bezug auf den Schlaf ist die Schaffung einer optimalen Schlafumgebung von entscheidender Bedeutung: Ein dunkles, ruhiges und kühles Zimmer kann dazu beitragen, die Qualität des Tagesschlafs zu verbessern. Die Einführung einer regelmäßigen Schlafroutine, auch an freien Tagen, kann ebenfalls dazu beitragen, den Schlafzyklus zu stabilisieren. In Bezug auf die Ernährung empfiehlt es sich, die Mahlzeiten so zu planen, dass eine ausgewogene Ernährung aufrechterhalten wird, wobei schwere Mahlzeiten in der Nacht vermieden und gesunde Snacks bevorzugt werden sollten, um die Energie aufrechtzuerhalten, ohne die Verdauung zu beeinträchtigen.

Für das geistige Wohlbefinden ist es entscheidend, ein Gleichgewicht zwischen Arbeit und Privatleben zu wahren. Dazu können Entspannungsaktivitäten, Sport und Qualitätszeit mit der Familie und Freunden gehören. Soziale Unterstützung ist besonders wichtig, um der Isolation entgegenzuwirken, ebenso wie die Verbindung zu Kollegen und der Austausch von Erfahrungen mit der Nachtarbeit. Auch Stressbewältigungstechniken wie Meditation, Yoga oder Atemübungen können hilfreich sein, um die negativen Auswirkungen der Nachtarbeit auf das psychische Wohlbefinden abzumildern.

- **Die zu erwerbenden spezifischen Fähigkeiten und Kenntnisse**
  - **Umgang mit nächtlichen Notfällen**

Die Bewältigung nächtlicher Notfälle ist einer der kritischsten und anspruchsvollsten Aspekte der Arbeit im Nachtdienst, insbesondere für Pflegehilfskräfte, die oft an vorderster Front stehen, wenn eine unvorhergesehene Situation eintritt. Nachts kann die ruhige und stille Atmosphäre schnell durch das Auftreten eines Notfalls erschüttert werden, der eine schnelle Reaktion, ein klares Urteilsvermögen und eine effektive Koordination mit dem multidisziplinären Team erfordert. Es ist eine Zeit, in der jede

Sekunde zählt und in der die Fähigkeit, mit Stress umzugehen und unter Druck Entscheidungen zu treffen, entscheidend wird.

Eines der ersten Merkmale nächtlicher Notfälle ist die Notwendigkeit, mit großer Selbstständigkeit zu reagieren. Da die Nachtschichten in der Regel klein sind, müssen Pflegehilfskräfte oft die ersten Initiativen ergreifen, bis die diensthabenden Pfleger oder Ärzte eintreffen. Das bedeutet, dass sie in der Lage sein müssen, den Ernst der Situation schnell einzuschätzen, den Patienten nach Möglichkeit zu stabilisieren und die entsprechenden Notfallverfahren einzuleiten. Diese Fähigkeit, unter Einsatz der erworbenen Kenntnisse und Fähigkeiten sofort einzugreifen, ist entscheidend, um eine weitere Verschlechterung der Situation zu verhindern.

Auch bei der Bewältigung nächtlicher Notfälle spielt die Kommunikation eine lebenswichtige Rolle. Bei den ersten Anzeichen eines Notfalls ist es von entscheidender Bedeutung, dass der Pfleger die anderen Teammitglieder schnell und klar informiert. Diese Kommunikation muss präzise, prägnant und effizient sein, denn sie ermöglicht die schnelle Mobilisierung der erforderlichen Ressourcen und eine optimale Koordination zwischen allen Beteiligten. Eine klare Informationsweitergabe ist umso wichtiger, als nachts möglicherweise weniger Helfer zur Verfügung stehen und sie sich die Aufgaben sinnvoll aufteilen müssen, um eine möglichst effektive Reaktion zu ermöglichen.

Auch der Umgang mit nächtlichen Notfällen erfordert eine gründliche Vorbereitung. Auch wenn Notfälle von Natur aus unvorhersehbar sind, kann eine gute Vorbereitung den entscheidenden Unterschied ausmachen. Dazu gehören gründliche Kenntnisse der Notfallprotokolle, Vertrautheit mit dem Standort und der Verwendung von medizinischen Geräten sowie die Fähigkeit, technische Handgriffe schnell und präzise auszuführen. Pflegekräfte sollten regelmäßig in Notfallverfahren geschult werden, an Simulationen teilnehmen und ihre Fähigkeiten auf dem neuesten Stand halten, um auf jede Situation vorbereitet zu sein, von der Herz-Lungen-Wiederbelebung bis hin zur Behandlung einer Blutung.

Ein weiterer entscheidender Aspekt ist der Umgang mit Stress und Emotionen. Nächtliche Notfälle können aufgrund der nächtlichen Umgebung, der angesammelten Müdigkeit und des Gefühls der Einsamkeit, das sich in der Nacht noch verstärken kann, besonders stressig sein. Der Pflegehelfer muss dann eine große Selbstbeherrschung an den Tag legen, um nicht zuzulassen, dass die Emotionen die Oberhand gewinnen. Das bedeutet, dass er auf die zu ergreifenden Maßnahmen konzentriert bleiben, Protokolle genau befolgen und einen kühlen Kopf bewahren muss. Die Fähigkeit, mit Stress umzugehen, ist eine Fähigkeit, die sich mit zunehmender Erfahrung entwickelt. Sie kann aber auch durch Entspannungs- und Emotionsmanagementtechniken wie kontrolliertes Atmen oder Achtsamkeit unterstützt werden.

Schließlich endet das **nächtliche** Notfallmanagement nicht, wenn die Krise gelöst ist. Sie umfasst auch eine wichtige Komponente der Nachbereitung und der Kommunikation mit dem Tagesteam. Nach der Bewältigung eines Notfalls ist es von entscheidender Bedeutung, die ergriffenen Maßnahmen, die Entwicklung des Zustands des Patienten und die durchgeführten Interventionen genau zu dokumentieren. Diese Informationen sind entscheidend, um die Kontinuität der Pflege zu gewährleisten und dem Tagesteam die Möglichkeit zu geben, die Pflege in Kenntnis der Sachlage zu übernehmen. Die Nachbesprechung mit dem Nachtteam nach einem Notfall ist ebenfalls ein wichtiger Moment, um die Geschehnisse zu analysieren, festzustellen, was gut funktioniert hat, und Verbesserungsmöglichkeiten zu identifizieren. Dies trägt nicht nur zu einer kontinuierlichen Verbesserung der Praktiken bei, sondern stärkt auch den Zusammenhalt des Teams und bereitet jeden Einzelnen besser auf künftige Notfälle vor.

° **Die Rolle bei der Verwaltung der Palliativversorgung**

Die Rolle der Pflegekraft in der Palliativpflege ist sowohl heikel als auch zutiefst menschlich und erfordert eine Kombination aus technischen Fähigkeiten, Einfühlungsvermögen und emotionaler Unterstützung. Die Palliativpflege, die darauf abzielt, das Leiden zu lindern und die Lebensqualität von unheilbar kranken oder schwer kranken Patienten zu verbessern, stellt den Pfleger in den Mittelpunkt einer ganzheitlichen Betreuung, bei der jede Geste und jedes Wort eine besondere Bedeutung hat.

In der palliativmedizinischen Versorgung spielt der Pfleger eine entscheidende Rolle, indem er für das körperliche Wohlbefinden des Patienten sorgt. Dies ist eine Aufgabe, die weit über die traditionelle Pflege hinausgeht, denn sie beinhaltet die Linderung von Schmerzen und unangenehmen Symptomen wie Atemnot, Übelkeit oder Angstzuständen, die häufig mit dem Lebensende einhergehen. Die Pflegekraft muss besonders aufmerksam auf die Bedürfnisse des Patienten achten, die Pflege an den sich verändernden Zustand des Patienten anpassen und proaktiv auf Anzeichen von Not reagieren. Beispielsweise kann es darum gehen, den Patienten neu zu lagern, um Druckgeschwüren vorzubeugen, eine sanfte Hygienepflege durchzuführen, um Beschwerden zu vermeiden, oder die Bettdecke anzupassen, um eine angenehme Körpertemperatur aufrechtzuerhalten.

Die Pflegekraft ist auch eine unverzichtbare Stütze bei der emotionalen Begleitung von Patienten in der Palliativpflege. In diesem Stadium der Krankheit können die Patienten Gefühle wie Angst, Furcht, Einsamkeit oder Verzweiflung empfinden. Der Pfleger spielt durch seine beruhigende Präsenz und sein aktives Zuhören eine Schlüsselrolle bei der Linderung dieses psychologischen Leidens. Er ist oft der Erste, der Unausgesprochenes wahrnimmt, die hinter einem Schweigen oder einem Blick verborgenen Emotionen versteht und ein beruhigendes Wort oder eine tröstende Geste anbietet. Diese emotionale Begleitung ist genauso wichtig wie die körperliche

Pflege, denn sie hilft dem Patienten, sich unterstützt, respektiert und wohlwollend umgeben zu fühlen.

In der Palliativpflege ist der Pfleger auch eine Stütze für die Familien. Das Lebensende eines nahestehenden Menschen ist ein Moment großer Verletzlichkeit, nicht nur für den Patienten, sondern auch für seine Angehörigen, die sich hilflos fühlen, von Trauer überwältigt oder von Ungewissheit überwältigt sein können. Der Pfleger steht den Angehörigen zur Seite und führt sie durch diese Prüfung. Er kann ihnen die aktuelle Pflege erklären, ihre Fragen beantworten, ihnen helfen zu verstehen, was vor sich geht, und sie gleichzeitig trösten. Seine Aufgabe ist es, sie zu unterstützen, ihnen einen Raum zu bieten, in dem sie ihren Schmerz ausdrücken können, und manchmal einfach nur eine beruhigende Präsenz in diesen emotionalen Momenten zu sein.

Die Durchführung der Palliativpflege erfordert von der Pflegekraft auch die Fähigkeit, mit dem multidisziplinären Team zusammenzuarbeiten. An der Palliativversorgung sind häufig mehrere Gesundheitsfachkräfte wie Krankenschwestern, Ärzte, Psychologen und Sozialarbeiter beteiligt, die jeweils ihr spezifisches Fachwissen einbringen, um eine umfassende Betreuung des Patienten zu ermöglichen. Die Pflegekraft muss effektiv mit diesen Fachkräften kommunizieren, ihre Beobachtungen weitergeben und bei der Erstellung und Anpassung des Pflegeplans an die Bedürfnisse des Patienten mitwirken. Diese Zusammenarbeit ist entscheidend, um sicherzustellen, dass alle Aspekte des Leidens des Patienten berücksichtigt und angemessen behandelt werden.

Darüber hinaus muss der Pflegende angesichts der intensiven emotionalen Belastung, die die Arbeit in der Palliativpflege mit sich bringt, belastbar sein. Täglich mit Leiden, Tod und Trauer konfrontiert zu werden, kann anstrengend sein, und es ist von entscheidender Bedeutung, dass der Pfleger auf seine eigene psychische Gesundheit achtet. Dies kann bedeuten, Unterstützung bei Kollegen zu suchen, an Gesprächsgruppen teilzunehmen oder persönliche Wege zu finden, um mit Stress und Emotionen umzugehen. Diese Resilienz ist nicht nur für die Erhaltung des Wohlbefindens der Pflegekraft entscheidend, sondern auch dafür, dass sie weiterhin eine qualitativ hochwertige Pflege leisten kann, die von Menschlichkeit und Mitgefühl geprägt ist.

- **Die Ausrüstung und Werkzeuge, die für den Nachtdienst benötigt werden**
  - **Die Organisation des Pflegesets**

Die Organisation des Pflegesets ist ein grundlegender Aspekt der täglichen Arbeit eines Pflegehelfers, insbesondere im Nachtdienst, wo Effizienz und schnelles Handeln von entscheidender Bedeutung sind. Ein gut organisierter Verbandskasten spart nicht nur Zeit, sondern reduziert auch den Stress und gewährleistet eine optimale Versorgung der Patienten, insbesondere in Notfallsituationen, in denen jede Sekunde zählt. Diese Organisation ist nicht nur eine Frage der Zweckmäßigkeit; sie spiegelt eine sorgfältige Vorbereitung wider, die sicherstellt, dass die Versorgung reibungslos erfolgen kann und Unterbrechungen und Fehler auf ein Minimum reduziert werden.

Der erste Schritt bei der Zusammenstellung des Pflegesets besteht darin, sicherzustellen, dass alle notwendigen Werkzeuge und Materialien vorhanden und in gutem Zustand sind. Eine regelmäßige Bestandsaufnahme ist unerlässlich, um zu überprüfen, ob nichts fehlt, ob die Instrumente sauber und sterilisiert sind und ob Verbrauchsmaterialien wie Verbände, Handschuhe und Kompressen in ausreichender Menge vorhanden sind. Diese Überprüfung sollte zu Beginn jeder Schicht durchgeführt werden, um Überraschungen bei der Behandlung eines Patienten zu vermeiden. Ein gut ausgestatteter Verbandskasten gibt dem Pflegehelfer ein gutes Gefühl, da er weiß, dass er alles Notwendige griffbereit hat.

Zweitens ist die interne Organisation des Kits von entscheidender Bedeutung, um einen schnellen Zugriff auf die verschiedenen

Elemente zu ermöglichen. Die Werkzeuge sollten logisch angeordnet sein, entsprechend der Häufigkeit ihrer Verwendung und der Reihenfolge, in der sie normalerweise bei der Pflege verwendet werden. Beispielsweise sollten Handschuhe, die oft als Erstes benutzt werden, oben liegen oder in einer leicht zugänglichen Tasche verstaut werden. Speziellere Instrumente wie Pinzetten, Scheren oder Thermometer sollten ordentlich in separaten Fächern aufbewahrt werden, damit sie im Bedarfsfall nicht gesucht werden müssen. Zu einer guten Organisation gehört es auch, die Gegenstände nach ihrer Art zu ordnen: Metallwerkzeuge zusammen, Pflegeprodukte in einem anderen Fach und Verbrauchsmaterialien in einem separaten Bereich.

Die Kategorisierung der Bestandteile des Kits nach der Art der Pflege ist ebenfalls eine wirksame Strategie. So kann es beispielsweise sinnvoll sein, alle Materialien für die Wundversorgung in einem eigenen Fach zusammenzufassen, das sterile Kompressen, Kochsalzlösung, Heftpflaster und Verbände enthält. Ebenso sollten Materialien für die Hygienepflege, wie Tücher, nicht sterile Handschuhe und Desinfektionsmittel, in einem anderen Fach gesammelt werden. Diese Organisation ermöglicht es der Pflegekraft, schnell das zu finden, was sie braucht, ohne den ganzen Koffer durchsuchen zu müssen. Dies ist besonders wichtig in Stresssituationen oder wenn die Zeit knapp ist.

Es ist auch wichtig, darauf zu achten, dass das Pflegeset auf die spezifischen Bedürfnisse der betreuten Patienten zugeschnitten ist. Wenn die Pflegekraft beispielsweise in einer Abteilung arbeitet, in der die meisten Patienten palliativmedizinisch betreut werden, sollte das Kit in erster Linie Materialien enthalten, die der Schmerzlinderung und dem Wohlbefinden des Patienten dienen, wie subkutan verabreichte Medikamente, Spritzen und kleinkalibrige Katheter. In einer pädiatrischen Abteilung sollte das Kit auch kindgerechte Materialien wie farbige Verbände oder Kinderthermometer enthalten. Die Anpassung des Kit an den Kontext ermöglicht es, effektiver auf die Bedürfnisse der Patienten einzugehen und die Pflege zu personalisieren.

Die regelmäßige Pflege des Pflegesets ist ein weiterer wesentlicher Aspekt seiner Organisation. Es reicht nicht aus, sie einmal richtig auszustatten; sie muss regelmäßig aufgefüllt, gereinigt und neu organisiert werden, um sicherzustellen, dass sie funktional und einsatzbereit bleibt. Abgelaufene Produkte müssen entfernt und ersetzt werden, und wiederverwendbare Instrumente müssen nach jedem Gebrauch gründlich desinfiziert werden. Diese regelmäßige Wartung dient der Sicherheit und gewährleistet, dass die verwendeten Materialien stets voll funktionsfähig und frei von Kontaminationsrisiken sind.

Schließlich trägt die Organisation des Pflegesets auch zur kollektiven Effizienz des Pflegeteams bei. Denn ein gut geordnetes Kit kann von jedem Teammitglied leicht benutzt werden, was in Abteilungen, in denen möglicherweise mehrere Pflegekräfte an einem Patienten arbeiten müssen, von entscheidender Bedeutung ist. Die einheitliche Organisation der Kits innerhalb eines Teams ermöglicht es jedem Pfleger, die benötigten Werkzeuge schnell zu finden, auch wenn er ein von einem Kollegen zusammengestelltes Kit benutzt. Diese Standardisierung ist besonders in Notfällen hilfreich, in denen eine schnelle und effiziente Zusammenarbeit zwischen den Teammitgliedern von entscheidender Bedeutung ist.

 ◦ **Die Verwendung von nächtlichen**
 Überwachungsinstrumenten

Der Einsatz nächtlicher Überwachungsinstrumente ist ein entscheidender Aspekt der Arbeit von Pflegekräften, insbesondere in den ruhigen Nachtstunden, in denen die Wachsamkeit erhöht werden muss, um die Sicherheit und das Wohlbefinden der Patienten zu gewährleisten. Diese Hilfsmittel, die von Geräten zur Überwachung der Vitalzeichen über Alarmsysteme bis hin zu fortschrittlicheren Technologien wie Bewegungssensoren oder Infrarotkameras reichen, spielen eine entscheidende Rolle bei der Früherkennung von Anomalien und der Vermeidung von Zwischenfällen. Ihr effektiver Einsatz erfordert nicht nur technische Beherrschung, sondern auch ein tiefgreifendes Verständnis ihrer Funktion im Gesamtrahmen der Nachtpflege.

Eines der am häufigsten verwendeten Hilfsmittel bei der nächtlichen Überwachung ist der Vitalzeichenmonitor, mit dem wichtige Parameter wie Herzfrequenz, Blutdruck, Sauerstoffsättigung und Atmung des Patienten in Echtzeit überwacht werden können. Diese Geräte sind besonders nützlich für Patienten auf der Intensivstation oder für Patienten mit instabilem Gesundheitszustand. In der Nacht, wenn das Pflegeteam reduziert ist, übernehmen diese Monitore eine Wächterfunktion und alarmieren den Pfleger sofort, wenn die festgelegten Standards abweichen. Die Fähigkeit der Pflegekraft, diese Daten schnell zu interpretieren und angemessen zu reagieren, ist entscheidend für die Vermeidung von Komplikationen. Im Falle eines Alarms muss der Pflegehelfer nicht nur den Zustand des Patienten überprüfen, sondern auch die Pflege anpassen oder den diensthabenden Pfleger oder Arzt informieren, je nachdem, wie ernst die Situation ist.

Zusätzlich zu den Vitalzeichenmonitoren verwenden Pflegekräfte häufig Alarmsysteme, die an die Betten der Patienten angeschlossen sind, insbesondere bei Patienten, die sturzgefährdet sind oder unter kognitiven Störungen wie Demenz leiden. Diese Alarmanlagen sind so konzipiert, dass sie die Bewegungen des Patienten erkennen, wenn er versucht, ohne Hilfe aufzustehen, was zu schweren Unfällen führen könnte. Wenn der Alarm ausgelöst wird, muss die Pflegekraft schnell eingreifen, um dem Patienten beizustehen, einen Sturz zu vermeiden und zu beurteilen, ob die Sicherheitsmaßnahmen neu angepasst werden müssen, z. B. durch verstärkte Bettgitter oder Fallschutzmatratzen auf dem Boden. Diese Hilfsmittel sind besonders wertvoll in der Nacht, in der eine kontinuierliche Überwachung aufgrund des Personalabbaus schwieriger zu gewährleisten ist.

Bewegungssensoren und Infrarotkameras werden in einigen Einrichtungen auch eingesetzt, um die Bewegungen von Patienten in bestimmten Bereichen, wie Fluren oder Zimmerausgängen, zu überwachen. Diese Geräte ermöglichen es, die Bewegungen der Patienten diskret zu verfolgen, ohne sie zu stören, insbesondere diejenigen, die aufgrund kognitiver oder psychologischer Störungen zum Umherirren neigen. Die Pflegekräfte können so die Aktivitäten der Patienten überwachen und gleichzeitig deren Bequemlichkeit und Ruhe aufrechterhalten. Wenn sich ein Patient außerhalb seines sicheren Bereichs bewegt, senden die Sensoren eine Warnung an das Pflegeteam, das dann schnell eingreifen kann, um den Patienten neu zu orientieren oder ihn sicher zu begleiten. Diese diskrete, aber wirksame Überwachung ist entscheidend, um die Sicherheit der Patienten zu gewährleisten und gleichzeitig ihre Autonomie und Würde zu respektieren.

Die Nutzung von Nachtüberwachungsinstrumenten beschränkt sich nicht auf das bloße Erkennen von Anomalien oder Gefahren. Sie umfasst auch die Fähigkeit, diese Technologien zu nutzen, um die Bedürfnisse der Patienten vorauszusehen. Beispielsweise können Sensoren, die die Position von Patienten überwachen, dazu beitragen, Druckgeschwüren vorzubeugen, indem sie das Pflegepersonal alarmieren, wenn ein Patient zu lange in derselben Position verweilt hat. Auf diese Weise kann der Pfleger eingreifen und den Patienten neu positionieren, wodurch der Komfort des Patienten erhöht und das Risiko von Komplikationen aufgrund von Immobilität verringert wird. Ebenso können Schlafüberwachungssysteme, die die Schlafzyklen der Patienten analysieren, wertvolle Daten liefern, die es ermöglichen, die Pflege so anzupassen, dass die Nachtruhe der Patienten respektiert wird und gleichzeitig ihre Sicherheit gewährleistet ist.

Der Umgang mit nächtlichen Überwachungsinstrumenten erfordert ebenfalls eine ständige Weiterbildung und eine Anpassung an die technologischen Entwicklungen. Pflegekräfte müssen regelmäßig im Umgang mit diesen Hilfsmitteln geschult werden, nicht nur, um ihre Funktionsweise zu verstehen, sondern auch, um die von ihnen gelieferten Daten richtig interpretieren zu können. Die rasante Entwicklung der Medizintechnik bedeutet, dass regelmäßig neue Geräte auf den Markt kommen, die immer genauere und umfassendere Überwachungsmöglichkeiten bieten.

Die Fähigkeit, sich an diese Neuerungen anzupassen und diese Technologien in die Pflegeroutinen zu integrieren, ist eine Herausforderung, der sich Pflegehilfskräfte stellen müssen, um weiterhin eine qualitativ hochwertige Pflege leisten zu können.

Schließlich ist es wichtig zu betonen, dass trotz der Effektivität der nächtlichen Überwachungsinstrumente das klinische Urteilsvermögen und die direkte Beobachtung des Pflegepersonals unverzichtbar bleiben. Die Technologie kann eine wertvolle Unterstützung bieten, aber sie ersetzt nicht die Erfahrung, die Intuition und das Einfühlungsvermögen eines Pflegers, der auf die kleinsten Anzeichen von Not oder Unbehagen bei seinen Patienten achtet.
Überwachungsinstrumente sollten als Entscheidungshilfen gesehen werden, die die Pflege ergänzen und bereichern können, aber sie dürfen niemals den Wert der menschlichen Präsenz bei den Patienten schmälern, insbesondere in den stillen Stunden der Nacht.

◦ **Tricks für maximale Effizienz**
Die Tipps und Tricks zur Erreichung einer maximalen Effizienz als Krankenpflegehelfer, insbesondere im Nachtdienst, sind entscheidend, um sich in einem oft anspruchsvollen und unvorhersehbaren Umfeld zurechtzufinden. Effektivität wird nicht nur an der Geschwindigkeit gemessen, mit der Aufgaben erledigt werden, sondern auch an der Qualität der Pflege, dem Zeitmanagement und der Fähigkeit, trotz der Herausforderungen der Nachtarbeit eine konstante Wachsamkeit aufrechtzuerhalten. Diese Tipps konzentrieren sich auf mehrere Schlüsselbereiche: Organisation, Energiemanagement, Kommunikation und Liebe zum Detail.

Die Organisation ist zweifellos das zentrale Element zur Maximierung der Effizienz. Dies beginnt mit einer gründlichen Vorbereitung vor jedem Dienst. Es ist unerlässlich, die Situation jedes einzelnen Patienten genau zu kennen, die Prioritäten der Nacht zu verstehen und die Aufgaben entsprechend dem

Gesundheitszustand der Patienten und der zu leistenden Pflege zu planen. Einen klaren Handlungsplan zu haben, hilft nicht nur, die Nacht zu strukturieren, sondern auch, mit unvorhergesehenen Ereignissen gelassener umzugehen. Durch die Priorisierung der Aufgaben kann die Pflegekraft beispielsweise sicherstellen, dass die kritischsten Pflegemaßnahmen zuerst durchgeführt werden, während sie gleichzeitig flexibel bleibt, um auf eventuell auftretende Notfälle reagieren zu können.

Das Energiemanagement ist ein weiterer entscheidender Tipp, um die maximale Effizienz während der gesamten Schicht aufrechtzuerhalten. Wer nachts arbeitet, muss gegen den natürlichen Rhythmus des Körpers ankämpfen, der darauf programmiert ist, in dieser Zeit zu schlafen. Um übermäßiger Müdigkeit vorzubeugen, ist es wichtig, regelmäßig Pausen einzulegen, auch wenn diese nur kurz sind. Diese Ruhepausen helfen, neue Energie zu tanken, die Wachsamkeit aufrechtzuerhalten und Fehler aufgrund von Erschöpfung zu vermeiden. Eine ausreichende Flüssigkeitszufuhr und leichte, aber nahrhafte Snacks können ebenfalls dazu beitragen, das Energieniveau stabil zu halten, ohne dass es zu Durchhängern kommt. Die Vermeidung von übermäßigem Koffeinkonsum ist ebenfalls empfehlenswert, da es zwar vorübergehend anregen kann, nach Dienstende aber auch den Schlaf stört, was langfristig zu angestauter Müdigkeit führt.

Eine effektive Kommunikation mit dem Team ist ebenfalls entscheidend für die Maximierung der Effizienz. In der Nacht, wenn die Teams reduziert sind, kommt der Koordination und dem Informationsaustausch eine entscheidende Bedeutung zu. Die Sicherstellung einer klaren Übermittlung von Anweisungen zu Beginn und am Ende des Dienstes trägt dazu bei, die Kontinuität der Pflege zu gewährleisten und Missverständnisse zu vermeiden. Während des Dienstes hilft die Aufrechterhaltung einer offenen und regelmäßigen Kommunikation mit den Kollegen, die Aufgaben ausgewogen zu verteilen und sicherzustellen, dass jeder über Veränderungen im Zustand des Patienten informiert ist.

Diese aktive Zusammenarbeit sorgt für **schnelle** Reaktionsfähigkeit und Sicherheit, insbesondere in Notfällen.

Die Liebe zum Detail ist ein weiterer Schlüssel zu maximaler Effektivität. In der Pflege können kleine Dinge einen großen Unterschied machen. Wenn Sie sich die Zeit nehmen, ein Rezept zweimal zu überprüfen, sich zu vergewissern, dass alle Geräte vorhanden sind, bevor Sie mit einem Verfahren beginnen, oder eine Beobachtung sofort in der Patientenakte zu vermerken, auch wenn sie noch so unbedeutend erscheint, kann dies Fehler verhindern und die Qualität der Pflege verbessern. Wenn man bei seiner Arbeit sorgfältig ist, kann man Rückschritte oder Korrekturen vermeiden, was nicht nur Zeit spart, sondern auch das Vertrauen von Patienten und Kollegen stärkt.

Ein weiterer Trick besteht darin, effektive Routinen zu entwickeln. Wenn die Pflege systematisch strukturiert wird, kann die Pflegekraft schneller und genauer arbeiten. Wenn Sie z. B. bei der Vorbereitung der Pflege immer denselben Ablauf befolgen oder den Pflegewagen jede Nacht auf dieselbe Weise organisieren, können Sie die Zeit zum Nachdenken und Handeln verkürzen. Diese Routinen sind keineswegs ein Hindernis für Flexibilität, sondern schaffen eine solide Grundlage, auf die sich die **Pflegekraft** stützen kann, um mit Unvorhergesehenem gelassener umzugehen.

Schließlich bedeutet maximale Effizienz auch, dass man auf sein persönliches Wohlbefinden achtet. Effizient zu arbeiten bedeutet nicht, seine Gesundheit oder sein Lebensgleichgewicht zu opfern. Es ist wichtig, auf sich selbst zu achten, einen angemessenen Lebensstil zu **pflegen** und dafür zu sorgen, dass die außerdienstliche Ruhezeit wirklich erholsam ist. Dazu gehören ein gutes Schlafmanagement, eine ausgewogene Ernährung und entspannende Aktivitäten, um nach der Arbeit abzuschalten. Ein körperlich und geistig gesunder Helfer ist eher in der Lage, die Herausforderungen der Nachtarbeit zu bewältigen und eine hohe Effizienz aufrechtzuerhalten, ohne auszubrennen.

Zusammenfassend lässt sich sagen, dass das Erreichen einer maximalen Effizienz als Krankenpflegehelfer, insbesondere im Nachtdienst, auf einer Kombination aus Organisation, Energiemanagement, Kommunikation und Liebe zum Detail beruht. Wenn diese Tricks in die Arbeitsroutine integriert werden, sparen sie nicht nur Zeit und reduzieren den Stress, sondern gewährleisten auch eine qualitativ hochwertige Pflege der Patienten. Bei der Effizienz im Gesundheitswesen geht es nicht darum, Dinge schnell zu erledigen, sondern sie gut, überlegt und koordiniert zu tun und dabei auf sich selbst zu achten, damit man auch weiterhin Nacht für Nacht seine besten Fähigkeiten anbieten kann.

Kapitel 3

Die Betreuung der Patienten in der Nacht

- **Kontinuität der Nachtpflege**
  - **Die Übergabe des Dienstes und die Weitergabe von Informationen**

Die Dienstübergabe und die Informationsweitergabe sind entscheidende Momente im Alltag der Pflegehilfskräfte, insbesondere im Nachtdienst, wo die Kontinuität der Pflege zum großen Teil von der Qualität dieses Übergangs abhängt. Die Dienstübergabe markiert den Verbindungspunkt zwischen zwei Teams, dem Team, das seinen Dienst beendet, und dem Team, das den Dienst übernimmt. Es ist ein Moment, in dem alle Informationen über den Zustand der Patienten, die geleistete Pflege, aufgetretene Zwischenfälle und bevorstehende Maßnahmen klar, prägnant und umfassend ausgetauscht werden müssen. Eine gut durchgeführte Übergabe stellt sicher, dass jeder Patient weiterhin eine kohärente und angemessene Pflege erhält, ohne Brüche oder Verwirrungen.

Der Übergabeprozess beginnt in der Regel mit einer Besprechung zwischen dem Tag- und dem Nachtteam oder umgekehrt, je nachdem, in welche Richtung die Übergabe erfolgt. Dieses Treffen dient dazu, sich einen Überblick über die Patienten zu verschaffen, die Prioritäten in Erinnerung zu rufen und Fälle zu besprechen, die besondere Aufmerksamkeit erfordern. Es ist ein Moment des Dialogs, in dem die scheidenden Pflegekräfte nicht nur Fakten und Zahlen weitergeben, sondern auch ihre klinischen Beobachtungen, Eindrücke und Empfehlungen, die auf ihren Erfahrungen auf der Station beruhen. Jedes Detail zählt, denn selbst ein kleines Versäumnis kann große Auswirkungen auf die Qualität der Pflege haben.

Die Weitergabe von Informationen bei der Dienstübergabe sollte strukturiert und systematisch erfolgen. Eine häufig verwendete Methode ist der "SBAR"-Ansatz (Situation, Background, Assessment, Recommendation), bei dem die Informationen in einer organisierten und logischen Weise präsentiert werden. Diese Methode stellt sicher, dass nichts vergessen wird und dass die Informationen so präsentiert werden, dass sie für das übernehmende Team schnell verständlich sind. Beispielsweise könnte der Pfleger bei jedem Patienten zunächst kurz die aktuelle Situation beschreiben (Situation), die relevante Vorgeschichte in Erinnerung rufen (Background), seine Einschätzung des Zustands des Patienten geben (Assessment) und schließlich die zu ergreifenden Maßnahmen oder die Punkte, auf die im weiteren Verlauf des Dienstes geachtet werden sollte, empfehlen (Recommendation).

Neben den klinischen Informationen ist die Dienstübergabe auch ein Moment, in dem die Pflegekräfte subtilere, aber ebenso wichtige Details austauschen, wie z. B. die emotionalen Reaktionen der Patienten, ihre Vorlieben oder Schwierigkeiten bei der Bewältigung bestimmter Aspekte der Pflege. Diese Informationen, die vielleicht nebensächlich erscheinen, sind entscheidend für eine individuelle Pflege, die auf die besonderen Bedürfnisse jedes einzelnen Patienten zugeschnitten ist. Zu wissen, dass ein Patient in der Nacht besonders ängstlich war, kann z. B. die Pflegekraft, die die Pflege übernimmt, dazu anleiten, dem emotionalen Wohlbefinden des Patienten besondere Aufmerksamkeit zu schenken.

Auch die Dokumentation spielt bei der Dienstübergabe eine zentrale Rolle. Krankenakten müssen genau geführt werden, in denen alle relevanten Eingriffe, Beobachtungen und Ergebnisse festgehalten werden. Diese Unterlagen dienen nicht nur dem Team, das den Dienst übernimmt, als Referenz, sondern auch den Ärzten und anderen Gesundheitsfachkräften, die mit den Patienten arbeiten. Eine gute Dokumentation vermeidet Missverständnisse, ermöglicht es, die Entwicklung des Gesundheitszustands der Patienten nachzuvollziehen, und erleichtert es, fundierte Entscheidungen zu treffen.

Die Dienstübergabe ist jedoch mehr als nur die Weitergabe von Informationen. Sie ist auch ein Moment der gegenseitigen Unterstützung unter Kollegen. Nachtarbeit kann anstrengend sein, und die Übergabe bietet den Pflegern die Gelegenheit, ihre Gefühle auszutauschen, schwierige Situationen zu besprechen und sicherzustellen, dass jeder bereit ist, seinen Dienst unter guten Bedingungen zu beginnen oder zu beenden. Diese menschliche Dimension ist von entscheidender Bedeutung, um den Zusammenhalt des Teams zu wahren und sicherzustellen, dass sich die Pflegekräfte bei ihrer täglichen Arbeit unterstützt fühlen.

Schließlich ist es entscheidend, dass die Dienstübergabe in einer Umgebung stattfindet, die Konzentration und Austausch fördert. Die Übergabe sollte an einem ruhigen Ort ohne Ablenkungen stattfinden, um eine klare und effektive Kommunikation zu ermöglichen. Es muss genügend Zeit zur Verfügung stehen, damit alle Informationen vollständig und ohne Eile übermittelt werden können. Eine schlampige oder überstürzte Übergabe kann zu Auslassungen oder Missverständnissen führen und so die Kontinuität und Qualität der Pflege gefährden.

° **Die Anpassung der Pflege an nächtliche Erkrankungen**

Die Anpassung der Pflege an nächtliche Erkrankungen ist eine Schlüsselkompetenz für Pflegehilfskräfte, insbesondere für diejenigen, die in der Nacht arbeiten. In der Nacht reagieren Körper und Geist der Patienten anders auf Krankheiten, und bestimmte Erkrankungen können zu dieser Zeit auftreten oder sich verschlimmern und erfordern eine besondere Aufmerksamkeit und eine angepasste Pflege. Wenn man diese nächtlichen Besonderheiten versteht, kann man besser auf die Bedürfnisse der Patienten eingehen und auch in den ruhigsten Stunden der Nacht eine wirksame Pflege gewährleisten.

Eine der ersten Überlegungen zur Anpassung der nächtlichen Pflege betrifft Atemwegserkrankungen wie Schlafapnoe, Asthma oder chronische Atemwegsinfektionen. Nachts neigen diese Erkrankungen dazu, sich zu verschlechtern, was vor allem auf die Liegeposition zurückzuführen ist, die die Atembeschwerden noch verschlimmern kann. Die Pflegekraft muss besonders auf diese Anzeichen von Atemnot achten. Es kann erforderlich sein, die Position des Patienten neu zu justieren, sicherzustellen, dass

Atemhilfsmittel wie CPAP bei Schlafapnoe richtig angewendet werden, und genau auf Anzeichen von Hypoxie zu achten. In manchen Fällen kann es erforderlich sein, als Reaktion auf nächtliche Symptome spezifische Behandlungen durchzuführen, stets in Abstimmung mit der diensthabenden Pflegekraft oder dem diensthabenden Arzt.

Herzerkrankungen wie Herzinsuffizienz oder Rhythmusstörungen erfordern ebenfalls eine Anpassung der Nachtpflege. Nachts können Herzfrequenz und Blutdruck schwanken, was bei gebrechlichen Patienten zu dekompensierten Episoden führen kann. Es ist entscheidend, die Vitalzeichen regelmäßig zu überwachen, darauf zu achten, dass die Patienten ihre Medikamente vorschriftsmäßig einnehmen, und auf Anzeichen einer Verschlechterung zu achten, wie z. B. verstärkte Kurzatmigkeit oder Brustschmerzen. Die Pflegekraft muss auch darauf vorbereitet sein, im Falle einer Krise einzugreifen, indem sie sofort das medizinische Team alarmiert und die Notfallprotokolle anwendet.

Neurologische Störungen, wie epileptische Anfälle oder Verwirrtheitssyndrome, stellen nachts ebenfalls besondere Herausforderungen dar. Epileptische Anfälle können häufiger im Schlaf auftreten, und es ist wichtig, eine sichere Umgebung für Risikopatienten zu schaffen, indem man dafür sorgt, dass ihr Bett gesichert ist, und gefährliche Gegenstände in der Nähe entfernt. Im Falle eines Anfalls muss der Pfleger schnell reagieren können und die festgelegten Protokolle befolgen, um den Patienten zu schützen und die Dauer des Anfalls zu verkürzen. Bei Patienten mit Nachtverwirrtheit, die oft durch die Dunkelheit und Stille der Nacht verschlimmert wird, kann es notwendig sein, die Umgebung anzupassen, indem man gedämpftes Licht brennen lässt, einen regelmäßigen Rhythmus für die Pflege beibehält und den Patienten durch eine beruhigende Präsenz besänftigt.

Chronische Schmerzen, z. B. bei Arthrose oder Krebs, können sich auch nachts verstärken, was den Schlaf erschwert und die Erholung des Patienten stört. Die Pflegekraft sollte auf Anzeichen von Schmerzen achten, auch wenn diese nicht klar ausgedrückt werden, und bereit sein, die verordnete schmerzstillende Behandlung zu verabreichen, wobei sie auf deren Wirksamkeit achten sollte. Es kann auch hilfreich sein, Entspannungstechniken anzubieten oder den Patienten neu zu positionieren, um sein Wohlbefinden zu verbessern. Die Bewältigung nächtlicher Schmerzen ist nicht nur für das körperliche Wohlbefinden des Patienten von entscheidender Bedeutung, sondern auch zur Vermeidung von Schlaflosigkeit und Unruhe, die sich daraus ergeben können.

Verdauungsstörungen wie gastroösophagealer Reflux oder Übelkeit können sich ebenfalls nachts verschlimmern und erfordern eine Anpassung der Pflege. Reflux kann z. B. dadurch gelindert werden, dass das Kopfende des Bettes erhöht wird oder dass vor dem Schlafengehen keine schweren Mahlzeiten eingenommen werden. Die Pflegekraft muss auch auf Anzeichen von Dehydrierung oder Magenverstimmung achten, insbesondere bei gebrechlichen Patienten oder Patienten, die Medikamente einnehmen, die den Magen reizen können. In manchen Fällen kann es notwendig sein, Antazida oder andere symptomatische Behandlungen gemäß den ärztlichen Verordnungen zu verabreichen.

Schließlich können psychiatrische Erkrankungen wie Angstzustände, Depressionen oder Schizophrenie in der Nacht eine besondere Dimension annehmen. Dunkelheit und Stille können Ängste verstärken oder Unruheanfälle auslösen. Die Pflegekraft muss sehr sensibel sein, um Anzeichen psychischer Not zu erkennen, emotionale Unterstützung zu bieten und ggf. die verordneten Beruhigungsmittel zu verabreichen. Die Kommunikation mit dem Patienten ist entscheidend, um ihn zu beruhigen und ihm ein Gefühl der Sicherheit zu vermitteln, was wesentlich dazu beitragen kann, die nächtlichen Symptome zu lindern.

- **Spezielle Pflege im Nachtdienst**
  - ◦ **Die Überwachung der Vitalwerte in der Nacht**

Die Überwachung der Vitalfunktionen in der Nacht ist eine wichtige Aufgabe für den Pflegehelfer, da sie die Stabilität und Sicherheit der Patienten in den Stunden gewährleistet, in denen ihre Verletzlichkeit erhöht sein kann. Nachts folgt der menschliche Körper einem anderen Rhythmus mit natürlichen Schwankungen bei bestimmten Vitalwerten wie Herzfrequenz, Blutdruck, Atmung und Körpertemperatur. Diese Schwankungen können durch den Gesundheitszustand des Patienten, die Auswirkungen von Behandlungen oder das Fortschreiten bestimmter Krankheiten verstärkt werden. Daher ist eine strenge und aufmerksame Überwachung der Vitalwerte von entscheidender Bedeutung, um besorgniserregende Abweichungen frühzeitig zu erkennen und angemessen einzugreifen.

Eine der ersten Konstanten, auf die Sie achten sollten, ist die Herzfrequenz. Nachts neigt die Herzfrequenz aufgrund der Dominanz des parasympathischen Nervensystems, das Ruhe und Erholung fördert, natürlicherweise dazu, sich zu verlangsamen. Es kann jedoch zu abnormalen Schwankungen kommen, insbesondere bei Patienten mit Herzproblemen oder unter medikamentöser Behandlung. Eine übermäßige Bradykardie (abnormale Verlangsamung des Herzrhythmus) oder Tachykardie (Beschleunigung des Herzrhythmus) sollten den Helfer sofort alarmieren. Diese Anzeichen können auf eine Verschlechterung des Gesundheitszustands des Patienten oder eine unerwünschte Reaktion auf eine Behandlung hinweisen. Der Pflegehelfer muss diese Anomalien dann dem diensthabenden Pfleger oder Arzt melden und ggf. Stabilisierungsmaßnahmen durchführen, bis ein Arzt eingreift.

Der Blutdruck ist eine weitere lebenswichtige Konstante, die Sie nachts genau im Auge behalten sollten. Wie die Herzfrequenz neigt auch der Blutdruck dazu, während des Schlafs zu sinken, einer Phase, in der sich der Körper entspannt und der Bedarf an Sauerstoff und Energie sinkt. Abnormale Blutdruckschwankungen wie eine ausgeprägte Hypotonie oder ein anhaltender Bluthochdruck können jedoch auf Komplikationen hinweisen, insbesondere bei Patienten mit Bluthochdruck, Nierenerkrankungen oder Dehydrierung. Ein niedriger Blutdruck kann beim Patienten Schwindel, Stürze oder Unwohlsein verursachen, während ein unkontrollierter Bluthochdruck das Risiko eines Schlaganfalls oder Herzinfarkts erhöhen kann. Die Pflegekraft sollte daher den Blutdruck von Risikopatienten regelmäßig überwachen und bei Abweichungen von den Normalwerten prompt reagieren.

Die Überwachung der Atmung ist ebenfalls von entscheidender Bedeutung, insbesondere bei Patienten mit Atemwegserkrankungen wie Asthma, chronisch obstruktiver Lungenerkrankung (COPD) oder Schlafapnoe. Nachts kann die Atmung flacher werden und es kann zu Episoden von Apnoe oder Dyspnoe (Atemnot) kommen, die die Sauerstoffversorgung des Patienten gefährden. Der Helfer sollte auf Anzeichen von Atemnot achten, wie z. B. abnormale Atemgeräusche, Zyanose (bläuliche Verfärbung der Lippen oder Finger) oder ungewöhnliche Unruhe. In solchen Fällen muss unbedingt die Sauerstoffsättigung mit einem Pulsoximeter überprüft und ggf. Sauerstoff verabreicht oder der Patient neu gelagert werden, um die Atmung zu erleichtern.

Die Körpertemperatur ist eine weitere lebenswichtige Konstante, die während der Nacht erhebliche Schwankungen aufweisen kann. Ein leichter Temperaturabfall ist während des Schlafs normal, aber starke Abweichungen können auf ein zugrunde liegendes Problem hinweisen, wie eine Infektion, Unterkühlung oder einen septischen Schock. Nächtliches Fieber sollte besonders beobachtet werden, da es auf das Fortschreiten einer Infektion oder eine Entzündungsreaktion hinweisen kann. Die Pflegekraft sollte bei Risikopatienten regelmäßig die Temperatur messen und bereit sein, Maßnahmen zur Kontrolle der Temperatur einzuleiten, wie z. B. die Gabe von fiebersenkenden Mitteln oder das Anpassen der Bettdecke, um eine Verschlechterung der Unterkühlung zu verhindern.

Abgesehen von den Zahlen bedeutet die Überwachung der Vitalfunktionen in der Nacht auch, dass das Verhalten und das allgemeine Erscheinungsbild der Patienten genau beobachtet werden müssen. Manchmal können subtile Anzeichen wie plötzliche Verwirrtheit, Unruhe oder Lethargie erste Hinweise auf eine Dekompensation sein, noch bevor die Vitalfunktionen signifikante Anomalien aufweisen. Die Pflegekraft muss daher wachsam und differenziert sein und die objektiven Daten der Messgeräte mit einer umfassenderen klinischen Beurteilung kombinieren, um alle Risikosituationen zu erkennen.

∘ Umgang mit nächtlichen Schmerzen

Die Bewältigung nächtlicher Schmerzen ist ein entscheidender Aspekt der Arbeit von Pflegekräften, da die Schmerzwahrnehmung nachts durch Dunkelheit, Stille und fehlende Ablenkungen verstärkt werden kann. Patienten, die bereits aufgrund ihres Gesundheitszustands anfällig sind, erleben möglicherweise eine Verstärkung ihrer Schmerzsymptome, was ihren Schlaf stört, ihr Unbehagen verstärkt und ihr allgemeines Wohlbefinden beeinträchtigt. Für die Pflegekraft bedeutet der Umgang mit nächtlichen Schmerzen mehr als nur die Verabreichung von Medikamenten; er beinhaltet einen umfassenden und einfühlsamen Ansatz, der darauf abzielt, das Leiden des Patienten zu lindern und gleichzeitig eine Umgebung zu fördern, in der er sich gut erholen kann.

Der erste Schritt bei der Behandlung von Nachtschmerzen besteht darin, die Art und Intensität der Schmerzen, die der Patient empfindet, einzuschätzen. Diese Einschätzung kann nachts komplizierter sein, da manche Patienten zögern, ihre Schmerzen zu äußern, weil sie Angst haben, das Pflegepersonal zu stören, oder weil sie sich mit ihrem Zustand abgefunden haben. Die Pflegekraft sollte daher besonders auf nicht-verbale Anzeichen von Schmerzen achten, wie z. B. Grimassen, Unruhe, häufige Positionswechsel oder auch indirekte Beschwerden. Eine sanfte und beruhigende Kommunikation ist wichtig, um den Patienten zu ermutigen, seine Gefühle auszudrücken. Die Verwendung von Schmerzbewertungsinstrumenten wie visuellen oder numerischen Schmerzskalen kann ebenfalls dazu beitragen, den Schmerz zu quantifizieren und die Interventionen entsprechend anzupassen.

Die Verabreichung von schmerzstillenden Medikamenten ist oft eine Schlüsselkomponente bei der Behandlung von Nachtschmerzen. Pflegekräfte müssen sicherstellen, dass die verschriebenen Behandlungen rechtzeitig verabreicht werden und die Wirkung der Medikamente genau überwacht wird. Dazu gehört die Verabreichung von Schmerzmitteln der Stufe 1 wie Paracetamol bis hin zu Opioiden bei stärkeren Schmerzen, wobei die vorgeschriebenen Dosierungen und Intervalle strikt eingehalten werden müssen. Es ist auch wichtig, die Wirksamkeit der Behandlung zu überwachen, indem Sie prüfen, ob die Schmerzen nach der Verabreichung des Medikaments nachlassen, und alle unerwünschten Reaktionen zu notieren. Wenn die Schmerzen trotz der Behandlung anhalten, sollte die Pflegekraft die diensthabende Pflegekraft oder den diensthabenden Arzt informieren, um eine Anpassung der Dosierung oder die Einführung einer anderen Behandlungsart zu erwägen.

Neben Medikamenten gehören zur Behandlung von Nachtschmerzen auch nicht-pharmakologische Maßnahmen, die erheblich zum Wohlbefinden des Patienten beitragen können. Die Neupositionierung des Patienten, um den Druck auf die schmerzenden Stellen zu verringern, das Auflegen von warmen oder kalten Kompressen und Entspannungstechniken wie tiefes Atmen oder geführte Meditation können helfen, den Schmerz zu lindern. Diese nichtmedikamentösen Maßnahmen sind besonders hilfreich für Patienten, die schwere Behandlungen lieber vermeiden möchten oder unter chronischen Schmerzen leiden. Die Pflegekraft spielt eine Schlüsselrolle, indem sie diese Techniken vorschlägt und anwendet und die Pflege auf die individuellen Vorlieben und Bedürfnisse des Patienten abstimmt.

Die Schaffung einer beruhigenden Umgebung ist ebenfalls entscheidend für die Bewältigung von Nachtschmerzen. Die nächtliche Umgebung kann aufgrund von Stille und Isolation die Wahrnehmung von Schmerzen verstärken. Daher ist es wichtig, eine beruhigende und behagliche Umgebung zu schaffen, indem man Licht und Lärm kontrolliert, für ein bequemes Bett sorgt und sicherstellt, dass der Patient Zugang zu beruhigenden Gegenständen wie einer weichen Decke oder einem ergonomischen Kissen hat. Die Aufmerksamkeit für diese Details mag harmlos erscheinen, hat aber einen erheblichen Einfluss auf das Schmerzempfinden und die Fähigkeit des Patienten, Schlaf zu finden.

Zur Bewältigung von Nachtschmerzen gehört auch emotionale und psychologische Unterstützung. Schmerzen, insbesondere wenn sie intensiv oder anhaltend sind, können beim Patienten Gefühle der Angst, Verzweiflung oder Wut auslösen. Der Pfleger sollte nicht nur zur Linderung des körperlichen Schmerzes, sondern auch zur Beruhigung dieser Gefühle da sein. Dem Patienten zuzuhören, sein Leiden zu erkennen und ihm beruhigende Worte anzubieten, kann helfen, die Angst zu verringern und das Vertrauen in das Pflegeteam zu stärken. Diese empathische Dimension ist von entscheidender Bedeutung, da sie dazu beiträgt, eine therapeutische Allianz zu schaffen, die eine umfassende Schmerzbehandlung erleichtert.

Schließlich erfordert die Bewältigung nächtlicher Schmerzen eine kontinuierliche Wachsamkeit und eine Anpassung der Pflege im Laufe der Nacht. Schmerzen können fluktuieren, und was zu einem bestimmten Zeitpunkt wirksam war, kann einige Stunden später nicht mehr wirksam sein. Die Pflegekraft muss daher stets auf Veränderungen im Zustand des Patienten achten und bereit sein, die Maßnahmen an die Entwicklung der Schmerzen anzupassen. Dazu gehört auch die regelmäßige Kommunikation mit dem Rest der Nachtschicht, um sicherzustellen, dass alle relevanten Informationen ausgetauscht werden und die Pflege zusammenhängend und koordiniert bleibt.

○ **Der Umgang mit unruhigen oder ängstlichen Patienten**

Der Umgang mit unruhigen oder ängstlichen Patienten ist ein grundlegender Aspekt der Arbeit von Pflegehelfern, insbesondere im Nachtdienst, wo das Fehlen von Tagesaktivitäten, Dunkelheit und Stille diese Zustände noch verstärken können. Unruhe und Angst sind häufige Reaktionen auf verschiedene Faktoren wie Schmerzen, Angst, Verwirrung oder die Nebenwirkungen von Medikamenten. Diese Zustände können sich nachts intensiv manifestieren und erfordern einen besonders aufmerksamen, einfühlsamen und angemessenen Ansatz, um die Patienten zu beruhigen und ihnen zu helfen, ein Gefühl von Sicherheit und Ruhe zu erlangen.

Der erste Schritt bei der Behandlung von unruhigen oder ängstlichen Patienten besteht darin, die zugrunde liegenden Ursachen für ihren Zustand zu verstehen. Unruhe kann ein Symptom für körperliches Unbehagen sein, z. B. Schmerzen, Fieber oder ein unbefriedigtes Bedürfnis, wie Durst, Hunger oder Harndrang. Ebenso kann Angst durch psychologische Faktoren ausgelöst werden, wie z. B. Angst vor dem Unbekannten, Einsamkeit oder Gedanken an Krankheit oder Tod. Die Pflegekraft muss daher einfühlsam sein, um diese Auslöser zu erkennen, indem sie einen Dialog mit dem Patienten führt, sein Verhalten beobachtet und in seiner Umgebung nach Hinweisen sucht. Dieses Verständnis ist entscheidend, um die Interventionen gezielt anzupassen.

Sobald die möglichen Ursachen ermittelt sind, ist es entscheidend, eine beruhigende Umgebung für den Patienten zu schaffen. Nacht, Dunkelheit und Stille können die Gefühle von Isolation und Angst verstärken. Die Pflegekraft kann diese Auswirkungen mildern, indem sie die Beleuchtung so anpasst, dass eine sanfte, beruhigende Atmosphäre entsteht, störende Geräusche eliminiert und dafür sorgt, dass sich der Patient in seinem Bett körperlich wohl fühlt. Allein die Neuordnung der **Bettwäsche**, die Anpassung der Raumtemperatur oder die Neupositionierung des Patienten können dazu beitragen, die Unruhe zu verringern. Wenn der Patient desorientiert wirkt, kann es ebenfalls helfen, die Angst zu verringern, wenn man ihn daran erinnert, wo er sich befindet, und ihm die Situation kurz erklärt.

Die Kommunikation spielt bei der Betreuung von unruhigen oder ängstlichen Patienten eine zentrale Rolle. Die Pflegekraft sollte eine ruhige und besonnene Stimme verwenden, einfache und beruhigende Worte wählen und sich die Zeit nehmen, dem Patienten zuzuhören, ohne ihn zu bewerten. Es ist wichtig, die Gefühle des Patienten zu validieren, sein Unbehagen oder seine Angst zu erkennen und ihm emotionale Unterstützung anzubieten. Manchmal reicht es schon, an seiner Seite zu bleiben, seine Hand zu halten oder sanft mit ihm zu sprechen, um ihn zu beruhigen. In manchen Fällen kann es die Ungewissheit und damit die Angst verringern, wenn man die laufenden Verfahren oder die bevorstehende Versorgung erklärt und ihre Fragen beantwortet.

Wenn die Unruhe durch ein intensiveres körperliches Verhalten gekennzeichnet ist, wie Versuche, aus dem Bett aufzustehen, medizinische Geräte zu entfernen oder sich unkontrolliert zu bewegen, sollte der Pfleger sanft, aber bestimmt eingreifen. Ziel ist es, den Patienten vor sich selbst zu schützen und gleichzeitig seine Autonomie und Würde zu respektieren. Beispielsweise kann es notwendig sein, das Bett mit Gittern zu sichern, den Patienten bei seinen Bewegungen zu begleiten, um Stürze zu vermeiden, oder seine Aufmerksamkeit auf eine beruhigende Aktivität zu lenken. In solchen Momenten ist es entscheidend, Zwangsmaßnahmen zu vermeiden, die die Unruhe oder Angst des Patienten verschlimmern könnten.

Bei Patienten, deren Angst mit kognitiven Störungen wie Demenz oder Wahnvorstellungen zusammenhängt, können Umlenkungs- und Validierungstechniken besonders wirksam sein. Die Pflegekraft kann versuchen, den Patienten abzulenken, indem sie ihn in ein Gespräch über ein angenehmes Thema verwickelt, ihm eine ruhige Tätigkeit anbietet oder vertraute Gegenstände zur Beruhigung verwendet. Auch die Validierungsmethode, bei der man sich in die Realität des Patienten begibt und auf seine

Gefühle eingeht, anstatt sie zu korrigieren, kann helfen, die Unruhe zu verringern, indem sie das Sicherheitsgefühl des Patienten stärkt.

Bei Bedarf und nach Beurteilung durch die diensthabende Pflegekraft oder den diensthabenden Arzt können Medikamente eingesetzt werden, um bei der Bewältigung von Angst- oder Erregungszuständen zu helfen, insbesondere wenn diese Zustände den Patienten gefährden oder sein Wohlbefinden ernsthaft beeinträchtigen. Die Verabreichung von Sedativa oder Anxiolytika sollte immer mit einer genauen Überwachung einhergehen, um die Wirksamkeit der Behandlung zu beurteilen und die Dosis gegebenenfalls anzupassen. Außerdem ist es wichtig, auf mögliche Nebenwirkungen zu achten und auch nach der Behandlung weiterhin emotionale Unterstützung zu bieten.

- **Nächtliche Hygiene- und Komfortpflege**
  ○ **Die richtigePflege für die Nacht**

Die nächtliche Pflege ist ein zentraler Bestandteil der Arbeit von Pflegekräften, da sie darauf abzielt, den Komfort, die Sicherheit und das Wohlbefinden der Patienten während der ruhigsten Stunden des Tages zu gewährleisten. Nachts unterscheiden sich die Bedürfnisse der Patienten leicht von denen am Tag und erfordern einen sanfteren, diskreteren Pflegeansatz, der den Schlaf und die Ruhe respektiert. Die Anpassung der Pflege an diese besonderen Bedingungen ermöglicht nicht nur die Aufrechterhaltung eines hohen Pflegeniveaus, sondern fördert auch eine Umgebung, die der Erholung förderlich ist.

Eines der Hauptziele der nächtlichen Pflege ist es, Schlafstörungen zu minimieren und gleichzeitig die notwendige Pflege zu gewährleisten. Der Schlaf ist für die Genesung und das Wohlbefinden der Patienten von entscheidender Bedeutung, und jede Unterbrechung kann die Genesung beeinträchtigen. Aus diesem Grund sollte die Pflegekraft die Pflege so organisieren, dass unnötiges Aufwachen minimiert wird. Wenn beispielsweise bestimmte Maßnahmen wie das Messen der Vitalwerte, die Verabreichung von Medikamenten und die Hygienepflege in einem Besuch zusammengefasst werden, lässt sich die Anzahl der Aufwachvorgänge reduzieren. Außerdem ist es wichtig, dafür zu sorgen, dass diese Maßnahmen so diskret wie möglich durchgeführt werden: Leises Sprechen, die Verwendung von Taschenlampen oder gedämpftem Licht und die Vermeidung plötzlicher Geräusche tragen dazu bei, die für die Erholung der Patienten notwendige Ruhe zu bewahren.

Die Hygienepflege ist zwar wesentlich, muss aber an die Nacht angepasst werden, damit der Schlaf der Patienten nicht mehr als nötig unterbrochen wird. Wenn es darum geht, die Einlagen zu wechseln oder einen Patienten neu zu lagern, muss die Pflegekraft behutsam und effizient vorgehen. Die Verwendung von Produkten ohne starke Gerüche, Feuchttüchern und saugfähigen Bettlaken kann dazu beitragen, diese Pflege angenehmer und weniger invasiv zu gestalten. Auch bei der Neupositionierung zur Vermeidung von Druckgeschwüren ist es wichtig, diese sanft vorzunehmen, um zu vermeiden, dass der Patient vollständig geweckt wird. Wenn der Patient wach ist, kann die Pflegekraft diesen Moment nutzen, um ein Glas Wasser anzubieten, die Bettdecke anzupassen oder den allgemeinen Komfort des Patienten zu überprüfen, wobei sie darauf achten sollte, dass der Patient nach der Pflege schnell wieder einschlafen kann.

Ein weiterer Aspekt der Pflege in der Nacht ist der Umgang mit physiologischen Bedürfnissen wie Flüssigkeitszufuhr und Ernährung. Obwohl Patienten in der Nacht weniger essen und trinken, benötigen einige möglicherweise leichte Snacks oder Getränke, um eine Dehydrierung zu vermeiden, insbesondere wenn sie diuretische Medikamente einnehmen oder ein Risiko für Unterernährung besteht. Diese Pflege sollte so durchgeführt werden, dass der Schlaf nicht gestört wird: Das Anbieten leicht verdaulicher Speisen und lauwarmer Getränke aus geräuschlosen Behältern kann helfen, die Bedürfnisse des Patienten ohne große Unterbrechungen zu befriedigen.

Thermisches Wohlbefinden ist ebenfalls ein Schlüsselelement für eine geeignete Pflege in der Nacht. Die Körpertemperatur neigt dazu, während des Schlafs zu sinken, und manche Patienten wachen möglicherweise frierend auf. Die Pflegekraft sollte daher darauf achten, dass jeder Patient bequem liegt und bei Bedarf zusätzliche Decken in Reichweite hat. Andererseits ist es auch wichtig, dafür zu sorgen, dass der Patient nicht überhitzt, insbesondere wenn er Fieber hat. Das Anpassen der Raumtemperatur, das Überprüfen der Luftfeuchtigkeit und das Anpassen der Bettwäsche sind einfache, aber wesentliche Maßnahmen, um einen optimalen Wärmekomfort aufrechtzuerhalten.

Die emotionale Begleitung ist nachts zwar diskreter, bleibt aber ein wichtiger Aspekt der Pflege. Bei manchen Patienten können Dunkelheit und Stille Ängste, Einsamkeit oder Desorientierung verstärken, insbesondere bei Patienten mit kognitiven Störungen oder am Lebensende. Die Pflegekraft sollte auf diese Aspekte achten und bereit sein, beruhigende Unterstützung zu bieten, sei es durch bloße Anwesenheit, ein tröstendes Wort oder eine sanfte Geste. Manchmal kann es für den Seelenfrieden eines Patienten einen großen Unterschied machen, wenn er ein paar Minuten bei ihm bleibt, bevor er einschläft, oder wenn er während der Nacht unauffällig nach seinem Wohlbefinden schaut.

Die Vermeidung von Risiken, insbesondere von Stürzen, ist ein weiterer entscheidender Punkt der nächtlichen Pflege. Nachts kann das Risiko eines Sturzes aufgrund von Schläfrigkeit, Desorientierung oder dem Drang, aufzustehen, um zur Toilette zu gehen, erhöht sein. Die Pflegekraft sollte diesen Situationen vorgreifen, indem sie dafür sorgt, dass die Wege frei sind, dass die Wachlichter bei Bedarf eingeschaltet werden und dass der Patient weiß, wie er um Hilfe bitten kann. Das Anbringen von Bettgittern, die Einrichtung von Warnvorrichtungen und die Sicherstellung, dass notwendige Gegenstände (wie Brille, Wasserglas oder Klingel) in Reichweite sind, sind einfache, aber wirksame Maßnahmen, um Unfälle zu verhindern.

Schließlich ist die Dokumentation der Pflege, die während der Nacht geleistet wurde, ein wichtiger Schritt. Sie stellt sicher, dass alle Maßnahmen durchgeführt wurden und der Zustand des Patienten kontinuierlich überwacht wurde. Die Dokumentation sollte genau und vollständig sein, um die Dienstübergabe am Morgen zu erleichtern und die Kontinuität der Pflege zu gewährleisten. Beobachtungen, die während der Nacht gemacht werden, können wertvolle Informationen für die Behandlung und Betreuung der Patienten während des Tages liefern.

∘ Die Vermeidung von Druckgeschwüren und anderen Komplikationen

Die Vermeidung von Druckgeschwüren und anderen Komplikationen ist eine wesentliche Priorität bei der Pflege von Patienten, insbesondere von bettlägerigen oder in ihrer Mobilität eingeschränkten Patienten. Dekubitus, auch Druckgeschwüre genannt, sind Hautverletzungen, die durch anhaltenden Druck auf einen Körperbereich entstehen, häufig auf Druckpunkte wie Fersen, Hüften und Kreuzbein. Diese Wunden können sich schnell entwickeln und zu ernsthaften Komplikationen wie Infektionen führen, wenn sie nicht vorbeugend behandelt werden. Für die Pflegekraft erfordert die Prävention von Druckgeschwüren und anderen damit verbundenen Komplikationen ständige Wachsamkeit, genaue Kenntnis der Risikofaktoren und einen proaktiven Ansatz bei der täglichen Pflege.

Der erste Schritt zur Vermeidung von Druckgeschwüren besteht darin, das Risiko für jeden Patienten regelmäßig einzuschätzen. Einige Patienten sind aufgrund ihres Gesundheitszustands, ihres Alters, ihrer Ernährung oder ihres Mobilitätsniveaus anfälliger für die Entstehung von Druckgeschwüren. Besonders gefährdet sind Patienten mit chronischen Erkrankungen wie Diabetes oder Durchblutungsstörungen, Patienten, die unterernährt sind, oder Patienten, die nicht in der Lage sind, ihre Position ohne Hilfe zu verändern. Eine sorgfältige Beurteilung ermöglicht die Einführung von Präventivmaßnahmen, die auf die jeweilige

Situation zugeschnitten sind. Diese Einschätzung muss regelmäßig neu bewertet werden, da sich die Risiken je nach Gesundheitszustand des Patienten ändern können.

Eine der wirksamsten Methoden zur Vermeidung von Druckgeschwüren besteht darin, Patienten regelmäßig umzulagern, um den Druck auf die gefährdeten Stellen zu lindern. Bettlägerige Patienten sollten mindestens alle zwei Stunden in eine andere Position gebracht werden, und Patienten im Rollstuhl sollten dazu angehalten werden, regelmäßig aufzustehen, um den Druck auf das Gesäß zu lindern. Die Pflegekraft spielt in diesem Prozess eine Schlüsselrolle, indem sie darauf achtet, dass die Positionswechsel sorgfältig durchgeführt werden, um Reibung oder Verrutschen zu vermeiden, die die Haut schädigen könnten. Die Anwendung sanfter Mobilisierungstechniken, bei denen die Maßnahmen mit leichten Massagen kombiniert werden, um die Blutzirkulation anzuregen, kann ebenfalls dazu beitragen, Druckgeschwüren vorzubeugen.

Die Verwendung von Präventionsvorrichtungen wie Antidekubitusmatratzen und -kissen ist ebenfalls von entscheidender Bedeutung. Diese Vorrichtungen sind so konzipiert, dass sie den Druck gleichmäßiger verteilen und das Risiko von Hautverletzungen verringern. Dynamische Luftmatratzen z. B. wechseln den Druck unter verschiedenen Körperzonen und helfen so, die Entstehung von Druckgeschwüren zu verhindern. Die Pflegekraft sollte sicherstellen, dass diese Geräte ordnungsgemäß installiert und gemäß den Empfehlungen des Herstellers verwendet werden. Es ist auch wichtig, den Zustand der Geräte regelmäßig zu überprüfen, um sicherzustellen, dass sie richtig funktionieren und nicht ausgetauscht oder angepasst werden müssen.

Die Pflege der Haut ist ein weiterer grundlegender Aspekt der Dekubitusprävention. Die Haut von Risikopatienten sollte regelmäßig auf erste Anzeichen von Rötung oder Reizung untersucht werden, da dies die ersten Indikatoren für übermäßigen Druck sind. Die Hauthygiene sollte strikt eingehalten werden, mit sanfter Reinigung und geeigneten Produkten, die die Haut nicht austrocknen. Das Auftragen von Barrierecremes kann ebenfalls dazu beitragen, die Haut vor äußeren Einflüssen zu schützen, z. B. vor Feuchtigkeit durch Inkontinenz. Werden Rötungen oder Risikobereiche festgestellt, sollte die Pflegekraft diese Anzeichen sofort der Pflegekraft melden, damit eine schnelle Behandlung erfolgen kann.

Auch die Ernährung spielt eine entscheidende Rolle bei der Vorbeugung von Druckgeschwüren. Eine ausgewogene Ernährung, die reich an Proteinen, Vitaminen und Mineralstoffen ist, ist wichtig, um die Haut gesund zu erhalten und die Wundheilung zu fördern. Unterernährte oder dehydrierte Patienten sind aufgrund ihrer empfindlichen Haut anfälliger für die Entstehung von Druckgeschwüren. Die Pflegekraft sollte daher auf den Ernährungszustand des Patienten achten, eine gesunde Ernährung fördern und alle Anzeichen von Unterernährung oder Dehydrierung dem Pflegepersonal zur weiteren Beurteilung melden. In manchen Fällen können Nahrungsergänzungsmittel erforderlich sein, um die natürlichen Abwehrkräfte des Körpers zu stärken.

Neben Dekubitus können bei bettlägerigen Patienten oder Patienten mit eingeschränkter Mobilität auch andere Komplikationen auftreten, wie Harnwegsinfektionen, Lungenembolien oder Muskelverspannungen. Die Prävention dieser Komplikationen beruht ebenfalls auf einem proaktiven Ansatz. Zur Vorbeugung von Harnwegsinfektionen ist es beispielsweise wichtig, auf eine ausreichende Flüssigkeitszufuhr und eine gründliche Intimhygiene zu achten. Patienten mit Blasenkathetern sollten verstärkt überwacht und regelmäßig gepflegt werden, um Infektionen zu vermeiden. Zur Vorbeugung von Lungenembolien ist die frühzeitige und regelmäßige Mobilisierung der unteren Gliedmaßen, auch in Form von passiven Übungen, von entscheidender Bedeutung, um die Blutzirkulation anzuregen und die Bildung von Blutgerinnseln zu verhindern.

Schließlich muss die Prävention von Komplikationen in einen ganzheitlichen Pflegeansatz eingebettet sein, der nicht nur die körperlichen Aspekte, sondern auch das emotionale und psychologische Wohlbefinden der Patienten berücksichtigt. Patienten mit einem Risiko für Dekubitus oder andere Komplikationen können sich aufgrund ihres Zustands ängstlich oder deprimiert fühlen. Die **Pflegekraft** sollte auf diese Aspekte achten und psychologische Unterstützung bieten, indem sie sich die Zeit nimmt, dem Patienten zuzuhören, ihn zu beruhigen und zu ermutigen. Eine beruhigende Umgebung und eine positive Kommunikation können eine wichtige Rolle bei der Prävention von Komplikationen spielen, indem sie die Motivation des Patienten stärken, sich aktiv an seiner eigenen Pflege zu beteiligen.

- **Helfende Beziehung und Begleitung von Patienten und Familien in der Nacht**
  ○ **Nachtkommunikation: ruhig und beruhigend**

Die nächtliche Kommunikation, insbesondere in einem Pflegeumfeld, ist von besonderer Bedeutung. In den Nachtstunden, in denen Stille und Dunkelheit vorherrschen, kann die Art und Weise, wie der Pfleger mit den Patienten interagiert, einen tiefgreifenden Einfluss auf deren Wohlbefinden, Sicherheitsgefühl und allgemeinen Komfort haben. Eine ruhige und beruhigende Kommunikation wird dann nicht nur zu einer wichtigen Fähigkeit, sondern zu einer wahren Kunst, bei der jedes Wort, jeder Tonfall und jede Geste darauf ausgerichtet ist, die Menschen zu beruhigen und zu besänftigen.

In der Nacht sind Patienten oft besonders verletzlich. Die vorherrschende Stille kann ihre Ängste, Schmerzen oder Einsamkeit noch verstärken. In dieser Umgebung kann eine sanfte, ruhige Stimme einen großen Unterschied machen. Die Pflegekraft sollte sich der Bedeutung ihres Tonfalls bewusst sein und jede Schärfe oder Erhöhung der Lautstärke vermeiden, die den Patienten überraschen oder beunruhigen könnte. Eine leise Stimme mit einer sanften Intonation trägt dazu bei, ein ruhiges Klima zu bewahren. Es hilft auch, den Schlaf anderer Patienten nicht zu stören, und baut gleichzeitig eine persönliche Verbindung zu dem Wachen auf.

Auch die Wortwahl ist bei der nächtlichen Kommunikation von entscheidender Bedeutung. Patienten können sich verwirrt oder ängstlich fühlen, und es ist wichtig, sie mit gut gewählten Worten zu beruhigen. Einfache Sätze wie "Ich bin für Sie da", "Es ist alles in Ordnung" oder "Sie können sich ausruhen, ich wache über Sie" können eine zutiefst beruhigende Wirkung haben. Die Pflegekraft sollte auch darauf achten, komplizierte medizinische Begriffe oder zu lange Erklärungen zu vermeiden, die den Patienten mitten in der Nacht verwirren oder stressen könnten. Die Botschaft sollte klar, prägnant und tröstlich sein.

Auch die Gesten, die das gesprochene Wort begleiten, spielen eine wichtige Rolle. Manchmal reicht schon die bloße Anwesenheit aus, um einen ängstlichen oder unruhigen Patienten zu beruhigen. Eine zärtliche Geste, wie die sanfte Hand auf den Arm des Patienten zu legen, seine Decke zurechtzurücken oder ihm ein Glas Wasser anzubieten, kann ein Gefühl der Sicherheit und des Trostes vermitteln. Diese einfachen, aber fürsorglichen Gesten verstärken das Gefühl, umsorgt zu werden, selbst in der Dunkelheit der Nacht.

Zuhören ist eine weitere wesentliche Dimension der nächtlichen Kommunikation. Nachts haben Patienten möglicherweise das Bedürfnis, über ihre Ängste oder Schmerzen zu sprechen oder sich einfach nur gehört zu fühlen. Der Pflegende sollte sich als Zuhörer zur Verfügung stellen, ohne Eile, und den Patienten seine Gefühle ausdrücken lassen. Dieses aktive Zuhören, bei dem man zeigt, dass jedes Wort des Patienten ernst genommen wird, trägt wesentlich dazu bei, Ängste zu lindern. Manchmal kann allein die Tatsache, dass man mit jemandem sprechen kann, und sei es nur kurz, eine emotionale Belastung lindern und dem Patienten helfen, sich zu entspannen und wieder zu schlafen.

Ebenso wichtig ist die nonverbale Kommunikation. Körpersprache, Körperhaltung und Blickkontakt spielen eine Schlüsselrolle dabei, wie ein Patient die Pflegekraft wahrnimmt. Ein warmes Lächeln, ein freundlicher Blick oder eine entspannte Haltung können alle dazu beitragen, eine beruhigende Atmosphäre zu schaffen. Umgekehrt können eine geschlossene Körperhaltung oder ein abgewandter Blick unbeabsichtigt Besorgnis oder Gleichgültigkeit vermitteln. Die Pflegekraft sollte sich daher der Wirkung ihrer körperlichen Präsenz bewusst sein und auf eine offene und einladende Haltung achten, in der sich der Patient wohlfühlt.

Außerdem muss die nächtliche Kommunikation an die besonderen Bedürfnisse jedes einzelnen Patienten anpassbar sein. Manche Patienten, insbesondere solche mit kognitiven Störungen oder Demenz, sind nachts möglicherweise stärker verwirrt oder desorientiert. In diesen Fällen ist es wichtig, klar und wiederholt mit ihnen zu sprechen und dabei zeitliche oder räumliche Anhaltspunkte zu verwenden, die ihnen helfen, sich zu orientieren. Beispielsweise kann die Aussage "Es ist spät, es ist Nacht und alle schlafen" helfen, einen Patienten zu beruhigen, der sich fragt, wo er sich befindet oder was um ihn herum passiert.

Schließlich sollte auch die Kommunikation zwischen den Mitgliedern des Pflegeteams während der Nacht ruhig und maßvoll sein. Der Austausch sollte diskret erfolgen, um die beruhigende Umgebung, die für die Patienten geschaffen wurde, nicht zu stören. Die Verwendung von Codes oder stillen Gesten, um sich anzukündigen, die Vermeidung unnötiger Gespräche in der Nähe der Zimmer und die Aufrechterhaltung einer ruhigen Atmosphäre sind Praktiken, die das Wohlbefinden der Patienten und die Effizienz des Teams steigern.

○ **Sterbebegleitung in der Nacht**
Die Sterbebegleitung in der Nacht ist eine zutiefst menschliche und äußerst delikate Aufgabe, bei der die Pflegekraft eine wesentliche Rolle spielt. Die Nacht, die Stille und die Dunkelheit

verleihen der Sterbebegleitung eine besondere Dimension und machen jede Geste, jedes Wort und jede Präsenz noch bedeutsamer. Es ist eine Zeit, in der sich die Pflege nicht mehr auf körperliche Aspekte beschränkt, sondern das gesamte Wesen in seiner emotionalen, psychologischen und spirituellen Dimension einschließt.

Die erste Realität der Sterbebegleitung in der Nacht ist die Bedeutung der Präsenz. Allein die Tatsache, dass man da ist, an der Seite des Patienten, kann immensen Trost spenden. In diesen Stunden, in denen die Welt zu schlafen scheint, kann die Anwesenheit einer wohlwollenden und aufmerksamen Person Ängste lindern, die Einsamkeit mildern und ein Gefühl der Sicherheit vermitteln. Der Pfleger wird dann zu einer beruhigenden Figur, zu einem Orientierungspunkt in der Dunkelheit, der menschliche Wärme vermittelt, wo der Patient sich angesichts des nahenden Endes allein fühlen könnte. Manchmal bedarf diese Präsenz keiner Worte: Allein die Hand des Patienten zu halten, ihn sanft anzulächeln oder still an seiner Seite zu bleiben, reicht aus, um einen tiefen Trost zu spenden.

Kommunikation, selbst wenn sie auf Gesten oder Flüstern reduziert ist, erhält in diesem Zusammenhang eine besondere Bedeutung. Die Worte müssen mit Bedacht gewählt werden, um Trost zu spenden, ohne falsche Hoffnungen zu wecken. Einfache, beruhigende Sätze wie "Ich bin für Sie da", "Sie sind nicht allein" oder "Alles ist im Frieden" können helfen, die Gedanken des Patienten zu beruhigen. Für diejenigen, die ihre Gedanken noch ausdrücken können, ist es entscheidend, ihnen aufmerksam zuzuhören, ohne zu urteilen oder etwas zu überstürzen. Den Patienten über seine Ängste, sein Bedauern oder seine Erinnerungen sprechen zu lassen, kann eine Möglichkeit sein, ihn in einem letzten beruhigenden Dialog zu begleiten. Wenn die Worte fehlen, kann gemeinsames Schweigen zu einer ebenso starken Form der Kommunikation werden.

Sterbebegleitung in der Nacht bedeutet auch, dass den körperlichen Bedürfnissen des Patienten mit erhöhter

Aufmerksamkeit begegnet werden muss. So hat beispielsweise die Schmerzbehandlung oberste Priorität. Der Pfleger muss dafür sorgen, dass der Patient keine Schmerzen hat, indem er auf Anzeichen von Schmerzen achtet und die verschriebenen Medikamente sorgfältig verabreicht. Abgesehen von den körperlichen Schmerzen ist das allgemeine Wohlbefinden des Patienten von größter Bedeutung: Decken anpassen, den Körper neu positionieren, um Druckstellen zu vermeiden, die Lippen befeuchten oder einfach nur überprüfen, ob die Raumtemperatur angenehm ist. Diese kleinen, oft unmerklichen, aber fürsorglichen Gesten tragen dazu bei, eine Atmosphäre der Sanftheit und des Wohlbefindens zu schaffen.

Die **Pflegekraft** muss auch auf Anzeichen von Angst oder Atemnot achten, die am Lebensende auftreten können. Diese Situationen erfordern ein sofortiges Eingreifen, das jedoch stets ruhig und sanft **erfolgen** sollte, um das Unbehagen des Patienten nicht noch zu verstärken. Es kann darum gehen, die Sauerstoffzufuhr anzupassen, die Position des Patienten neu zu justieren, um ihm das Atmen zu erleichtern, oder einfach beruhigende Worte anzubieten, um seine Angst zu mindern. In diesen kritischen Momenten sollte jede Handlung von Mitgefühl und Respekt für die Würde des Patienten geprägt sein.

In der Nacht erstreckt sich die **Sterbebegleitung** auch auf die Angehörigen des Patienten, sofern sie anwesend sind. Die Nacht kann ihre Schmerzen, ihre Müdigkeit und ihr Gefühl der Hilflosigkeit noch verstärken. Der Pfleger sollte auch für sie da sein und ihnen diskrete, aber beständige Unterstützung bieten. Manchmal bedeutet das, sich einfach nur ihre Sorgen anzuhören, ihnen mit einfachen Worten zu erklären, was los ist, oder ihnen einen Kaffee anzubieten, um sie zu trösten. Es kann auch bedeuten, dass man sie ermutigt, sich eine Auszeit zu nehmen, und ihnen versichert, dass der Patient in guten Händen ist. Diese Unterstützung der Angehörigen ist von entscheidender Bedeutung, da sie dazu beiträgt, ihre emotionale Belastung zu verringern und ihnen zu helfen, diese Momente mit größtmöglicher Gelassenheit zu erleben.

Es gibt auch eine spirituelle Dimension in der Sterbebegleitung, die nachts stärker ausgeprägt sein kann. Für manche Patienten ist das Lebensende ein Zeitpunkt, an dem tiefe Fragen über das Leben, den Tod und das Danach auftauchen. Der Pflegende muss bereit sein, den Patienten bei diesen Überlegungen zu begleiten, ohne seine eigenen Überzeugungen aufzudrängen, sondern die des Patienten zu respektieren. Dies kann bedeuten, mit dem Patienten zu beten, wenn dies gewünscht wird, einen Seelsorger oder einen spirituellen Vertreter hinzuzuziehen oder einfach nur zuzuhören, wenn der Patient seine Gedanken äußert. Die spirituelle Dimension des Patienten zu respektieren bedeutet, sein Bedürfnis nach Sinn und Frieden in seinen letzten Momenten anzuerkennen.

∘ Psychologische Unterstützung von Familien in der Nachtzeit

Die psychologische Unterstützung von Familien während der Nachtzeit ist ein wesentlicher Aspekt der Arbeit von Pflegekräften, insbesondere in Momenten großer Verletzlichkeit, in denen die Dunkelheit der Nacht Ängste und Sorgen zu verstärken scheint. Wenn Familien nachts bei ihren im Krankenhaus liegenden Angehörigen wachen, sind sie oft mit belastender Einsamkeit, Müdigkeit und einer tiefen Ungewissheit über den Gesundheitszustand ihres geliebten Menschen konfrontiert. Der Pfleger spielt in diesem Zusammenhang eine entscheidende Rolle, denn er bietet nicht nur medizinische Versorgung, sondern auch die dringend benötigte emotionale Unterstützung, um den Familien durch diese schweren Stunden zu helfen.

Die erste Form der Unterstützung, die der Pfleger den Familien in der Nacht bieten kann, ist seine bloße Anwesenheit. Wenn ein Angehöriger schwer krank ist oder am Lebensende steht, kann die Nacht für die Familien zu einer besonders beängstigenden Zeit werden. Die Stille auf den Fluren, die Verlangsamung der Krankenhausaktivitäten und die Wahrnehmung der Isolation können Ängste und negative Gedanken verstärken. Die aufmerksame und beruhigende Anwesenheit des Pflegers kann helfen, diese Gefühle zu mildern. Auch ohne zu sprechen, kann das Wissen, dass eine kompetente und fürsorgliche Person in der Nähe ist, großen Trost spenden. Ein Lächeln, ein verständnisvoller Blick oder eine diskrete Präsenz neben ihnen kann ausreichen, um ihnen ein Gefühl der Sicherheit zu vermitteln.

Der Dialog ist auch ein mächtiges Werkzeug bei der psychologischen Unterstützung von Familien. Nachts müssen die Familien vielleicht reden, ihre Ängste und Zweifel ausdrücken oder einfach nur verstehen, was vor sich geht. Der Pfleger sollte ein guter Zuhörer sein und bereit sein, Fragen mit Geduld und Einfühlungsvermögen zu beantworten. Es ist wichtig, klare und beruhigende Informationen zu geben und gleichzeitig ehrlich über die Situation zu berichten. Die laufende Pflege, die verabreichten Behandlungen oder einfach nur die Entwicklung des Zustands des Patienten zu erklären, kann dazu beitragen, Sorgen zu zerstreuen und den Familien, die sich angesichts der Krankheit oft hilflos fühlen, eine gewisse Kontrolle zu geben.

Die Pflegekraft muss auch auf die emotionale Erschöpfung der Familien achten. Nachts kann diese Müdigkeit erdrückend werden, was durch Schlafmangel und angestauten Stress noch verstärkt wird. Der Pflegende kann einfache Lösungen vorschlagen, um den Familien zu helfen, sich um sich selbst zu kümmern, wie z. B. den Vorschlag, eine Pause zu machen, sich in einem Nebenraum auszuruhen oder ein Glas Wasser zu trinken. Manchmal kann eine kleine Geste der Freundlichkeit, wie das Mitbringen einer zusätzlichen Decke oder das Anbieten eines heißen Getränks, einen großen Unterschied machen. Diese Aufmerksamkeiten zeigen den Familien, dass sie in ihrer Not nicht allein sind und dass sie das Recht haben, auch in solch intensiven Zeiten für sich selbst zu sorgen.

In der Nachtzeit besteht die psychologische Unterstützung auch darin, die Emotionen der Familien zu erkennen. Der Pfleger muss in der Lage sein, diese Emotionen zu verstehen und zu bestätigen, egal ob es sich um Angst, Traurigkeit, Wut oder Verzweiflung handelt. Einfach zu sagen "Ich verstehe, dass es schwierig ist" oder "Es ist normal, sich so zu fühlen" kann den Familien helfen, sich verstanden und unterstützt zu fühlen. Es ist auch wichtig, den emotionalen Rhythmus jedes Einzelnen zu respektieren, indem man den Familien erlaubt, ihre Gefühle auszuleben, ohne sie zu verurteilen oder sie in einen Zustand der Akzeptanz oder Ruhe zu stürzen. Die Rolle der Pflegekraft besteht darin, zu begleiten und nicht zu zwingen, indem sie einen sicheren Raum bietet, in dem die Familien ihre Gefühle ausdrücken können.

Manchmal bedeutet psychologische Unterstützung, zu akzeptieren, dass man nicht alle Antworten hat. Nachts, wenn Ärzte nicht immer sofort verfügbar sind, kann es für den Pfleger schwierig sein, alle Fragen der Familien zu beantworten. In solchen Momenten sind Ehrlichkeit und Transparenz von entscheidender Bedeutung. Zu sagen "Ich weiß es nicht, aber ich werde versuchen, eine Antwort für Sie zu finden" oder "Ich werde die Nachricht so schnell wie möglich an das medizinische Team weitergeben" kann die Familien beruhigen, indem es ihnen zeigt, dass ihre Sorgen ernst genommen werden. Wichtig ist, den Willen zur Unterstützung zu zeigen und alles Mögliche zu tun, um Antworten zu erhalten, wobei eine offene und respektvolle Kommunikation aufrechterhalten werden muss.

Die psychologische Unterstützung von Familien in der Nachtzeit erstreckt sich auch auf die Begleitung in kritischen Momenten, z. B. wenn ein Patient am Ende seines Lebens steht. Diese Momente sind oft die emotionalsten, und die Familien können sich völlig überfordert fühlen. Der Pfleger kann wertvolle Unterstützung bieten, indem er an ihrer Seite ist, sie sanft durch die einzelnen Schritte der Pflege führt und ihnen hilft, das Unvermeidliche zu bewältigen. Dazu kann es gehören, ihnen beim Abschied von ihrem Angehörigen zu helfen, sie körperlich und emotional zu unterstützen und ihnen einen Raum zu bieten, in dem sie ihren Schmerz ausdrücken können.

Kapitel 4

Umgang mit nächtlichen Notfallsituationen

- **Notfallsituationen erkennen und darauf reagieren**

  ○ **Klinische Anzeichen, auf die Sie nachts dringend achten sollten**

Die klinischen Zeichen, auf die nachts in der Notaufnahme geachtet werden muss, sind für den Pfleger von größter Bedeutung, da sie auf eine rasche Verschlechterung des Gesundheitszustands eines Patienten hinweisen können. Nachts, wenn die Personaldecke dünn ist und Ruhe herrscht, können diese Anzeichen unbemerkt bleiben, wenn man ihnen nicht besondere Aufmerksamkeit schenkt. Doch eine sorgfältige Überwachung und sofortige Reaktion können den Unterschied zwischen einer wirksamen Intervention und ernsthaften Komplikationen ausmachen. Wenn Sie diese Warnzeichen schnell erkennen, können Sie die notwendigen Maßnahmen einleiten und so die Sicherheit und das Wohlergehen der Patienten gewährleisten.

Eines der ersten klinischen Anzeichen, auf das Sie achten sollten, ist Atemnot. Veränderungen in der Frequenz oder Qualität der Atmung, wie schnelle Atmung (Tachypnoe), unregelmäßige Atmung oder Atempausen (Apnoe), sollten den Pfleger sofort alarmieren. Ungewöhnliche Atemgeräusche wie Rasseln, Pfeifen oder Schnarchen sind ebenfalls Indikatoren dafür, dass etwas nicht in Ordnung ist. Diese Symptome können auf Erkrankungen wie Ateminsuffizienz, eine Exazerbation einer chronisch obstruktiven Lungenerkrankung (COPD) oder einen Asthmaanfall hinweisen. In solchen Fällen sollte die Pflegekraft sofort die Sauerstoffsättigung des Patienten überprüfen, den Patienten neu positionieren, um das Atmen zu erleichtern, und die diensthabende Pflegekraft oder den diensthabenden Arzt alarmieren, damit eine weitere Beurteilung und eine schnelle Behandlung erfolgen kann.

Ein weiteres kritisches Zeichen, auf das Sie achten sollten, sind plötzliche, starke Schmerzen, vor allem wenn sie in der Brust, im Bauch oder im Kopf lokalisiert sind. Brustschmerzen können z. B. auf einen Herzinfarkt oder eine Lungenembolie hindeuten,

Situationen, die eine Notoperation erfordern. Akute Bauchschmerzen könnten auf eine Darmperforation, eine Blinddarmentzündung oder einen Pankreatitisanfall hindeuten, während plötzliche Kopfschmerzen auf einen Schlaganfall oder eine Hirnblutung hindeuten könnten. Die Pflegekraft sollte die Intensität des Schmerzes, seinen Verlauf und damit verbundene Anzeichen wie Blässe, Schwitzen oder Verwirrtheit schnell einschätzen und sofort den medizinischen Notdienst alarmieren.

Die Veränderung des Bewusstseinszustands ist ebenfalls ein wichtiges klinisches Zeichen, auf das man achten sollte. Ein Patient, der plötzlich verwirrt, desorientiert oder schläfrig wird oder einen Bewusstseinsverlust erleidet, sollte dringend in Betracht gezogen werden. Diese Anzeichen können auf verschiedene Ursachen zurückzuführen sein, z. B. auf eine schwere Hypoglykämie, eine Hirnblutung, eine Medikamentenvergiftung oder eine Sepsis. Der Pfleger sollte die Reaktionsfähigkeit des Patienten beurteilen, indem er einfache Fragen stellt, seine Fähigkeit, sich zu bewegen oder Anweisungen zu befolgen, einschätzt und jede Veränderung gegenüber seinem üblichen Wachzustand festhält. Das schnelle Messen der Vitalwerte, insbesondere des Blutzuckers und des Blutdrucks, ist für die Ausrichtung der Erstversorgung bis zum Eintreffen von Verstärkung von entscheidender Bedeutung.

Auch kardiovaskuläre Anomalien sollten mit großer Aufmerksamkeit beobachtet werden. Plötzliche Tachykardie, schwere Bradykardie oder Arrhythmien können auf ernsthafte Herzprobleme wie dekompensierte Herzinsuffizienz, Herzinfarkt oder Vorhofflimmern hinweisen. Anzeichen wie Herzklopfen, Brustschmerzen, Kurzatmigkeit oder extreme Müdigkeit sollten den Pfleger sofort alarmieren. Eine kontinuierliche Überwachung des Herzrhythmus in Verbindung mit der medizinischen Notfallversorgung ist entscheidend, um schwere Komplikationen zu verhindern.

Eine weitere Kategorie von Warnsignalen, auf die sorgfältig geachtet werden muss, sind Anzeichen eines Schocks, ob hypovolämisch, septisch oder anaphylaktisch. Ein Schock äußert sich häufig durch eine ausgeprägte Hypotonie, Tachykardie, kalte und feuchte Haut, Marmorierung und Bewusstseinsveränderung. Wenn diese Symptome auftreten, muss der Helfer schnell reagieren, indem er die Vitalzeichen überwacht, den Patienten mit hochgelagerten Beinen flach hält und ihm gegebenenfalls Sauerstoff verabreicht. Die Koordination mit dem medizinischen Team für ein schnelles Eingreifen ist entscheidend für die Stabilisierung des Zustands des Patienten.

Ein weiteres nicht zu übersehendes Zeichen ist das Auftreten von hohem Fieber, besonders wenn es mit Schüttelfrost, starkem Schwitzen, Verwirrtheit oder Nackensteifigkeit einhergeht. Diese Symptome können auf eine schwere Infektion wie Meningitis, Sepsis oder eine systemische Infektion hinweisen, die eine sofortige Behandlung erfordert. Die Pflegekraft sollte die Temperatur des Patienten messen, begleitende Symptome notieren und das Pflegepersonal oder den Arzt alarmieren, damit eine angemessene Beurteilung und Behandlung erfolgen kann.

Schließlich können akute gastrointestinale Störungen wie anhaltendes Erbrechen, schwerer Durchfall oder das Ausbleiben von Stuhlgang und Blähungen bei einem postoperativen Patienten auf schwerwiegende Komplikationen wie Darmverschluss, Bauchfellentzündung oder schwere Dehydrierung hinweisen. Die Pflegekraft sollte auf diese Symptome achten, sicherstellen, dass der Patient so viel Flüssigkeit wie möglich zu sich nimmt, und das medizinische Team schnell alarmieren, damit es eine weitere Beurteilung vornehmen kann.

◦ Die Behandlung von kardiorespiratorischen Notfällen

Die Behandlung von kardiorespiratorischen Notfällen ist eine lebenswichtige Aufgabe für den Pflegehelfer, insbesondere im Nachtdienst, wo schnelles und effizientes Handeln von entscheidender Bedeutung ist. Kardiorespiratorische Notfälle, zu denen Situationen wie Herzstillstand, Myokardinfarkt,

Lungenembolie und akute Atemnot gehören, erfordern ständige Wachsamkeit und sofortige Reaktion. Für die Pflegekraft geht es nicht nur darum, die Anzeichen eines solchen Notfalls zu erkennen, sondern auch darum, wie sie schnell eingreifen kann, um den Patienten bis zum Eintreffen des medizinischen Teams zu stabilisieren.

Der erste Schritt bei der Behandlung von kardiorespiratorischen Notfällen ist das schnelle Erkennen von Warnzeichen. Ein Patient mit starken Brustschmerzen, Dyspnoe (Atemnot), Zyanose (bläuliche Verfärbung der Lippen oder Extremitäten) oder Bewusstlosigkeit sollte sofort als kardiorespiratorischer Notfall eingestuft werden. Brustschmerzen, die oft als Engegefühl oder Gewicht auf der Brust beschrieben werden, sind besonders indikativ für einen Herzinfarkt. In solchen Situationen ist es entscheidend, die Symptome nicht zu verharmlosen und schnell zu handeln.

Wenn ein Herzstillstand vermutet wird, sollte der erste Reflex darin bestehen, das Bewusstsein und die Atmung des Patienten zu überprüfen. Wenn der Patient nicht reagiert und nicht normal atmet, sollte der Helfer sofort um Hilfe rufen, das Notfallprotokoll aktivieren und mit der Herz-Lungen-Wiederbelebung (HLW) beginnen. Die HLW besteht aus einer rhythmischen **Herzdruckmassage**, die mit Luftbeatmungen kombiniert wird, wenn der Helfer in dieser Technik geschult ist, um den Blutkreislauf und die Sauerstoffversorgung lebenswichtiger Organe aufrechtzuerhalten. Die Geschwindigkeit, mit der die HLW eingeleitet wird, ist entscheidend, um die Überlebenschancen des Patienten zu erhöhen. In vielen Einrichtungen wird auch der Einsatz eines automatischen externen Defibrillators (AED) empfohlen. Dieses einfach zu bedienende Gerät analysiert den Herzrhythmus und gibt bei Bedarf einen Elektroschock ab, um zu versuchen, einen normalen Herzrhythmus wiederherzustellen.

Bei akuter Atemnot muss der Pfleger ebenfalls unverzüglich eingreifen. Wenn ein Patient Anzeichen von Atemnot zeigt, wie schnelles, flaches oder mühsames Atmen, oder wenn er mit einer niedrigen Sauerstoffsättigung offensichtlich in Not ist, muss ihm unbedingt geholfen werden, in eine halbsitzende Position zu kommen, um die Atmung zu erleichtern. Die Verabreichung von Sauerstoff, sofern verfügbar und verordnet, muss sofort eingeleitet werden. In solchen Momenten zählt jede Sekunde, und es ist von entscheidender Bedeutung, die Atemwege frei zu halten und gleichzeitig die Entwicklung der Situation genau zu beobachten. Die Pflegekraft sollte bei dem Patienten bleiben, seine Vitalzeichen überwachen und bereit sein, die Sauerstofftherapie je nach Bedarf anzupassen.

Wenn der Verdacht auf eine Lungenembolie besteht, in der Regel aufgrund des plötzlichen Auftretens von akuten Brustschmerzen, Atemnot und manchmal Schocksymptomen, muss die Pflegekraft sofort das medizinische Team alarmieren. Die Behandlung dieses Notfalls besteht darin, den Patienten ruhig zu halten, Sauerstoff zu verabreichen und die Vitalzeichen zu überwachen, bis die Ärzte eintreffen, die die Diagnose bestätigen und eine geeignete Behandlung einleiten können. Es ist entscheidend, ruhig zu bleiben und methodisch vorzugehen, da Angst die Situation für den Patienten verschlimmern kann.

Die Kommunikation mit dem medizinischen Team und anderen Pflegekräften ist ein weiterer grundlegender Aspekt bei der Behandlung von kardiorespiratorischen Notfällen. Bei den ersten Anzeichen eines solchen Notfalls sollte der Pfleger sofort die Situation melden und um Hilfe bitten, während er gleichzeitig klare und präzise Informationen über die beobachteten Symptome, den Zustand des Patienten und die bereits eingeleiteten Maßnahmen liefert. Diese schnelle und effektive Kommunikation ermöglicht es, die Bemühungen des Teams zu koordinieren und sicherzustellen, dass alle erforderlichen Ressourcen mobilisiert werden.

Sobald sich der Notfall stabilisiert hat oder gerade behandelt wird, ist es von entscheidender Bedeutung, die Ereignisse, die durchgeführten Maßnahmen und die Reaktion des Patienten auf die Behandlung genau zu dokumentieren. Diese Dokumentation ist entscheidend für die Nachsorge des Patienten und für das medizinische Team, das die Behandlung übernimmt. Sie ermöglicht es auch, die Eingriffe nachträglich zu analysieren, um daraus Lehren zu ziehen und die Behandlungsprotokolle zu verbessern.

Schließlich ist es wichtig, dass sich die Pflegekraft nach einem solchen Einsatz einen Moment Zeit nimmt, um ihre eigene Reaktion auf das Ereignis zu bewerten. Herz-Lungen-Notfälle sind extrem belastende Situationen, und es ist normal, dass man nach einem solchen Erlebnis Angst oder Stress empfindet. Das Ereignis mit Kollegen zu besprechen, an einer Nachbesprechung teilzunehmen oder sich einfach einen Moment Zeit zu nehmen, um zu atmen und sich zu konzentrieren, ist entscheidend, um das eigene psychische Wohlbefinden aufrechtzuerhalten und auf zukünftige Notfallsituationen vorbereitet zu sein.

- **Die Zusammenarbeit mit dem Nachtteam**
  - **Die Aufgabenverteilung im Notfall**

Die Aufgabenverteilung in Notfällen ist ein wesentlicher Bestandteil der effektiven Bewältigung kritischer Situationen in Krankenhäusern, insbesondere im Nachtdienst, wo die personellen Ressourcen möglicherweise begrenzt sind. Wenn ein Notfall eintritt, sind eine klare Organisation und eine reibungslose Koordination der Bemühungen des Pflegeteams von entscheidender Bedeutung, um eine schnelle, wirksame und dem Ernst der Lage angemessene Reaktion zu gewährleisten. Die Pflegekraft, die häufig an vorderster Front steht, spielt bei dieser Arbeitsteilung eine Schlüsselrolle. Sie nimmt nicht nur aktiv an den Maßnahmen teil, sondern hilft auch dabei, die Handlungen des Teams zu strukturieren und zu lenken.

Bei den ersten Anzeichen eines Notfalls, sei es ein Herzstillstand, Atemnot oder eine andere kritische Situation, ist es vorrangig, Ruhe zu bewahren und sofort einen Alarm auszulösen. Dieser Alarm sollte klar und prägnant sein und das gesamte Pflegeteam über die Art des Notfalls und den Aufenthaltsort des Patienten informieren. Der Pfleger muss sicherstellen, dass die richtigen Notfallprotokolle aktiviert werden, indem er die Notrufgeräte drückt und direkt mit den verfügbaren Teammitgliedern kommuniziert.

Sobald der Alarm ausgelöst wurde, muss die Aufgabenverteilung schnell erfolgen, je nachdem, wer welche Fähigkeiten und Rollen hat. Wenn der Pfleger als Erster am Unfallort ist, kann er die ersten Hilfsmaßnahmen einleiten, wie z. B. die Herz-Lungen-Wiederbelebung (HLW) bei Herzstillstand oder die Verabreichung von Sauerstoff bei Atemnot. Diese ersten Maßnahmen sind entscheidend, um den Patienten zu stabilisieren und Zeit zu gewinnen, bis spezialisiertere Hilfe eintrifft.

Die Krankenschwester, die oft für die unmittelbare medizinische Aufsicht zuständig ist, übernimmt die Aufgabe, den Zustand des Patienten zu beurteilen, bei Bedarf Medikamente zu verabreichen und komplexere Pflegemaßnahmen zu koordinieren. Währenddessen kann der Pflegehelfer mit anderen wichtigen Aufgaben betraut werden, z. B. mit der Vorbereitung der medizinischen Ausrüstung, dem Heranbringen von Defibrillatoren oder der Unterstützung des Pflegers bei technisch anspruchsvolleren Verfahren. Jedes Teammitglied muss genau wissen, was es zu tun hat, um Verwirrung oder Zeitverlust zu vermeiden, die die Versorgung des Patienten gefährden könnten.

Die Arbeitsteilung in Notfällen setzt auch eine kontinuierliche und effektive Kommunikation zwischen den Teammitgliedern voraus. Der Pflegehelfer muss sicherstellen, dass jeder über die Entwicklung der Situation informiert ist und dass die aktuellen Bedürfnisse klar zum Ausdruck gebracht werden. Wenn es beispielsweise notwendig ist, die Aufgabe zu ändern oder zusätzliche Verstärkung anzufordern, muss dies sofort und klar kommuniziert werden. Diese fließende Kommunikation ermöglicht es dem Team, sich schnell auf Veränderungen im Zustand des Patienten einzustellen, und stellt sicher, dass jede Maßnahme koordiniert wird.

Im Rahmen der Aufgabenverteilung ist es auch wichtig, einen Koordinator oder Leiter zu bestimmen, der die Einsätze leitet. In der Regel fällt diese Rolle dem Krankenpfleger oder Arzt zu, der den Einsatz beaufsichtigt. Der Koordinator sorgt dafür, dass die Aufgaben richtig zugewiesen werden, dass die Maßnahmen in der richtigen Reihenfolge durchgeführt werden und dass die Prioritäten beachtet werden. Indem der Pflegehelfer die Anweisungen des Koordinators befolgt, trägt er dazu bei, die Ordnung und Effizienz der Intervention aufrechtzuerhalten.

Neben den direkten Interventionen sind einige unterstützende Aufgaben in Notfällen ebenso entscheidend. Beispielsweise kann es Aufgabe des Pflegers sein, die unmittelbare Umgebung zu managen, indem er dafür sorgt, dass der Raum um den Patienten frei ist, dass die medizinischen Geräte funktionieren und dass die benötigten Medikamente griffbereit sind. Er kann auch dafür verantwortlich sein, andere Patienten zu beruhigen oder mit anwesenden Familienangehörigen zu kommunizieren, indem er ihnen in Ruhe erklärt, was vor sich geht, und sie über die Entwicklung der Situation auf dem Laufenden hält.

Nach der unmittelbaren Bewältigung des Notfalls umfasst die Aufgabenverteilung auch die Nachsorge und die Dokumentation. Die Pflegekraft kann beauftragt werden, die durchgeführten Maßnahmen, die festgestellten Vitalzeichen und die Reaktionen des Patienten auf die verabreichten Behandlungen zu dokumentieren. Diese Dokumentation ist wesentlich für die medizinische Nachsorge und um eine Beurteilung nach einem Notfall zu ermöglichen. Außerdem kann es notwendig sein, die regelmäßigen Aufgaben neu zu organisieren, um die durch den Notfall gebundene Zeit und Ressourcen zu kompensieren, wobei sichergestellt werden muss, dass die Routineversorgung anderer Patienten nicht vernachlässigt wird.

Schließlich ist nach der Lösung des Notfalls oft eine Nachbesprechung sinnvoll, um die Aufgabenverteilung zu überprüfen und Stärken sowie verbesserungsbedürftige Bereiche zu identifizieren. Die Teilnahme des **Pflegehelfers** an dieser Nachbesprechung trägt dazu bei, die Notfallprotokolle zu verfeinern und den Zusammenhalt des Teams für künftige Situationen zu stärken.

∘ Die Kommunikation mit Bereitschaftsärzten und Notdiensten

Die Kommunikation mit diensthabenden Ärzten und Notfalldiensten ist ein wesentlicher Bestandteil der Rolle des Pflegehelfers, insbesondere bei Nachtdiensten, bei denen die ärztliche Präsenz reduziert sein kann und Notfallsituationen eine beispielhafte Reaktionsfähigkeit erfordern. Eine effektive Kommunikation ist für eine schnelle und angemessene Patientenversorgung von entscheidender Bedeutung. Sie stellt sicher, dass wichtige Informationen präzise, klar und in möglichst kurzer Zeit übermittelt werden.

Wenn eine Notfallsituation eintritt, ist die Pflegekraft oft die erste Person, die den Zustand des Patienten beurteilt und Anzeichen einer Verschlechterung erkennt. Die Fähigkeit, diese Anzeichen schnell zu erkennen und den diensthabenden Arzt oder den Notdienst zu alarmieren, ist von entscheidender Bedeutung. Die erste Kommunikation sollte knapp, aber umfassend sein und Schlüsselinformationen wie die Identität des Patienten, die beobachteten Symptome, relevante Vitalzeichen und eventuell bereits eingeleitete Maßnahmen enthalten. Im Falle einer Atemnot könnte der Pfleger beispielsweise Folgendes mitteilen: "Patient in Zimmer 202, Herr Dupont, 72 Jahre alt, hat schwere Dyspnoe, Sättigung 82% trotz Sauerstofftherapie mit 5 L/min, mühsame Atmung. CPR läuft."

Diese erste Kommunikation ist oft entscheidend, da sie dem diensthabenden Arzt oder dem Notfallteam die Möglichkeit gibt, sich mental und materiell auf den Eingriff vorzubereiten. Es ist von entscheidender Bedeutung, dass der Helfer sachlich bleibt und es vermeidet, den Arzt bei diesem ersten Kontakt mit irrelevanten Details zu überfordern. Ziel ist es, ein klares und unmittelbares Bild der Situation zu vermitteln, damit das medizinische Fachpersonal den Schweregrad einschätzen und die nächsten Schritte planen kann.

Sobald der diensthabende Arzt oder der Notdienst vor Ort ist, sollte die Kommunikation flüssig und strukturiert weitergehen. Die Pflegekraft sollte bereit sein, zusätzliche Informationen zu geben, Fragen zu beantworten und alle Sachverhalte zu klären, die möglicherweise nicht eindeutig sind. Die Genauigkeit bei der Übermittlung von Daten ist entscheidend, um Missverständnisse zu vermeiden, die die Intervention verzögern oder erschweren könnten. Wenn der Patient z. B. eine besondere Krankengeschichte hat, wie eine Allergie gegen ein Medikament oder einen vorbestehenden Herzzustand, sollte dies so früh wie möglich erwähnt werden.

Aktives Zuhören ist in diesem Zusammenhang ebenfalls eine unverzichtbare Fähigkeit. Die Pflegekraft muss auf die Anweisungen des Arztes oder der Notfalldienste achten und diese schnell und präzise umsetzen. Dies kann Aufgaben wie das Vorbereiten der Ausrüstung, die Verabreichung von Medikamenten, das Messen zusätzlicher Vitalzeichen oder die Unterstützung bei medizinischen Notfallverfahren umfassen. Kommunikation ist keine Einbahnstraße: Es ist wichtig, dass sich die Pflegekraft in der Lage fühlt, bei Bedarf Fragen zu stellen oder um Klärung zu bitten, um sicherzustellen, dass die geleistete Pflege genau und angemessen ist.

Darüber hinaus sollte die Kommunikation mit diensthabenden Ärzten und Notfalldiensten auch in intensiven Stresssituationen von Ruhe und Professionalität geprägt sein. Die Fähigkeit, eine ruhige Haltung zu bewahren, hilft nicht nur, die Zusammenarbeit zwischen den verschiedenen Teammitgliedern zu erleichtern, sondern trägt auch dazu bei, Patienten und deren Familien, die den Einsatz möglicherweise miterleben, zu beruhigen. Ein ruhiger Ton und eine kontrollierte Haltung stärken das Vertrauen und die Wirksamkeit der Kommunikation.

Wenn der Notfall unter Kontrolle ist, endet die Kommunikation nicht an dieser Stelle. Es ist unerlässlich, mit dem Arzt über den Zustand des Patienten, die verabreichte Pflege und die nächsten Schritte zu sprechen. Die Pflegekraft muss sicherstellen, dass alle Maßnahmen in der Krankenakte des Patienten ordnungsgemäß dokumentiert werden, einschließlich der Interventionen des diensthabenden Arztes und des Notdienstes sowie der beobachteten klinischen Entwicklung. Diese Dokumentation ist entscheidend für die Betreuung des Patienten durch die Tagesschicht und für die Kontinuität der Pflege.

Nach dem Einsatz schließlich kann ein Feedback oder eine Nachbesprechung mit dem diensthabenden Arzt und dem Team für alle Beteiligten von Vorteil sein. So kann noch einmal überprüft werden, was gut funktioniert hat, wo Verbesserungsbedarf besteht und wie die Koordination für künftige Einsätze verbessert werden kann. Der Pfleger kann bei diesen Besprechungen wertvolle Perspektiven einbringen, indem er seine unmittelbaren Erfahrungen mit der Situation mitteilt und Vorschläge zur Verbesserung der Kommunikationsprotokolle macht.

- **Umgang mit Stress und Emotionen in Notsituationen**
  - **Selbstbeherrschung im Notfall**

Selbstbeherrschung in Notsituationen ist eine unverzichtbare Eigenschaft für Pflegekräfte, insbesondere wenn kritische Situationen unerwartet eintreten und eine sofortige und effektive Reaktion erfordern. In Krankenhäusern, wo jede Sekunde über Leben und Tod entscheiden kann, ist die Fähigkeit, unter Druck ruhig, konzentriert und rational zu bleiben, nicht nur eine Stärke, sondern eine Notwendigkeit. Diese Selbstbeherrschung ermöglicht es dem Krankenpflegehelfer, Notfallsituationen mit geistiger Klarheit und präziser Ausführung zu bewältigen, die für die Sicherheit und das Wohlergehen der Patienten von entscheidender Bedeutung sind.

In den ersten Sekunden eines Notfalls könnte jeder leicht von Schock oder Panik überwältigt werden. Der Helfer muss jedoch sofort seine Emotionen kanalisieren, um sich auf das Wesentliche zu konzentrieren: die Situation schnell einschätzen, kritische klinische Anzeichen erkennen und erste Maßnahmen einleiten. Die Selbstbeherrschung ermöglicht es, den Lärm, die Ablenkungen und die Hektik, die eine Notfallsituation umgeben können, herauszufiltern und sich nur auf die zu ergreifenden Maßnahmen zu konzentrieren. Es ist diese Fähigkeit, die stressige Umgebung auszublenden, die es dem Helfer ermöglicht, sich an die Notfallprotokolle zu erinnern, lebensrettende Maßnahmen anzuwenden und in einem Augenblick fundierte Entscheidungen zu treffen.

Ein Schlüsselaspekt der Selbstbeherrschung ist der Umgang mit physiologischem Stress. Angesichts eines Notfalls reagiert der Körper auf natürliche Weise mit einem Adrenalinschub, der zu Herzklopfen, beschleunigter Atmung oder sogar Zittern führen kann. Der Helfer, der sich dieser Reaktionen bewusst ist, muss wissen, wie er sie durch tiefe Atemtechniken kontrollieren kann, indem er einen stabilen Atemrhythmus beibehält und sich auf rationale Gedanken konzentriert. Dies hilft, körperlich ruhig zu bleiben, die für die Intervention erforderliche Energie zu bewahren und Fehler aufgrund von übertriebener Eile zu vermeiden.

Selbstbeherrschung zeigt sich auch in der Kommunikation mit dem Pflegeteam und den Patienten. In einem Notfall kann man leicht der Versuchung erliegen, schnell zu sprechen oder hektisch Befehle zu erteilen. Eine klare, besonnene und strukturierte Kommunikation ist jedoch entscheidend, um die Bemühungen des Teams zu koordinieren und Missverständnisse zu vermeiden. Der Pflegehelfer sollte selbstbewusst sprechen, seine Stimme nicht unnötig erheben, präzise Anweisungen geben und dafür sorgen, dass jeder seine Rolle versteht. Diese ruhige Haltung schafft Vertrauen bei den anderen Teammitgliedern, fördert eine bessere Zusammenarbeit und trägt dazu bei, auch in angespannten Momenten eine geordnete Arbeitsatmosphäre aufrechtzuerhalten.

Außerdem gehört zur Selbstbeherrschung auch eine gewisse Fähigkeit, mit den eigenen Emotionen umzugehen, insbesondere angesichts von Situationen, die emotional belastend sein können, wie der Tod eines Patienten oder die offensichtliche Angst der Angehörigen. Der Pflegehelfer muss in der Lage sein, seine eigenen Gefühle beiseite zu schieben, um sich voll und ganz auf die Aufgabe zu konzentrieren. Das bedeutet nicht, dass er **gefühllos** ist, sondern vielmehr, dass er in der Lage ist, den Ausdruck seiner Gefühle aufzuschieben, um die Versorgung des Patienten nicht zu behindern. Nach dem Notfall ist es entscheidend, sich Zeit zu nehmen, um diese Emotionen zu verarbeiten, entweder durch Gespräche mit Kollegen oder durch Momente der Selbstreflexion, damit sich kein Stress oder eine emotionale Erschöpfung anhäuft.

Selbstbeherrschung schließlich ermöglicht es auch, bei der Entscheidungsfindung ein gutes Urteilsvermögen an den Tag zu legen. In einer Notfallsituation müssen in kürzester Zeit zahlreiche Variablen berücksichtigt werden. Der Pflegehelfer muss in der Lage sein, Prioritäten zu setzen, zu beurteilen, welche Maßnahmen am dringendsten und am besten geeignet sind, und sich nicht vom Ausmaß der Situation überwältigen zu lassen. Diese Klarheit, die durch eine solide Ausbildung und erworbene Erfahrung genährt wird, ist entscheidend, um impulsive oder schlecht koordinierte Handlungen zu vermeiden, die den Zustand des Patienten verschlechtern könnten.

Es ist jedoch wichtig zu erkennen, dass **Selbstbeherrschung** nicht die völlige Abwesenheit von Stress oder Emotionen bedeutet. Es ist ganz natürlich, dass selbst die erfahrensten Berufstätigen angesichts von Notsituationen eine gewisse Anspannung empfinden. Der Unterschied liegt in der Art und

Weise, wie dieser Stress bewältigt wird. Eine Pflegekraft, die ihre Reaktionen unter Kontrolle hat, nutzt diese Energie, um konzentriert und effizient zu bleiben, und verwandelt Stress in eine treibende Kraft und nicht in ein Hindernis.

Nach einem Notfall gehört zur Selbstbeherrschung auch die Fähigkeit, den Druck abzulassen. Wenn der Notfall vorbei ist, ist es unerlässlich, sich einen Moment Zeit zu nehmen, um Dampf abzulassen, den eigenen emotionalen Zustand zu überprüfen und sich mit Kollegen über das Geschehene auszutauschen. Dieser Moment des Abstandes hilft nicht nur, sich auf die nächsten Einsätze vorzubereiten, sondern auch, langfristig ein geistiges und emotionales Gleichgewicht zu bewahren und so der Gefahr eines Burn-outs vorzubeugen.

○ **Das Debriefing nach einer kritischen Situation**
Die Nachbesprechung nach einer kritischen Situation ist ein wesentlicher Moment im Rahmen der Pflege, insbesondere für Pflegehilfskräfte, die bei solchen Ereignissen an vorderster Front stehen. Dieser Prozess ermöglicht es nicht nur, auf das Geschehene zurückzublicken, sondern auch, die kollektive Erfahrung zu festigen, Stärken und Schwächen der Intervention zu identifizieren und den Zusammenhalt des Teams zu stärken. Die Nachbesprechung ist ein Schlüsselschritt, um aus kritischen Situationen zu lernen, künftige Praktiken zu verbessern und das psychologische Wohlbefinden der beteiligten Gesundheitsfachkräfte zu gewährleisten.

Wenn eine kritische Situation eintritt, können Adrenalin, Stress und die Dringlichkeit des Augenblicks bestimmte Details verdecken oder zu unterschiedlichen Wahrnehmungen bei den Teammitgliedern führen. Die Nachbesprechung bietet einen Raum zum Nachdenken, in dem jeder seine Meinung äußern, seine Gefühle mitteilen und die Ereignisse mit dem nötigen Abstand analysieren kann. Diese Rückschau ermöglicht es, den Ablauf der Ereignisse strukturiert zu rekonstruieren und zu erkennen, was gut funktioniert hat und was hätte verbessert werden können.

Die Nachbesprechung beginnt in der Regel mit einer Gesprächsrunde, in der jedes Teammitglied aufgefordert wird, seine Empfindungen und seine Perspektive auf die Situation mitzuteilen. Vor allem der Pfleger kann wertvolle Informationen über erste Beobachtungen, Handlungen, die vor dem Eintreffen des restlichen Teams ausgeführt wurden, und die Art und Weise, wie er die Intervention erlebt hat, beisteuern. Dieser Informationsaustausch ermöglicht es, ein Gesamtbild der Situation zu erstellen, das die verschiedenen Phasen der Intervention, die getroffenen Entscheidungen und die durchgeführten Maßnahmen berücksichtigt.

Ein wesentlicher Teil der Nachbesprechung besteht darin, die Stärken der Intervention zu ermitteln. Es geht darum, hervorzuheben, was gut funktioniert hat, sei es die Schnelligkeit der Durchführung, die effektive Kommunikation zwischen den Teammitgliedern oder die Anwendung der Protokolle. Diese positiven Aspekte anzuerkennen ist entscheidend, um das Selbstvertrauen der Pflegekräfte zu stärken und Praktiken, die sich als wirksam erwiesen haben, zu festigen. Es trägt auch dazu bei, die geleistete Arbeit zu würdigen und eine positive Dynamik innerhalb des Teams aufrechtzuerhalten.

Parallel dazu sollten bei der Nachbesprechung auch die Verbesserungspunkte angesprochen werden. Es geht darum, Schwierigkeiten zu identifizieren, auf die man gestoßen ist, mögliche Fehler oder Momente, in denen die Koordination möglicherweise weniger reibungslos verlief. Dies ist kein Moment der persönlichen Kritik, sondern eine Gelegenheit zur kollektiven Reflexion, um zu verstehen, was nicht wie geplant funktioniert hat, und um Lösungen für die Zukunft in Betracht zu ziehen. Wenn z. B. Kommunikationsprobleme den Einsatz verlangsamt haben, bietet die Nachbesprechung die Möglichkeit, darüber zu diskutieren, wie die Kommunikation in künftigen kritischen Situationen verbessert werden kann.

Die Nachbesprechung hat auch eine emotionale Dimension. Kritische Situationen können psychisch belastend sein, und es ist wichtig, die Emotionen, die jeder Einzelne empfunden hat, anzuerkennen. Die Nachbesprechung bietet einen sicheren Raum, um diese Emotionen auszudrücken, sei es Stress, Frustration oder Traurigkeit. Dieser Ausdruck ermöglicht es, einen Teil der angestauten Spannung abzubauen, sich von seinen Kollegen unterstützt zu fühlen und die Resilienz des Teams gegenüber den aufgetretenen Herausforderungen zu stärken. Für die Pflegekraft, die möglicherweise Momente großer emotionaler Intensität erlebt hat, ist dieser Schritt entscheidend, um einem Burnout vorzubeugen und die Rückkehr zum Gleichgewicht nach der Krise zu fördern.

Die Nachbesprechung beschränkt sich nicht auf die Analyse dessen, was passiert ist, sondern muss auch zu konkreten Maßnahmen führen. Die aus der kritischen Situation gewonnenen Erkenntnisse müssen in die tägliche Praxis des Teams einfließen. Dies kann Anpassungen der Protokolle, Schulungssitzungen zur Stärkung bestimmter Fähigkeiten oder Änderungen der Arbeitsorganisation umfassen, um die Reaktionsfähigkeit in Notfällen zu verbessern. Die Nachbesprechung ist somit ein Hebel zur kontinuierlichen Verbesserung, der es dem Team ermöglicht, mit jeder neuen Erfahrung stärker und effizienter zu werden.

Schließlich stärkt das Debriefing auch den Zusammenhalt des Teams. Durch den Austausch von Erfolgen und Schwierigkeiten rücken die Teammitglieder näher zusammen, entwickeln ein besseres Verständnis füreinander und stärken ihr gegenseitiges Vertrauen. Dieser Zusammenhalt ist für die Bewältigung künftiger kritischer Situationen von entscheidender Bedeutung, da er ein Arbeitsumfeld schafft, in dem sich jeder Einzelne unterstützt, respektiert und wertgeschätzt fühlt.

Kapitel 5
Das Leben
im Nachtdienst

- **Interprofessionelle Beziehungen in der Nachtschicht**
  - **Die Arbeit im Zweierteam mit der Nachtschwester**

Die Partnerarbeit mit dem Nachtpfleger ist ein grundlegender Bestandteil des effizienten Betriebs von Pflegediensten, vor allem in den Nachtstunden, wenn die Teams klein sind und jeder Mitarbeiter eine entscheidende Rolle spielt. Diese Partnerschaft beruht auf sich ergänzenden Fähigkeiten, reibungsloser Kommunikation und gegenseitigem Vertrauen, die entscheidend sind, um die Kontinuität der Pflege zu gewährleisten, Notfallsituationen zu bewältigen und schnell und präzise auf die Bedürfnisse der Patienten zu reagieren.

Die Arbeit im Zweierteam mit der Nachtschwester ermöglicht eine Synergie, bei der die spezifischen Kompetenzen jedes Einzelnen genutzt werden, um eine umfassende und qualitativ hochwertige Betreuung zu bieten. Die Pflegekraft mit ihrem umfassenden Wissen über Grundpflege, Hygiene und Patientenkomfort spielt eine zentrale Rolle bei der Beobachtung der klinischen Zeichen, der Bewältigung der täglichen Bedürfnisse und der Aufrechterhaltung des Wohlbefindens der Patienten. Krankenschwestern und Krankenpfleger bringen ihr Fachwissen in die technische Pflege, die Verabreichung von Medikamenten und die Behandlung komplexer Situationen ein. Zusammen bilden sie ein starkes Team, das in der Lage ist, auf eine Vielzahl von Situationen zu reagieren, von der Verwaltung der täglichen Pflege bis hin zum Eingreifen in Notfällen.

Kommunikation ist einer der Eckpfeiler dieser Arbeit im Zweierteam. Eine klare, direkte und kontinuierliche Kommunikation zwischen der Pflegekraft und dem Krankenpfleger ist unerlässlich, um sicherzustellen, dass jeder ein vollständiges Bild vom Zustand der Patienten und den erforderlichen Maßnahmen hat. Gleich zu Beginn des Dienstes wird in einem strukturierten Austausch die Situation jedes Patienten erfasst, die Prioritäten für die Nacht besprochen und die Aufgaben entsprechend den Kompetenzen und Bedürfnissen verteilt. Während der gesamten Nacht wird diese Kommunikation nahtlos fortgesetzt, mit regelmäßigen Updates über die Entwicklung der Patienten, die geleistete Pflege und alle neuen Beobachtungen. Diese ständige Interaktion stellt sicher, dass nichts dem Zufall überlassen wird und die Pflege optimal koordiniert wird.

Die Arbeit im Zweierteam mit dem Nachtpfleger erfordert außerdem ein hohes Maß an Flexibilität und die Fähigkeit, sich auf die wechselnden Bedürfnisse der Patienten einzustellen. In der Nacht können sich Situationen schnell ändern, und es ist entscheidend, dass die Pflegekraft und der Krankenpfleger ihre Vorgehensweise an die jeweiligen Umstände anpassen können. Wenn beispielsweise ein Notfall eintritt, kann es sein, dass sich die Pflegekraft auf die medizinischen Aspekte der Behandlung konzentrieren muss, während die Pflegekraft die logistische Unterstützung leistet, die benötigten Materialien vorbereitet und für das Wohlbefinden der anderen Patienten sorgt, um unnötige Störungen zu vermeiden. Durch diese dynamische Rollenverteilung wird die Wirksamkeit der Intervention maximiert und sichergestellt, dass alle Aspekte der Pflege abgedeckt werden.

Das Zweierteam aus Pflegehelfer und Nachtschwester beruht ebenfalls auf gegenseitigem Vertrauen. Dieses Vertrauen baut sich im Laufe der Zeit auf, durch gemeinsame Erfahrungen und gegenseitige Kenntnis der Kompetenzen des jeweils anderen. Die Pflegekraft muss sich darauf verlassen können, dass der Pflegehelfer die ersten Anzeichen einer Verschlechterung des Zustands eines Patienten erkennt, die Pflege sorgfältig ausführt und bei Bedarf unerschütterliche Unterstützung leistet. Der Pflegende muss seinerseits Vertrauen in den Krankenpfleger haben, damit dieser die richtigen klinischen Entscheidungen trifft, klare Anweisungen gibt und die Bedeutung seiner Rolle im Team erkennt. Dieses gegenseitige Vertrauen ist ein Schlüsselelement, das den Zusammenhalt des Zweierteams stärkt und auch in den stressigsten Situationen eine harmonische Zusammenarbeit ermöglicht.

Die Arbeit zu zweit mit der Nachtschwester ist ebenfalls eine Quelle des kontinuierlichen Lernens. Seite an Seite mit einem Krankenpfleger zu arbeiten, ermöglicht es dem Pflegehelfer, seine Fähigkeiten zu erweitern, sich neues Wissen anzueignen und sein Verständnis für die eher technischen Aspekte der Pflege zu vertiefen. Der Krankenpfleger wiederum profitiert vom Fachwissen des Pflegehelfers in Bezug auf die Grundpflege und die Beobachtung von Patienten. Dieser Wissens- und Erfahrungsaustausch trägt nicht nur zur Verbesserung der individuellen Praxis, sondern auch zur allgemeinen Bereicherung des Pflegeteams bei.

Schließlich fördert die Arbeit im Zweierteam mit dem Nachtpfleger den Aufbau einer professionellen Beziehung, die auf Respekt und Zusammenarbeit beruht. Die Herausforderungen der Nacht mit ihren ruhigen Momenten, aber auch ihren unvorhergesehenen Notfällen, schaffen ein Umfeld, in dem Solidarität und gegenseitige Unterstützung von entscheidender Bedeutung sind. Diese Arbeitsbeziehung, die auf gegenseitiger Unterstützung und der Anerkennung der Kompetenzen jedes Einzelnen beruht, schafft einen Rahmen, der sowohl die Qualität der Pflege als auch das Wohlbefinden der Gesundheitsfachkräfte fördert.

∘ Zusammenhalt und Unterstützung innerhalb der Nachtschicht

Der Zusammenhalt und die Unterstützung innerhalb der Nachtschicht sind wesentliche Elemente für einen reibungslosen und effizienten Ablauf in einer oftmals anspruchsvollen und manchmal isolierten Umgebung. Die Arbeit in der Nacht bringt einzigartige Herausforderungen mit sich, wie z. B. erhöhte Müdigkeit, das Gefühl der Isolation von den Tagesschichten und die Bewältigung von Notsituationen mit begrenzten Ressourcen. In diesem Zusammenhang wird die Solidarität zwischen den Teammitgliedern nicht nur zu einem Wohlfühlfaktor für jeden einzelnen Pfleger, sondern auch zu einem Garant für die Qualität der Patientenversorgung.

108

Der Zusammenhalt des Nachtteams wird vor allem auf einer klaren und offenen Kommunikationsbasis aufgebaut. Im Gegensatz zu Tagesschichten, in denen häufiger mit verschiedenen Fachkräften und Abteilungen interagiert wird, arbeitet das Nachtschichtteam oft mit einer kleineren Belegschaft, wodurch die interne Kommunikation umso entscheidender wird. Es ist von entscheidender Bedeutung, dass sich jedes Teammitglied frei fühlt, seine Beobachtungen, Bedenken und Vorschläge ohne Angst vor Verurteilung mitzuteilen. Eine reibungslose Kommunikation stellt nicht nur sicher, dass alle auf derselben Wellenlänge sind, sondern beugt auch Missverständnissen vor und ermöglicht es, Probleme zu antizipieren, bevor sie eskalieren. Diese Transparenz stärkt das Vertrauen zwischen den Teammitgliedern und sorgt dafür, dass die Pflege optimal koordiniert wird.

Gegenseitige Unterstützung ist eine weitere Säule des Zusammenhalts in der Nachtschicht. Die Arbeit in der Dunkelheit mit einem umgekehrten zirkadianen Rhythmus kann zu Momenten intensiver Müdigkeit und nachlassender Moral führen. In solchen Momenten ist die Unterstützung der Kollegen unerlässlich. Dabei kann es sich um eine einfache Geste handeln, wie das Angebot, einen Kollegen für eine Pause zu decken, oder um ein offenes Ohr, wenn ein Teammitglied eine schwierige Zeit durchmacht. Diese Unterstützung beschränkt sich nicht nur auf berufliche Aspekte, sondern umfasst auch das emotionale Wohlbefinden. Zu wissen, dass man sich auf seine Kollegen verlassen kann, wenn man Hilfe braucht oder ein tröstendes Wort mit ihnen teilen möchte, schafft ein Arbeitsumfeld, in dem sich jeder wertgeschätzt und verstanden fühlt.

Die Solidarität in der Nachtschicht zeigt sich auch in der gerechten Verteilung der Aufgaben. Aufgrund der geringen Personalstärke ist es von entscheidender Bedeutung, dass die Verantwortlichkeiten ausgewogen verteilt werden, wobei die Fähigkeiten und Stärken jedes Einzelnen berücksichtigt werden müssen. Eine gerechte Aufgabenverteilung verhindert, dass sich einzelne Teammitglieder überlastet oder vernachlässigt fühlen, und sie ermöglicht es jedem, seinen vollen Beitrag zum reibungslosen Ablauf der Nacht zu leisten. Diese Gleichheit in der Arbeitsbelastung stärkt das Gefühl der Zugehörigkeit zu einem eingespielten Team, in dem jeder Beitrag anerkannt und geschätzt wird.

Die Arbeit in Nachtschichten erfordert außerdem ein hohes Maß an Flexibilität und die Fähigkeit, sich schnell auf unvorhergesehene Ereignisse einzustellen. Notfallsituationen können jederzeit eintreten, und es ist von entscheidender Bedeutung, dass jedes Teammitglied bereit ist, seine Prioritäten anzupassen, um den unmittelbaren Bedürfnissen der Patienten gerecht zu werden. Diese Flexibilität wird durch den Zusammenhalt des Teams erleichtert: Wenn eine kritische Situation eintritt, müssen die Teammitglieder in der Lage sein, sich schnell zu koordinieren, Aufgaben effizient zu verteilen und gemeinsam zu handeln. Das gegenseitige Wissen um die Fähigkeiten und Stärken jedes Einzelnen ermöglicht eine bessere Rollenverteilung entsprechend den aktuellen Bedürfnissen und gewährleistet eine schnelle und angemessene Reaktion.

Schließlich wird der Zusammenhalt des Nachtschichtteams auch durch gemeinsame Momente außerhalb der Notaufnahme genährt. Wenn man sich die Zeit nimmt, sich zu treffen, um zu diskutieren, Anekdoten auszutauschen oder einfach nur am Ende der Schicht eine Mahlzeit zu teilen, stärkt dies die Beziehungen zwischen den Teammitgliedern. Diese informellen Momente sind genauso wichtig wie die beruflichen Interaktionen, denn sie ermöglichen es, die Kollegen besser kennenzulernen, Vertrauen aufzubauen und ein Gefühl der Kameradschaft zu entwickeln. Sie tragen zu einer ruhigeren Arbeitsatmosphäre bei und stärken den Teamgeist.

- **Die psychologischen und emotionalen Herausforderungen des Nachtdienstes**
  - ◦ **Einsamkeit und Isolation in der Nacht**

Die Einsamkeit und Isolation der Nacht ist eine allgegenwärtige Realität für Krankenpfleger und andere Beschäftigte im Gesundheitswesen, die in diesen ruhigen und oft stillen Stunden arbeiten. Wenn der Tag der Dunkelheit weicht, ändert sich der Rhythmus im Krankenhaus: Die einst belebten Flure leeren sich, die Lichter werden gedimmt und die Geräusche der täglichen Arbeit verwandeln sich in ein fernes Flüstern. In diesem Rahmen können Isolation und Einsamkeit zu ständigen Begleitern werden, die sowohl einzigartige Herausforderungen als auch Momente tiefer Reflexion mit sich bringen.

Einer der ersten Aspekte der Einsamkeit in der Nacht ist das Fehlen der unmittelbaren Unterstützung, die man tagsüber findet. Weniger Personal in der Nacht bedeutet, dass der Austausch mit Kollegen weniger häufig stattfindet und die Verantwortung möglicherweise stärker auf den einzelnen Teammitgliedern lastet. Für den Pflegehelfer kann sich dies in einem Gefühl der Isolation äußern, insbesondere wenn er mit komplexen oder emotional belastenden Situationen konfrontiert wird, ohne die Möglichkeit, problemlos einen Arzt oder andere spezialisierte Kollegen zu konsultieren. Diese berufliche Einsamkeit erfordert ein hohes Maß an Autonomie und Vertrauen in die eigenen Fähigkeiten, kann aber auch Stress und Ängste verstärken, insbesondere wenn schnelle Entscheidungen getroffen werden müssen.

Die Isolation in der Nacht kann sich auch auf das emotionale Wohlbefinden von Pflegekräften auswirken. Zu arbeiten, während die Mehrheit der Bevölkerung schläft, kann zu einer Diskrepanz zur Außenwelt führen und das Gefühl verstärken, "aus der Zeit gefallen" zu sein oder am Rande des normalen sozialen Lebens zu stehen. Diese Diskrepanz kann durch den fehlenden Kontakt zu Familie und Freunden, die im Tagesrhythmus leben, noch verschärft werden. Es kann sich allmählich eine emotionale Isolation einstellen, die es erschwert, ein Gleichgewicht zwischen Berufs- und Privatleben aufrechtzuerhalten. Bei manchen kann dieses Gefühl der Unverbundenheit zu innerer Einsamkeit führen, einer tieferen Form der Isolation, bei der man sich nicht nur von der Außenwelt, sondern auch von sich selbst abgeschnitten fühlt.

Die Einsamkeit der Nacht ist jedoch nicht nur negativ. Sie kann wertvolle Momente der Ruhe und Besinnung bieten, in denen der Pfleger sich wieder mit seinem Engagement und dem Sinn seiner Arbeit verbinden kann. In der Ruhe der Nacht ist es möglich, eine innigere Beziehung zu den Patienten aufzubauen, aufmerksamer zuzuhören und eine individuellere Unterstützung anzubieten, fernab von der Hektik des Tages. Diese einsamen Momente können zu Gelegenheiten für eine stärker auf den Menschen ausgerichtete Arbeit werden, bei der jede Interaktion einen tieferen Sinn erhält.

Darüber hinaus kann die nächtliche Einsamkeit auch eine günstige Zeit für Selbstreflexion und persönliches Wachstum sein. In der Abgeschiedenheit kann man seinen Werdegang Revue passieren lassen, über seine Motive nachdenken und Abstand zu den Herausforderungen gewinnen, denen man im Alltag begegnet. Es ist eine Zeit, um die eigene Resilienz zu stärken, sich wieder auf das zu konzentrieren, was wirklich zählt, und persönliche Strategien zur Stressbewältigung zu entwickeln. Für manche können diese einsamen Momente sogar zu einer Quelle der inneren Stärke werden, aus der man die nötige Energie schöpft, um in einem manchmal schwierigen Umfeld weiterzumachen.

Um mit der Einsamkeit und Isolation in der Nacht umzugehen, ist es entscheidend, Bewältigungsstrategien zu entwickeln. Die Aufrechterhaltung regelmäßiger Kontakte zu Kollegen, auch über die Arbeitszeit hinaus, kann dazu beitragen, das Gefühl der Isolation zu verringern. Die Teilnahme an Selbsthilfegruppen oder sozialen Aktivitäten, die an die unterschiedlichen Arbeitszeiten angepasst sind, kann ebenfalls dazu beitragen, ein Netzwerk der Solidarität und des Austauschs zu schaffen. Die Bedeutung der emotionalen Unterstützung sollte nicht unterschätzt werden: Über die eigenen Erfahrungen mit Gleichaltrigen zu sprechen, die die besonderen Herausforderungen der Nachtarbeit verstehen, kann Erleichterung und Rückversicherung bringen.

Es ist auch entscheidend, auf die geistige und körperliche Gesundheit zu achten, indem man eine Routine einführt, die Ruhe, Entspannung und die Verbindung mit sich selbst fördert. Das Praktizieren von Entspannungstechniken wie Meditation oder tiefes Atmen kann dabei helfen, mit Momenten intensiver Einsamkeit umzugehen. Ebenso kann es eine willkommene Abwechslung sein, sich Zeit zu nehmen, um neue Energie zu tanken, sei es durch Lesen, Schreiben oder kreative Hobbys, und das Gefühl des Wohlbefindens zu stärken.

◦ Umgang mit emotionaler Erschöpfung und Burnout

Der Umgang mit emotionaler Erschöpfung und Burnout ist zu einem zentralen Anliegen für Beschäftigte im Gesundheitswesen geworden, insbesondere für diejenigen, die in Nachtschichten arbeiten. Die anspruchsvolle und oft stressige Natur der Nachtarbeit kann in Verbindung mit den besonderen Herausforderungen der Patientenversorgung in einer oft stillen und isolierten Umgebung schnell zu einer tiefgreifenden emotionalen Abnutzung führen. Emotionale Erschöpfung äußert sich in geistiger und emotionaler Erschöpfung, während Burn-out einen fortgeschritteneren Zustand psychischer Not darstellt, der durch Motivationsverlust, ein Gefühl der Entfremdung und eine verminderte Arbeitseffizienz gekennzeichnet ist. Um ihr Wohlbefinden zu erhalten und weiterhin qualitativ hochwertige Pflege zu leisten, müssen Pflegekräfte lernen, die Warnsignale dieser Zustände zu erkennen und Strategien zu ihrer Vorbeugung und Bewältigung anwenden.

Eines der ersten Anzeichen für emotionale Erschöpfung ist ein Gefühl der Erschöpfung, das trotz körperlicher Erholung anhält. Diese Art von Müdigkeit verschwindet nicht einfach durch eine gute Nacht oder einen freien Tag; es handelt sich um eine tiefer gehende Erschöpfung, die die Fähigkeit zur Konzentration, zum

113

Einfühlungsvermögen und zur Bewältigung der täglichen Herausforderungen der Arbeit beeinträchtigt. Pflegende können beginnen, sich von ihren Patienten entfremdet zu fühlen, als würden sie für deren Leiden unempfänglich werden, oder sie können eine erhöhte Reizbarkeit gegenüber Kollegen oder Patienten verspüren. Diese Gefühle werden oft von einem Gefühl des Zynismus oder der Frustration begleitet, bei dem Aufgaben, die früher mit Sorgfalt und Engagement erledigt wurden, zu sinnlosen Routineverpflichtungen werden.

Um emotionaler Erschöpfung und Burnout vorzubeugen, ist es von entscheidender Bedeutung, ein Bewusstsein für sich selbst und seine Grenzen zu entwickeln. Zu erkennen, dass man überarbeitet ist oder sich emotional erschöpft zu fühlen beginnt, ist der erste Schritt, um Gegenmaßnahmen zu ergreifen. Das kann bedeuten, eine Pause einzulegen, bestimmte Aufgaben zu delegieren oder Kollegen oder Vorgesetzte um Hilfe zu bitten. Es ist wichtig, sich daran zu erinnern, dass Hilfe zu suchen kein Zeichen von Schwäche ist, sondern ein proaktiver Schritt, um die psychische Gesundheit zu erhalten und weiterhin effektiv zu arbeiten.

Eine weitere wesentliche Strategie, um mit emotionaler Erschöpfung umzugehen, ist die Einführung von Routinen zur Dekompression. Nach einer besonders anstrengenden Nachtschicht ist es hilfreich, sich einen Moment Zeit zu nehmen, um sich zu entspannen und zu fokussieren, bevor man nach Hause geht. Dazu können Entspannungstechniken wie tiefes Atmen, Meditation oder Stretching gehören, die dabei helfen, die während der Arbeit aufgebaute Anspannung zu lockern. Es kann auch von Vorteil sein, persönliche Rituale für den Übergang von der Arbeit nach Hause zu entwickeln, z. B. auf dem Weg beruhigende Musik zu hören oder in ein Tagebuch zu schreiben, um Gefühle und Gedanken auszudrücken.

Das Gleichgewicht zwischen Berufs- und Privatleben spielt eine entscheidende Rolle bei der Vorbeugung von Burnout. Nachtarbeit kann dieses Gleichgewicht stören, aber es ist wichtig,

Zeit für sich selbst, für seine Lieben und für Aktivitäten zu finden, die Freude bereiten und neue Kraft spenden. Hobbys **pflegen**, Zeit mit der Familie und Freunden verbringen oder sich einfach Momente der Einsamkeit gönnen, um sich auszuruhen und zu entspannen, sind wirksame Mittel, um dem Arbeitsstress entgegenzuwirken. Die Aufrechterhaltung eines aktiven Soziallebens, auch außerhalb der normalen Arbeitszeiten, hilft, das Gefühl der Isolation zu verringern, das oft mit Nachtarbeit verbunden ist, und stärkt die emotionale Unterstützung, die man braucht, um berufliche Herausforderungen zu bewältigen.

Es ist auch wichtig, emotionale Erschöpfung und Burnout innerhalb des Pflegeteams anzusprechen. Die Förderung eines Arbeitsumfelds, in dem sich die **Teammitglieder** wohlfühlen, über ihre Schwierigkeiten sprechen und ihre Erfahrungen austauschen können, ist entscheidend. Regelmäßige Nachbesprechungen, nicht nur nach kritischen Situationen, sondern auch zur Besprechung des Alltags, können einen Raum bieten, in dem Bedenken geäußert, Ratschläge ausgetauscht und gemeinsame Lösungen für auftretende Probleme gefunden werden können. Die Solidarität unter Kollegen ist ein wesentlicher Schutz vor Erschöpfung, da man sich in schwierigen Zeiten verstanden und unterstützt fühlt.

Wenn die emotionale Belastung oder das Burn-out zu groß wird, sollten Sie nicht zögern, professionelle Unterstützung zu suchen. Der Besuch bei einem Psychologen, einem Berater für psychische Gesundheit oder einem Coach kann zusätzliche Werkzeuge zur Stressbewältigung, zur Entwicklung von Resilienzstrategien und zur Wiederherstellung des emotionalen Gleichgewichts bieten. Professionelle Unterstützung hilft, Abstand zu gewinnen, die tieferen Ursachen von Burnout zu verstehen und nachhaltige Veränderungen im Umgang mit Stress und Verantwortung zu implementieren.

- **Ein Gleichgewicht zwischen Privat- und Berufsleben aufrechterhalten**
  - **Auswirkungen von Nachtarbeit auf das Sozial- und Familienleben**

Nachtarbeit hat erhebliche Auswirkungen auf das Sozial- und Familienleben von Beschäftigten im Gesundheitswesen und verändert ihren Lebensrhythmus und die Art und Weise, wie sie sich mit ihren Angehörigen verbinden, grundlegend. Diese zeitversetzte Lebensweise ist zwar notwendig, um die Kontinuität der Patientenversorgung zu gewährleisten, kann aber zu erheblichen Herausforderungen führen, sowohl in persönlicher Hinsicht als auch in Bezug auf Beziehungen. Die Folgen dieser atypischen Arbeitszeiten zeigen sich in verschiedenen Aspekten des täglichen Lebens und wirken sich auf die sozialen Interaktionen, die Teilnahme an Familienaktivitäten und sogar auf die emotionale Gesundheit der Pflegenden aus.

Eine der ersten Auswirkungen der Nachtarbeit auf das soziale Leben ist die Diskrepanz zum Rest der Gesellschaft. Zu arbeiten, während die meisten Menschen schlafen, und zu schlafen, während die Welt wach ist, schafft eine Art zeitliche Kluft zwischen den Nachtpflegern und ihren Freunden, ihrer Familie und der breiteren Gemeinschaft. Die Möglichkeiten, an sozialen Aktivitäten wie Abendessen mit Freunden, Ausflügen oder Gemeinschaftsveranstaltungen teilzunehmen, werden eingeschränkt, da diese Aktivitäten oft während der Zeit stattfinden, in der die Nachtpfleger ruhen oder sich auf ihren Dienst vorbereiten. Diese Diskrepanz kann zu einem Gefühl der Isolation führen, bei dem man sich von den Ereignissen, die das Leben der anderen bestimmen, ausgeschlossen fühlt.

Auf familiärer Ebene stellt die Nachtarbeit eine besondere Belastung dar. Pfleger, die nachts arbeiten, können Schwierigkeiten haben, bei Schlüsselmomenten des Familienlebens anwesend zu sein, wie z. B. bei den Familienmahlzeiten, den Hausaufgaben der Kinder oder den Aktivitäten am Wochenende. Diese Abwesenheit kann sowohl von der Pflegekraft als auch von den Familienmitgliedern empfunden werden, wodurch eine ungewollte emotionale Distanz entsteht. Für die Eltern besteht die Schwierigkeit darin, zwischen den Bedürfnissen der Familie und den Anforderungen der Nachtarbeit jonglieren zu müssen, wobei sie manchmal ihre eigene Erholung opfern, um tagsüber verfügbar zu sein. Dies kann zu Schuldgefühlen, Frustration oder angesammelter Müdigkeit führen und die Bewältigung des Familienlebens erschweren.

Nachtarbeit kann sich auch auf die Beziehung eines Paares auswirken. Die fehlende Synchronisierung der Arbeitszeiten kann die gemeinsam verbrachte Zeit reduzieren und es erschweren, eine flüssige und regelmäßige Kommunikation aufrechtzuerhalten. Gemeinsame Momente, die für die Stärke einer Beziehung entscheidend sind, können seltener werden, was zu einer allmählichen Erosion der Komplizenschaft und der emotionalen Nähe führen kann. Paare müssen oft Strategien finden, um ihre Bindung aufrechtzuerhalten, indem sie bestimmte Zeiten planen, die sie zusammen verbringen, oder Kommunikationstechnologien nutzen, um trotz unterschiedlicher Arbeitszeiten in Verbindung zu bleiben.

Darüber hinaus kann sich Nachtarbeit auf die körperliche und geistige Gesundheit der Pflegenden auswirken, was wiederum ihr Sozial- und Familienleben beeinflusst. Schlafmangel, gestörte zirkadiane Rhythmen und angesammelte Erschöpfung können zu gesundheitlichen Problemen wie chronischer Müdigkeit, geschwächter Immunität oder Stimmungsschwankungen führen. Diese Auswirkungen können die Fähigkeit der Pflegenden einschränken, aktiv am Sozial- und Familienleben teilzunehmen, was das Gefühl der Isolation und des Abgeschnittenseins noch verschärft. Der mit diesen Belastungen verbundene Stress kann auch die Geduld, die Toleranz und die Fähigkeit zur Konfliktbewältigung sowohl am Arbeitsplatz als auch zu Hause beeinträchtigen.

Es ist jedoch möglich, ein Gleichgewicht zu finden, auch wenn man nachts arbeitet. Der Schlüssel liegt darin, geeignete

Strategien zu entwickeln, um das Sozial- und Familienleben zu erhalten. Es ist wichtig, mit den Angehörigen offen über die besonderen Herausforderungen und Bedürfnisse zu kommunizieren, die mit der Nachtarbeit verbunden sind. Dazu kann die Planung von Zeiten für Familie und Freunde an den freien Tagen gehören oder die Schaffung von Ritualen, die es ermöglichen, trotz der unterschiedlichen Arbeitszeiten in Verbindung zu bleiben. Beispielsweise kann ein Elternteil, der nachts arbeitet, mit seinen Kindern eine Morgenroutine vor dem Schlafengehen einrichten, oder ein Paar kann an freien Tagen Zeit für eine gemeinsame Aktivität aufwenden.

Darüber hinaus ist es wichtig, auf seine körperliche und geistige Gesundheit zu achten, um im Sozial- und Familienleben voll präsent zu sein. Dazu gehört, einen regelmäßigen Schlafrhythmus einzuhalten, sich ausgewogen zu ernähren und entspannende Aktivitäten zur Stressbewältigung auszuüben. Unterstützung zu finden, sei es durch Gesprächsgruppen mit anderen Nachtpflegern oder durch professionelle Beratung, kann ebenfalls dazu beitragen, die mit dieser Lebensweise verbundenen Herausforderungen besser zu bewältigen.

◦ **Strategien für ein nachhaltiges Gleichgewicht**

Strategien für eine nachhaltige Balance sind für Pflegekräfte, insbesondere für diejenigen, die nachts arbeiten, von entscheidender Bedeutung, um Beruf und Privatleben miteinander zu vereinbaren und gleichzeitig ihre geistige und körperliche Gesundheit zu erhalten. Die Arbeit in der Nacht bringt einzigartige Herausforderungen mit sich, die den gewohnten Lebensrhythmus stören, die Schlafqualität beeinträchtigen und sich auf die sozialen und familiären Beziehungen auswirken können. Um Erschöpfung zu vermeiden und ein harmonisches Gleichgewicht aufrechtzuerhalten, ist es entscheidend, sich Strategien anzueignen, die es ermöglichen, die Anforderungen der Nachtarbeit effektiv zu bewältigen und gleichzeitig ein dauerhaftes persönliches Wohlbefinden zu kultivieren.

Eine der ersten Strategien besteht darin, eine strenge und angemessene Schlafroutine einzuführen. Der Schlaf ist der Grundpfeiler der allgemeinen Gesundheit, und für Nachtarbeiter ist es lebenswichtig, eine Umgebung zu schaffen, in der sie sich auch am Tag erholen können. Dazu kann die Einrichtung eines dunklen und ruhigen Zimmers gehören, wobei Verdunklungsvorhänge oder eine Schlafmaske zum Blockieren des Lichts sowie Ohrstöpsel oder weißes Rauschen zum Ausblenden von Außengeräuschen verwendet werden können. Es ist außerdem wichtig, auch an freien Tagen regelmäßige Schlafzeiten einzuhalten, um den zirkadianen Rhythmus zu stabilisieren und die Müdigkeit zu minimieren. Ein kurzes Nickerchen vor Beginn der Nachtschicht kann ebenfalls dazu beitragen, die Wachsamkeit und Energie zu steigern.

Eine weitere Schlüsselstrategie ist eine ausgewogene und strukturierte Ernährung. Nachtarbeit kann die Essgewohnheiten durcheinander bringen, und es ist verlockend, zu schnellen Snacks oder zuckerreichen Lebensmitteln zu greifen, um die Müdigkeit auszugleichen. Eine gesunde und geplante Ernährung ist jedoch entscheidend, um Energie und Konzentration aufrechtzuerhalten. Es wird empfohlen, vor Dienstbeginn leichte, nährstoffreiche Mahlzeiten zu sich zu nehmen und während der Nacht gesunde Snacks wie Obst, Nüsse oder Gemüse zu bevorzugen. Das Vermeiden von Koffein am Ende des Dienstes ist ebenfalls wichtig, um den Schlaf nach dem Dienst nicht zu stören. Ebenso wichtig ist die Flüssigkeitszufuhr: Regelmäßiges Trinken von Wasser hilft, die Wachsamkeit aufrechtzuerhalten und einer Dehydrierung vorzubeugen.

Für ein dauerhaftes Gleichgewicht ist es auch entscheidend, Zeiten zum Abschalten und Entspannen einzuplanen. Stress und Druck durch Nachtarbeit können sich aufstauen, und es ist wichtig, tagsüber Freiräume zu schaffen, um sich zu entspannen und neue Kraft zu schöpfen. Sei es durch regelmäßige körperliche Aktivitäten wie Yoga oder Wandern, die helfen, Stress abzubauen und die Schlafqualität zu verbessern, oder durch kreative und beruhigende Hobbys - es ist entscheidend, Zeit für sich selbst zu reservieren. Diese Momente der Entspannung helfen, nach einem anstrengenden Dienst abzuschalten und die geistige Gesundheit zu erhalten.

Die Aufrechterhaltung einer aktiven sozialen Bindung ist eine weitere lebenswichtige Komponente für ein dauerhaftes Gleichgewicht. Nachtarbeit kann Pflegende von ihrem gewohnten sozialen Kreis isolieren, und es ist wichtig, Wege zu finden, um mit Familie und Freunden in Verbindung zu bleiben. Dies kann die Planung von Aktivitäten an den Ruhetagen, regelmäßige Anrufe oder die Organisation von sozialen Treffen, die auf die unterschiedlichen Arbeitszeiten abgestimmt sind, umfassen. Diese Interaktionen stärken die emotionale Unterstützung und ermöglichen es, ein Gefühl der Zugehörigkeit zu bewahren, wodurch das Gefühl der Isolation verringert wird.

Organisation und Zeitmanagement sind ebenfalls unverzichtbare Strategien, um die verschiedenen Anforderungen des Lebens effektiv miteinander zu vereinbaren. Es kann hilfreich sein, Haushaltsaufgaben, Arzttermine und soziale Aktivitäten im Voraus zu planen und dabei notwendige Ruhezeiten zu berücksichtigen. Die Priorisierung von Aufgaben und Delegation, wo dies möglich ist, hilft, die mentale Belastung zu reduzieren und sich auf die wichtigsten Aspekte des Lebens zu konzentrieren, sowohl bei der Arbeit als auch zu Hause.

Eine weitere entscheidende Strategie ist die offene Kommunikation mit den Angehörigen und dem Arbeitsteam. Die Herausforderungen der Nachtarbeit mit der Familie zu teilen, spezifische Bedürfnisse zu besprechen und die Erwartungen anzupassen, hilft, ein Umfeld des Verständnisses und der gegenseitigen Unterstützung zu schaffen. Innerhalb des Pflegeteams stärken eine reibungslose Kommunikation und gegenseitige Unterstützung den Zusammenhalt und erleichtern den Umgang mit stressigen Situationen, was zu einem ausgeglicheneren Arbeitsumfeld beiträgt.

Schließlich ist es entscheidend, die eigenen Grenzen zu erkennen und zu wissen, wie man sich Hilfe holt, wenn es nötig ist. Nachtarbeit kann anstrengend sein, und es ist wichtig zu wissen, wann es Zeit ist, eine Pause zu machen, einen Gesundheitsexperten aufzusuchen, um Ratschläge zur Stressbewältigung zu erhalten, oder sich einer Selbsthilfegruppe anzuschließen, um sich mit anderen auszutauschen, die mit denselben Herausforderungen zu kämpfen haben. Um einem Burnout vorzubeugen, muss man ständig auf das eigene Wohlbefinden achten und die verfügbaren Ressourcen nutzen, um dieses Gleichgewicht zu erhalten.

Kapitel 6

Berufliche Entwicklung und Perspektiven

- **Entwicklungsmöglichkeiten als Pflegehelfer/in**
  - **Nacht-Referent werden**

Nachtdienstreferent zu werden ist eine Rolle, die innerhalb von Pflegeteams von besonderer Bedeutung ist, insbesondere in einem so sensiblen und anspruchsvollen Umfeld wie der Nachtarbeit. Der Nachtdienstreferent, der oft als Stütze des Teams gesehen wird, ist dafür verantwortlich, die Aktivitäten zu koordinieren, seine Kollegen zu unterstützen und die Kontinuität der Pflege in einem Umfeld zu gewährleisten, in dem die Ressourcen möglicherweise begrenzt und Notfallsituationen komplexer zu bewältigen sind. Diese Rolle erfordert nicht nur fundiertes klinisches Fachwissen, sondern auch Führungsqualitäten, Kommunikationsfähigkeiten und die Fähigkeit, mit Stress und unvorhergesehenen Ereignissen ruhig und effizient umzugehen.

Die Funktion des Nachtbezugspersonals zu übernehmen, beginnt mit der Anerkennung der Bedeutung der Rolle. Im Gegensatz zum Tag, an dem es mehr medizinische Teams gibt und Ressourcen leichter zugänglich sind, ist die Nacht oft von größerer Autonomie geprägt. Der Nachtdienstreferent wird somit zur Bezugsperson, an die man sich wendet, um Rat zu suchen, in Notsituationen schnelle Entscheidungen zu treffen oder Probleme zu lösen, die in Abwesenheit anderer Verantwortlicher auftauchen können. Diese Verantwortung erfordert ein hohes Maß an Selbstvertrauen, umfassende Kenntnisse der Pflegeprotokolle und die Fähigkeit, auch unter Druck fundierte Entscheidungen zu treffen.

Eine der ersten Qualitäten, die man braucht, um ein guter Nachtdienstreferent zu werden, ist die Beherrschung technischer und klinischer Fähigkeiten. Dazu gehören umfassende Kenntnisse der gängigen Krankheitsbilder, der Notfallverfahren und der speziellen Pflege von Nachtpatienten. Der Referent muss in der Lage sein, die geleistete Pflege zu überwachen, Anzeichen einer Verschlechterung bei den Patienten frühzeitig zu erkennen und andere Teammitglieder bei der Anwendung medizinischer Protokolle anzuleiten. Diese technische Expertise ist von grundlegender Bedeutung, um das Vertrauen der Kollegen zu

124

gewinnen und sicherzustellen, dass die Pflege in der Nacht die gleiche Qualität hat wie tagsüber.

Über die technischen Fähigkeiten hinaus erfordert die Rolle des Nachtschichtreferenten auch Führungsqualitäten. Der Referent muss in der Lage sein, sein Team zu motivieren, eine positive Arbeitsatmosphäre aufrechtzuerhalten und den Zusammenhalt innerhalb der Gruppe zu fördern. Dazu gehört aktives Zuhören, die Fähigkeit, Aufgaben gleichberechtigt zu delegieren und dafür zu sorgen, dass sich jedes Teammitglied unterstützt und wertgeschätzt fühlt. Die Führungsrolle des Nachtbetreuers ist oft subtiler als die tagsüber ausgeübte: Sie beruht auf Einflussnahme, Überzeugungsarbeit und der Fähigkeit, auch in angespannten Momenten ruhig und beruhigend zu bleiben.

Ein weiterer wesentlicher Aspekt der Rolle des Nachtschichtreferenten ist die Kommunikation. Der Referent muss für eine klare Informationsübermittlung zwischen den verschiedenen Teams sorgen, insbesondere bei der Übergabe von Anweisungen zwischen Tag- und Nachtschicht. Er ist auch für die Kommunikation mit den diensthabenden Ärzten und Notfalldiensten verantwortlich und stellt sicher, dass entscheidende Informationen über den Zustand der Patienten präzise und effizient weitergegeben werden. Eine gute Kommunikation hilft, Fehler zu vermeiden, Einsätze zu koordinieren und sicherzustellen, dass alle Teammitglieder auf der gleichen Wellenlänge sind.

Die der/Nachtschichtreferentin Nachtschichtreferent muss außerdem flexibel und anpassungsfähig sein. Die Nächte im Krankenhaus können unvorhersehbar sein, mit sich schnell ändernden Situationen, die ständige Anpassungen erfordern. Der Referent muss in der Lage sein, Aufgaben zu priorisieren, die Pflege entsprechend den Notfällen neu zu organisieren und bei unvorhergesehenen Ereignissen wachsam zu bleiben. Diese Flexibilität geht einher mit der Fähigkeit, mit Stress umzugehen: Als Führungsperson muss der Referent ein Vorbild an

Belastbarkeit sein, der selbst in den kritischsten Momenten die Nerven behält und fundierte Entscheidungen trifft.

Nachtdienstreferent zu werden bedeutet auch, dass man sich zur beruflichen Weiterbildung verpflichtet. Der Referent muss sich über die neuesten Entwicklungen in der Pflege, neue medizinische Technologien und bewährte Verfahren in der Teamführung auf dem Laufenden halten. Er muss auch bereit sein, sein Wissen mit seinen Kollegen zu teilen, Neuankömmlinge zu schulen und das Lernen im Team zu fördern. Dieses Engagement für Weiterbildung und kontinuierliche Verbesserung ist entscheidend, um sicherzustellen, dass die Nachtschicht optimal funktioniert und die Patienten die bestmögliche Versorgung erhalten.

Schließlich beinhaltet die Rolle des Nachtschichtreferenten auch eine wichtige emotionale Dimension. Die Arbeit in der Nacht kann anstrengend sein, und es ist von entscheidender Bedeutung, dass der Referent ein offenes Ohr für die emotionalen Bedürfnisse seines Teams hat. Dazu kann es gehören, moralische Unterstützung anzubieten, bei der Lösung von Konflikten zu helfen oder einfach für seine Kollegen da zu sein, wenn sie es brauchen. Ein guter Referent weiß, dass die Qualität der Pflege auch vom Wohlbefinden des Teams abhängt, und er bemüht sich, ein Arbeitsumfeld zu schaffen, in dem sich jeder respektiert, unterstützt und in der Lage fühlt, sein Bestes zu geben.

○ **Weiterführende Schulungen fortsetzen**

Sich weiterzubilden ist ein wesentlicher Schritt für alle Beschäftigten im Gesundheitswesen und besonders wichtig für Pflegekräfte, vor allem für diejenigen, die nachts arbeiten. In einem Bereich, der sich ständig weiterentwickelt und in dem medizinische Verfahren, Technologien und Pflegeprotokolle regelmäßig erneuert werden, ist es unerlässlich, sich kontinuierlich weiterzubilden, um ein hohes Kompetenzniveau aufrechtzuerhalten, sich an neue Anforderungen anzupassen und den Patienten eine qualitativ hochwertige Pflege zu bieten. Über den Erwerb neuer Kompetenzen hinaus zeugt dieser Schritt von einem Engagement für berufliche Exzellenz und persönliche Entwicklung.

Die Verfolgung von Zusatzausbildungen ermöglicht es zunächst, mit den neuesten Entwicklungen im medizinischen und pflegerischen Bereich Schritt zu halten. Die Gesundheitswissenschaften entwickeln sich schnell weiter, es gibt neue Therapien, innovative Techniken und Forschungsergebnisse, die die Pflegepraxis verändern. Durch regelmäßige Fortbildungen stellt die Nachtschwester/der Nachtpfleger sicher, dass sie/er nicht von diesen Entwicklungen überholt wird, was für die Anwendung einer Pflege, die auf den besten verfügbaren Beweisen beruht, von entscheidender Bedeutung ist. Wenn Sie sich beispielsweise in neuen Wiederbelebungstechniken, im Umgang mit Palliativpatienten oder in den neuesten Empfehlungen zur Infektionsprävention fortbilden, können Sie sicherstellen, dass die Patienten die wirksamsten und sichersten Maßnahmen erhalten.

Zusatzausbildungen bieten auch die Möglichkeit, spezialisierte Fähigkeiten zu entwickeln. Je nach den persönlichen Interessen und den spezifischen Bedürfnissen der Abteilung kann sich eine Pflegekraft für eine Spezialisierung in einem bestimmten Bereich entscheiden, z. B. Schmerzmanagement, psychiatrische Pflege oder Betreuung älterer Menschen. Eine solche Spezialisierung bereichert nicht nur den beruflichen Werdegang, sondern stärkt auch die Fähigkeit der Pflegekraft, in komplexen Situationen fachkundig einzugreifen und damit einen Mehrwert für das Team und die Patienten zu schaffen. Beispielsweise vermittelt eine Ausbildung in Palliativpflege wertvolle Fähigkeiten, um Patienten am Lebensende zu begleiten, und bietet sowohl technische als auch emotionale Unterstützung in besonders heiklen Momenten.

Die Teilnahme an Weiterbildungen ist auch eine Möglichkeit, sich auf neue Verantwortlichkeiten oder Karriereentwicklungen vorzubereiten. Für diejenigen, die eine Aufsichts-, Koordinierungs- oder Managementposition anstreben, sind

Fortbildungen in Management, Kommunikation oder Führungsqualitäten von entscheidender Bedeutung. Sie vermitteln die notwendigen Kompetenzen, um ein Team zu betreuen, Krisensituationen zu bewältigen und effektiv mit den verschiedenen Akteuren des Gesundheitswesens zu kommunizieren. Diese Kompetenzen sind besonders wichtig für Nachtpfleger, die oft eigenständig Entscheidungen treffen und kleine Teams in einem manchmal stressigen Umfeld leiten müssen. Indem er sich in diesen Bereichen weiterbildet, bereitet sich der Pfleger darauf vor, Führungsrollen wie die des Nachtdienstreferenten selbstbewusst und kompetent zu übernehmen.

Die Weiterbildung spielt auch eine entscheidende Rolle bei der Vermeidung von Burnout und Erschöpfung. Neues zu lernen, sich intellektuell angeregt zu fühlen und zu sehen, wie sich die eigene Arbeit durch die erworbenen Fähigkeiten **weiterentwickelt**, sind Faktoren, die dazu beitragen, die Motivation und das Engagement aufrechtzuerhalten. Durch Fortbildungen kann der Pfleger Aspekte seines Berufs wiederentdecken, die ihn zufrieden und stolz machen, was entscheidend ist, um in einer anspruchsvollen Karriere erfüllt zu bleiben. Darüber hinaus können Schulungen zu Stressbewältigung, Resilienz oder Entspannungstechniken wertvolle Werkzeuge liefern, um die emotionalen und körperlichen Herausforderungen der Nachtarbeit besser zu bewältigen.

Weiterbildungen sind nicht nur ein individueller Schritt, sondern tragen auch zur Dynamik und zur Gesamtqualität der Pflege im Team bei. Eine Pflegekraft, die in neuen Praktiken geschult wurde, kann ihr Wissen an ihre Kollegen **weitergeben**, wodurch das kollektive Wissen bereichert und die Praktiken des gesamten Teams verbessert werden. Diese Weitergabe von Wissen stärkt den Zusammenhalt in der Gruppe, fördert das gegenseitige Lernen und stellt sicher, dass alle Teammitglieder von den neuesten Entwicklungen in der Pflege profitieren.

Schließlich ist die **Fortsetzung** von Zusatzausbildungen ein Ausdruck des Engagements gegenüber den Patienten. Indem er sich **weiterbildet**, zeigt der Pfleger, dass er sich seine Verantwortung für die bestmögliche Pflege zu Herzen nimmt, indem er die Entwicklungen in seinem Beruf im Auge behält und ständig versucht, seine Fähigkeiten zu verbessern. Dieses Engagement wird von den Patienten anerkannt und geschätzt, da sie den Unterschied in der Qualität der erhaltenen Pflege spüren. Für die **Pflegenden** bedeutet das Wissen, dass sie alles in ihrer Macht Stehende tun, um so kompetent und vorbereitet wie möglich zu sein, eine höhere Berufszufriedenheit und ein besseres Gefühl der Erfüllung.

- **Anerkennung und Aufwertung des Berufs**
  - **Die Herausforderungen der Aufwertung von Nachtarbeit**

Die Herausforderungen bei der Aufwertung der Nachtarbeit sind vielfältig und von entscheidender Bedeutung für die Angehörigen der Gesundheitsberufe, die in diesem oft verkannten und unterschätzten Zeitfenster arbeiten. Die Arbeit in der Nacht bringt besondere Herausforderungen mit sich, die weit über bloße Zeitvorgaben hinausgehen: Es gilt, Notfallsituationen mit eingeschränkten Ressourcen zu bewältigen, trotz Müdigkeit ein hohes Maß an Wachsamkeit aufrechtzuerhalten und die Kontinuität der Pflege in einem Umfeld zu gewährleisten, in dem die unmittelbare Unterstützung durch Kollegen und Abteilungen möglicherweise begrenzt ist. Doch trotz dieser Herausforderungen wird die Nachtarbeit häufig immer noch weniger wertgeschätzt als die Arbeit am Tag, sowohl auf institutioneller Ebene als auch in Bezug auf die soziale Anerkennung. Die Aufwertung dieser Arbeit ist daher nicht nur für die Verbesserung der Arbeitsbedingungen der Pflegekräfte, sondern auch für die Gewährleistung einer optimalen Pflegequalität für die Patienten von entscheidender Bedeutung.

Eine der ersten Herausforderungen bei der Aufwertung der Nachtarbeit besteht darin, die Bedeutung und die Komplexität dieser Rolle anzuerkennen. Nachtpfleger werden oft als "hinter den Kulissen" arbeitend wahrgenommen, doch ihr Beitrag ist für den reibungslosen Ablauf des Krankenhausbetriebs von entscheidender Bedeutung. Sie wachen während der schwächsten Stunden über die Patienten, stellen die Kontinuität der Behandlung sicher und greifen in Notfällen schnell ein. Ihre Rolle erfordert besondere Fachkenntnisse, da sie oft eigenständig Entscheidungen treffen müssen, ohne die unmittelbare Unterstützung eines vollständigen medizinischen Teams. Durch die Anerkennung und Aufwertung dieses Fachwissens wird die Bedeutung der Nachtarbeit hervorgehoben und ihre Legitimität gestärkt.

Die Aufwertung der Nachtarbeit erfolgt auch durch eine bessere finanzielle Anerkennung. Nachtarbeit bringt große persönliche und soziale Opfer mit sich, wie die Anpassung an einen anderen Lebensrhythmus, die Isolation von Familie und Freunden und die Exposition gegenüber erhöhten Gesundheitsrisiken. Diese Belastungen sollten durch eine angemessene Vergütung ausgeglichen werden, die nicht nur die mit der Nachtarbeit verbundenen Schwierigkeiten widerspiegelt, sondern auch die Kompetenz und das Engagement der Pflegekräfte, die sich für die Arbeit zu diesen Zeiten entscheiden oder sie akzeptieren. Eine angemessene finanzielle Anerkennung ist ein konkretes Zeichen für die Wertschätzung ihrer Arbeit und kann dazu beitragen, die Fluktuation in diesen oft schwer zu besetzenden Positionen zu verringern.

Eine weitere Herausforderung bei der Aufwertung der Nachtarbeit ist die Berücksichtigung der Gesundheit und des Wohlbefindens der Pflegekräfte. Nachtarbeit hat gut dokumentierte physiologische und psychologische Auswirkungen, darunter Schlafstörungen, Stimmungsschwankungen und ein erhöhtes Risiko für chronische Krankheiten. Nachtarbeit aufzuwerten bedeutet auch, Maßnahmen zum Schutz der Gesundheit von Pflegekräften einzuführen. Dazu können Programme zur regelmäßigen medizinischen Überwachung, Schulungen zum Stress- und Schlafmanagement sowie Arbeitszeitregelungen gehören, die die negativen Auswirkungen der Nachtarbeit verringern, wie z. B. angepasste Rotationszyklen oder ausreichende Ruhezeiten zwischen den Diensten.

Zur Aufwertung der Nachtarbeit gehört auch die institutionelle und soziale Anerkennung. Es ist wichtig, dass **Nachtpfleger** in ihrer Einrichtung sichtbar sind und aufgewertet werden, dass ihre Arbeit bei Teamsitzungen anerkannt wird und dass sie in Entscheidungsprozesse einbezogen werden. Allzu oft werden wichtige Entscheidungen tagsüber getroffen, ohne die Realitäten der Nachtarbeit zu berücksichtigen. Eine institutionelle Aufwertung bedeutet daher, den **Nachtpflegern** eine Stimme zu geben, sie in die Diskussionen über die Organisation der Pflege einzubeziehen und sicherzustellen, dass ihre besonderen Bedürfnisse und Herausforderungen berücksichtigt werden.

Darüber hinaus hat die Wertschätzung der Nachtarbeit direkte Auswirkungen auf die Qualität der Patientenversorgung. Wenn sich Nachtpfleger anerkannt und unterstützt fühlen, sind sie motivierter, engagierter und eher in der Lage, eine qualitativ hochwertige Pflege zu leisten. Umgekehrt kann ein Mangel an Anerkennung zu Demotivation, Erschöpfung und einer geringeren Qualität der Pflege führen. Die **Wertschätzung** von Nachtarbeit bedeutet daher auch, in die Sicherheit und das Wohlbefinden der Patienten zu investieren, indem sichergestellt wird, dass sie unabhängig von der Tageszeit eine gleichwertige Pflege erhalten.

Schließlich trägt auch die Aufwertung der Nachtarbeit dazu bei, die Attraktivität dieser Stellen zu erhöhen. Viele Pflegekräfte zögern aufgrund der damit verbundenen Schwierigkeiten, nachts zu arbeiten, aber eine angemessene Aufwertung kann diese Stellen attraktiver machen. Durch das Angebot spezifischer Vergünstigungen wie Weiterbildungsmöglichkeiten, Nachtzuschläge oder flexible Arbeitszeiten können Gesundheitseinrichtungen kompetente und motivierte Fachkräfte für diese wichtigen Positionen gewinnen und halten. Eine höhere

Attraktivität führt zu einer stabileren und erfahreneren
Nachtschicht, was der gesamten Einrichtung zugute kommt.

◦ Wie man seine Rechte einfordert und seine Arbeitsbedingungen verbessert

Die Einforderung von Rechten und die Verbesserung der
Arbeitsbedingungen sind für Beschäftigte im Gesundheitswesen
von entscheidender Bedeutung, insbesondere für diejenigen, die
in anspruchsvollen Umgebungen wie Nachtdiensten arbeiten.
Unter optimalen Bedingungen zu arbeiten, ist nicht nur für die
Qualität der Patientenversorgung von entscheidender Bedeutung,
sondern auch für das Wohlbefinden und die Zufriedenheit der
Pflegekräfte selbst. Um ihre Rechte einzufordern und ihre
Arbeitsbedingungen wirksam zu verbessern, ist es wichtig, ein
strukturiertes Vorgehen zu verfolgen, das Kommunikation,
kollektive Mobilisierung und die Nutzung geeigneter Instrumente
und Instanzen miteinander verbindet.

Der erste Schritt, um seine Rechte einzufordern, besteht darin, sie
gut zu kennen. Es ist unerlässlich, sich mit dem Arbeitsrecht, den
Tarifverträgen und den spezifischen Vereinbarungen in seinem
Betrieb vertraut zu machen. Diese Dokumente legen die Rechte
der Arbeitnehmer fest, wie z. B. Arbeitszeit, Pausen, Ausgleich
für Nachtarbeit, Urlaub und Sicherheitsbedingungen. Wenn Sie
diese Rechte kennen, können Sie Situationen, in denen sie nicht
eingehalten werden, besser erkennen und Forderungen stellen, die
auf soliden und legitimen Argumenten beruhen.

Sobald die Rechte bekannt sind, ist es wichtig, problematische
Situationen zu beobachten und zu dokumentieren. Dazu können
unangemessene Arbeitsbedingungen, Personalmangel, überlange
Arbeitszeiten oder Verstöße gegen Sicherheitsvorschriften
gehören. Das Führen eines Tagebuchs über Vorfälle, das Sammeln
von Beweisen und das Einholen von Aussagen von Kollegen
können nützliche Schritte sein, um eine Forderung zu
untermauern. Diese konkreten Hinweise sind wertvoll, um eine

Forderung zu untermauern und zu zeigen, dass die derzeitigen Bedingungen nicht den erwarteten Standards entsprechen.

Kommunikation ist ein wesentlicher Schlüssel im Prozess des Einforderns von Forderungen. Es ist wichtig, damit zu beginnen, seine Bedenken gegenüber seinem Vorgesetzten auf klare und konstruktive Weise zu äußern. Ein erster Schritt kann es sein, um ein Gespräch mit dem Vorgesetzten zu bitten, in dem die Probleme besprochen und Lösungen vorgeschlagen werden. Bei diesem Gespräch ist es entscheidend, einen respektvollen, aber durchsetzungsfähigen Ton anzuschlagen und den Schwerpunkt auf die Auswirkungen der Arbeitsbedingungen auf die Qualität der Pflege und das Wohlbefinden der Pflegenden zu legen. Es kann hilfreich sein, das Gespräch im Vorfeld vorzubereiten, indem Sie die anzusprechenden Punkte und die gewünschten Verbesserungen auflisten.

Wenn individuelle Schritte nicht ausreichen, wird die kollektive Mobilisierung zu einer wesentlichen Strategie. Wenn man sich mit Kollegen trifft, um über gemeinsame Probleme und mögliche Lösungen zu diskutieren, verleiht man den Forderungen mehr Gewicht. Eine kollektive Aktion ist oft einflussreicher als ein individuelles Vorgehen, da sie zeigt, dass die Anliegen von einer großen Zahl von Menschen geteilt werden. Teamsitzungen, Generalversammlungen oder informelle Diskussionsgruppen sind wirksame Mittel, um Ideen auszutauschen, kollektive Aktionen zu organisieren und über die nächsten Schritte zu entscheiden.

Im Rahmen der kollektiven Mobilisierung ist es wichtig, sich auf die Gewerkschaften oder Personalvertreter zu stützen. Diese Gremien haben die Aufgabe, die Rechte der Arbeitnehmer zu verteidigen, und verfügen über die nötige Erfahrung und die Instrumente, um Forderungen durchzusetzen. Sie können bei der Formulierung von Forderungen, der Organisation von Aktionen und bei Verhandlungen mit dem Arbeitgeber helfen. Wenn man sich an eine Gewerkschaft wendet, erhält man rechtliche und strategische Unterstützung und kann den Forderungen mehr Gewicht verleihen. Gewerkschaften können bei Bedarf auch

Schlichtungen oder Streiks organisieren, um den Stimmen der Pflegekräfte Gehör zu verschaffen.

Verhandlungen sind ein entscheidender Schritt, um konkrete Verbesserungen der Arbeitsbedingungen zu erreichen. Bei Gesprächen mit dem Arbeitgeber oder der Geschäftsleitung ist es von entscheidender Bedeutung, einen konstruktiven Ansatz zu verfolgen und realistische Lösungen vorzuschlagen. Anstatt Probleme nur anzuprangern, ist es hilfreich, Alternativen vorzuschlagen, wie z. B. die Anpassung der Arbeitszeiten, die Einstellung von zusätzlichem Personal oder die Verbesserung der Sicherheitsbedingungen. Bei den Verhandlungen sollte ein Kompromiss angestrebt werden, der die Rechte der Pflegekräfte wahrt und gleichzeitig die Zwänge der Einrichtung berücksichtigt. Die Fähigkeit, effektiv zu verhandeln, hängt von einer gründlichen Vorbereitung, einer klaren Kommunikation und dem Willen ab, eine gemeinsame Basis zu finden.

Wenn die Verhandlungen zu keinem Ergebnis führen, können andere Handlungsmöglichkeiten in Betracht gezogen werden. Petitionen, offene Briefe oder Sensibilisierungskampagnen sind Instrumente, mit denen die Öffentlichkeit oder die zuständigen Behörden auf unzumutbare Arbeitsbedingungen aufmerksam gemacht werden können. Diese Aktionen können zusätzlichen Druck auf den Arbeitgeber ausüben und einen offeneren Dialog fördern. Es ist jedoch wichtig, dass diese Aktionen im Einklang mit dem Gesetz durchgeführt werden und ein konstruktiver Dialog mit dem Arbeitgeber aufrechterhalten wird.

Schließlich ist es von entscheidender Bedeutung, sich weiterhin für eine kontinuierliche Verbesserung der Arbeitsbedingungen einzusetzen. Das Einfordern von Rechten ist keine einmalige Aktion, sondern ein ständiger Prozess, der an die Entwicklungen im Arbeitsumfeld angepasst werden muss. Indem sie sich aktiv an Diskussionen über die Arbeitsbedingungen beteiligen, über gesetzliche Entwicklungen auf dem Laufenden bleiben und sich an kollektiven Initiativen beteiligen, können Pflegekräfte dazu

beitragen, ein gerechteres, sichereres und erfüllenderes
Arbeitsumfeld zu schaffen.

- **Die Zukunft der Nachtarbeit in Krankenhäusern**
  - ○ **Neue Technologien im Dienste der Nachtpflege**

Neue Technologien spielen eine zunehmend zentrale Rolle bei der
Verbesserung der Nachtpflege und bieten Werkzeuge und
Lösungen, die die Arbeit der Pflegekräfte erleichtern und die
Qualität der Patientenversorgung erhöhen. Die Arbeit in der
Nacht bringt besondere Herausforderungen mit sich, wie z. B. die
Notwendigkeit, trotz Müdigkeit eine konstante Wachsamkeit
aufrechtzuerhalten, Notfallsituationen mit begrenzten Ressourcen
zu bewältigen und die Kontinuität der Pflege in einer oft
ruhigeren, aber potenziell unberechenbareren Umgebung zu
gewährleisten. Technologische Fortschritte bieten wirksame
Antworten auf diese Herausforderungen, indem sie die
Kommunikation verbessern, die Überwachung der Patienten
optimieren und die Wirksamkeit der Interventionen steigern.

Einer der wichtigsten Beiträge der neuen Technologien in der
Nachtpflege ist die verbesserte Überwachung der Patienten. Mit
modernen Überwachungssystemen können die Vitalzeichen der
Patienten wie Herzfrequenz, Sauerstoffsättigung, Blutdruck und
Atmung in Echtzeit überwacht werden. Diese Systeme sind häufig
mit automatischen Alarmen ausgestattet, die jede anormale
Veränderung melden, sodass das Pflegepersonal selbst bei subtilen
Veränderungen schnell eingreifen kann. Diese kontinuierliche
Überwachung ist besonders nachts wertvoll, wenn die Patienten
schlafen und Anzeichen einer Verschlechterung ohne erhöhte
Wachsamkeit unbemerkt bleiben können. Die neuen Technologien
tragen somit dazu bei, das Risiko unerwünschter Ereignisse zu
verringern und eine schnelle Versorgung in kritischen Situationen
zu gewährleisten.

Kommunikationstechnologien haben auch die Nachtarbeit
verändert, da sie den Austausch zwischen den Mitgliedern des

135

Pflegeteams und den Notdiensten erleichtern. Interne Kommunikationssysteme wie digitale Pager, sichere Smartphones und Instant-Messaging-Plattformen ermöglichen es dem Pflegepersonal, ständig in Verbindung zu bleiben, Informationen in Echtzeit auszutauschen und Einsätze effizient zu koordinieren. Im Notfall können mithilfe dieser Tools schnell die erforderlichen Ressourcen mobilisiert, Bereitschaftsärzte oder Einsatzteams informiert und sichergestellt werden, dass alle Teammitglieder auf derselben Wellenlänge sind. Eine reibungslose Kommunikation ist für ein effektives Management der Nachtpflege unerlässlich, und neue Technologien bieten Lösungen, die diese Kommunikation schneller, genauer und sicherer machen.

Tragbare und vernetzte medizinische Geräte sind eine weitere technologische Innovation, die die nächtliche Pflege verbessert. Patienten können mit tragbaren Sensoren ausgestattet werden, die verschiedene Gesundheitsparameter überwachen, z. B. die Blutglukose bei Diabetikern oder die Sauerstoffsättigung bei Patienten mit Atemwegserkrankungen. Diese Geräte senden Daten in Echtzeit an die Pflegekräfte, sodass diese den Gesundheitszustand der Patienten überwachen können, ohne sie stören zu müssen. Für das Pflegepersonal bedeutet dies weniger Unterbrechungen des Schlafs der Patienten, eine unauffälligere Überwachung und die Fähigkeit, Bedürfnisse zu antizipieren, bevor sie dringend werden. Diese Technologien stärken die Autonomie der Patienten und bieten gleichzeitig eine kontinuierliche Überwachung, selbst in der Nachtpflege.

Elektronische Patientenakten (Electronic Medical Records, EMR) sind ebenfalls ein großer Gewinn für die Nachtpflege. Diese Systeme zentralisieren alle medizinischen Informationen über einen Patienten, sodass das Pflegepersonal schnell und einfach auf entscheidende Daten wie Krankengeschichte, Allergien, Verschreibungen und Testergebnisse zugreifen kann. In der Nacht, wenn weniger Personal zur Verfügung steht und der Zugang zu Fachärzten möglicherweise eingeschränkt ist, ermöglichen EMRs fundierte Entscheidungen auf der Grundlage vollständiger und aktueller Informationen. Das Pflegepersonal kann außerdem in

Echtzeit dokumentieren, welche Pflegemaßnahmen durchgeführt wurden, welche Vitalzeichen erhoben wurden und welche klinischen Beobachtungen gemacht wurden, wodurch die Kontinuität und Nachvollziehbarkeit der Pflege gewährleistet wird.

Auch Innovationen in der Robotik beginnen, ihren Weg in die Nachtpflege zu finden. So können beispielsweise Assistenzroboter eingesetzt werden, um bestimmte sich wiederholende Aufgaben zu übernehmen, wie das Verteilen von Medikamenten, den Transport von medizinischen Geräten oder die Begleitung von Patienten über kurze Strecken. Diese Roboter setzen Zeit für die Pflegekräfte frei, sodass sie sich auf die komplexeren und menschlicheren Aspekte ihrer Arbeit konzentrieren können. Darüber hinaus können Roboter zur Überwachung von Fluren und Zimmern eingesetzt werden und ungewöhnliche Bewegungen oder Verhaltensweisen erkennen, wie z. B. den Sturz eines Patienten oder die Notwendigkeit von Hilfe. Diese automatisierte Überwachung fügt eine zusätzliche Sicherheitsebene hinzu, die besonders in Zeiten mit weniger Personal nützlich ist.

Schließlich bieten Online-Schulungs- und Simulationsplattformen den Pflegekräften die Möglichkeit, sich kontinuierlich weiterzubilden, auch wenn sie nachts arbeiten. Diese Tools bieten Zugang zu interaktiven Lernmodulen, Simulationen von Notfallsituationen und Lernressourcen, die auf die besonderen Bedürfnisse der Nachtarbeit zugeschnitten sind. Fortlaufende Schulungen sind für die Aufrechterhaltung eines hohen Kompetenzniveaus unerlässlich, und diese Technologien ermöglichen es den Pflegekräften, sich in ihrem eigenen Rhythmus weiterzubilden und dabei auf die unterschiedlichen Arbeitszeiten Rücksicht zu nehmen. Darüber hinaus bieten realistische Simulatoren eine wertvolle Gelegenheit, komplexe Verfahren oder Krisenmanagement zu üben, wodurch das Selbstvertrauen und die Bereitschaft der Nachtschicht gestärkt werden.

° Gesetzliche und organisatorische Entwicklungen

Gesetzliche und organisatorische Entwicklungen nehmen einen zentralen Platz bei der kontinuierlichen Verbesserung des Gesundheitssystems ein, insbesondere für Fachkräfte, die in anspruchsvollen Umgebungen wie Nachtdiensten arbeiten. Diese Veränderungen, die durch die Notwendigkeit motiviert sind, die Qualität der Pflege, die Sicherheit der Patienten und das Wohlbefinden der Pflegekräfte zu gewährleisten, verändern nach und nach die Berufspraktiken, die Arbeitsbedingungen und die Organisation der Pflege. Diese Entwicklungen zu verstehen und sich ihnen anzupassen ist für Pflegekräfte von entscheidender Bedeutung, nicht nur um die gesetzlichen Anforderungen zu erfüllen, sondern auch um aktiv an der Verbesserung des Gesundheitssystems insgesamt mitzuwirken.

Auf gesetzlicher Ebene wurden mehrere Reformen eingeführt, um die Nachtarbeit besser zu regeln und die Pflegekräfte zu schützen. Diese Reformen sollen insbesondere sicherstellen, dass die Arbeitsbedingungen von Nachtpflegern den besonderen Herausforderungen, denen sie sich gegenübersehen, gerecht werden. Beispielsweise schreibt die Arbeitszeitgesetzgebung klare Grenzen für die Dauer von Nachtdiensten vor und betont die Bedeutung angemessener Ruhezeiten, um Erschöpfung und Burnout vorzubeugen. Diese Regelungen beinhalten auch Bestimmungen zu Pausen und finanziellen Entschädigungen, wie Lohnzuschläge für Nachtarbeit, die die persönlichen Opfer und zusätzlichen Anforderungen, die mit diesen Arbeitszeiten verbunden sind, anerkennen. Diese gesetzlichen Maßnahmen tragen dazu bei, ein sichereres und gerechteres Arbeitsumfeld für Pflegekräfte zu schaffen, indem sie sicherstellen, dass ihre Rechte respektiert und ihr Wohlergehen berücksichtigt werden.

Parallel dazu wurden auch gesetzliche Entwicklungen eingeführt, um die Sicherheit der Patienten zu erhöhen und sicherzustellen, dass die Qualität der Pflege unabhängig von der Tages- oder Nachtzeit hoch bleibt. Gesetze, die die Weiterbildung von Pflegekräften regeln, sollen beispielsweise sicherstellen, dass die

Kompetenzen des Gesundheitspersonals ständig auf dem neuesten Stand gehalten werden. Dies ist besonders wichtig für das Nachtpersonal, das häufig eigenständig Entscheidungen treffen und Notfallsituationen mit begrenzten Ressourcen bewältigen muss. Darüber hinaus schreiben die Vorschriften vor, dass Gesundheitseinrichtungen genügend Personal vorhalten müssen, um die Bedürfnisse der Patienten auch in der Nacht wirksam und sicher zu erfüllen. Diese Maßnahmen sollen das Risiko von medizinischen Fehlern minimieren und eine kontinuierliche Qualitätsversorgung gewährleisten.

Auf organisatorischer Ebene konzentrieren sich die jüngsten Entwicklungen auf die Optimierung der Koordination der Pflege und die Verwaltung der Humanressourcen. Die Organisation der Teamarbeit wurde überdacht, um den Besonderheiten der Nachtarbeit besser gerecht zu werden. Beispielsweise wird durch die Einrichtung von Zweierteams zwischen Pflegehelfern und Krankenschwestern die Zusammenarbeit gestärkt und sichergestellt, dass die Pflege effizient und konsequent durchgeführt wird. Darüber hinaus werden Rollen und Verantwortlichkeiten häufig neu definiert, um sicherzustellen, dass jedes Mitglied des Nachtschichtteams seine Aufgaben genau kennt und sie unter den bestmöglichen Bedingungen erfüllen kann.

Die Integration neuer Technologien ist ebenfalls ein Schlüsselaspekt der organisatorischen Entwicklungen. Digitale Werkzeuge, wie elektronische Patientenakten und interne Kommunikationssysteme, wurden weitgehend übernommen, um die Verwaltung der Nachtpflege zu erleichtern. Diese Technologien ermöglichen nicht nur die Zentralisierung und den Austausch von Informationen in Echtzeit, sondern auch eine reibungslosere und effizientere Koordination der Maßnahmen. Automatisierte Alarmsysteme können beispielsweise sofort melden, wenn sich der Zustand eines Patienten verschlechtert, was ein schnelles Eingreifen ermöglicht und so die mit der Nachtarbeit verbundenen Risiken verringert.

Organisatorische Entwicklungen zielen auch darauf ab, das Wohlbefinden der Pflegekräfte zu verbessern, indem ihre besonderen Bedürfnisse berücksichtigt werden. Psychologische Unterstützungsprogramme, Schulungen zur Stressbewältigung und Initiativen zur Verbesserung des Arbeitsumfelds werden zunehmend in die Politik der Gesundheitseinrichtungen integriert. Diese Initiativen zielen darauf ab, Burnout vorzubeugen, eine bessere Work-Life-Balance zu fördern und ein Arbeitsumfeld zu schaffen, das menschlicher ist und die Bedürfnisse der Pflegekräfte besser berücksichtigt.

Schließlich ist es wichtig zu erwähnen, dass diese gesetzlichen und organisatorischen Entwicklungen häufig das Ergebnis von Abstimmungen zwischen den verschiedenen Akteuren des Gesundheitssystems sind: den Regulierungsbehörden, den Angehörigen der Gesundheitsberufe, den Gewerkschaften und den Pflegeeinrichtungen. Diese Zusammenarbeit stellt sicher, dass die eingeführten Reformen sowohl realistisch als auch an die Bedürfnisse vor Ort angepasst sind. Sie stellt auch sicher, dass die Pflegekräfte bei Entscheidungen, die ihre tägliche Arbeit betreffen, eine Stimme haben. Dies ist entscheidend, um die Zustimmung und das Engagement der Teams bei der Umsetzung dieser Veränderungen zu gewährleisten.

Kapitel 7

Risiko- und Sicherheitsmanageme nt im Nachtdienst

- **Spezifische Risiken bei Nachtarbeit**
  - **Risiken durch Isolation und Personalabbau**

Die Risiken der Isolation und des Personalabbaus sind entscheidende Herausforderungen im Gesundheitswesen, insbesondere für Fachkräfte, die nachts arbeiten. Diese beiden Faktoren, die häufig miteinander verbunden sind, können schwerwiegende Folgen nicht nur für die Qualität der Patientenversorgung, sondern auch für das Wohlbefinden der Pflegekräfte selbst haben. Isolation in Kombination mit Personalabbau verschärft die täglichen Herausforderungen, denen sich Pflegekräfte stellen müssen, und erhöht das Risiko von Fehlern, Überforderung und Burnout.

Isolation ist ein großes Problem für Pflegekräfte, insbesondere für diejenigen, die nachts arbeiten. Da zu diesen Zeiten weniger Personal anwesend ist, kann es vorkommen, dass Pfleger komplexe Situationen ohne unmittelbare Unterstützung von Kollegen oder Vorgesetzten bewältigen müssen. Diese Isolation kann die Entscheidungsfindung erschweren, da der Pfleger oft allein handeln muss, ohne die Möglichkeit, sich zu beraten oder zu delegieren. Berufliche Einsamkeit erhöht auch den Stress und die Angst, da das Gefühl der Verantwortung schwerer wiegt, wenn man der Einzige ist, der für die Sicherheit der Patienten sorgt. Diese Isolation kann auch zu einem Gefühl der Entmutigung oder des Rückzugs führen, insbesondere wenn die Pflegekräfte den Eindruck haben, dass ihre Nachtarbeit von der Tagesschicht oder den Vorgesetzten nicht angemessen gewürdigt wird.

Der Personalabbau, der häufig durch Haushaltszwänge motiviert ist, verschärft diese Risiken noch weiter. Da weniger Personal zur Verfügung steht, wird jeder Pfleger mit mehr Aufgaben und Verantwortung betraut. Die Arbeitsbelastung wird immer größer, was wiederum die Ermüdung und das Risiko von Fehlern erhöht. In Notfallsituationen kann dieser Personalabbau dramatische Folgen haben: Die Reaktion auf kritische Situationen kann sich verzögern, die Grundversorgung kann vernachlässigt werden, und Patienten können ohne die notwendige Überwachung bleiben. Der

Personalabbau schränkt auch die Möglichkeiten einer individuellen Betreuung ein, da sich das Pflegepersonal auf die dringlichsten Aufgaben konzentrieren muss, was oft auf Kosten des Zuhörens und der Betreuung der Patienten geht.

Die Folgen von Isolation und Personalabbau beschränken sich nicht nur auf die unmittelbaren Auswirkungen auf die geleistete Pflege, sondern beeinträchtigen auch die psychische und physische Gesundheit der Pflegekräfte. Die mit der Arbeitsüberlastung verbundene Überforderung kann zu einem Burnout führen, der durch starke Müdigkeit, zunehmenden Zynismus und eine verminderte Arbeitseffizienz gekennzeichnet ist. Dieser Burnout kann sich durch körperliche Symptome wie Schlafstörungen, Kopf- oder Muskelschmerzen sowie durch emotionale Symptome wie Reizbarkeit, Traurigkeit oder das Gefühl der Inkompetenz äußern. Wenn nichts gegen diese Zustände unternommen wird, können die Pflegekräfte schließlich ihren Arbeitsplatz verlassen, was den Personalabbau noch weiter verschärft und einen Teufelskreis in Gang setzt.

Isolation und Personalabbau können auch den Zusammenhalt des Pflegeteams beeinträchtigen. Wenn die Anzahl der Mitarbeiter reduziert wird, wird die Kommunikation zwischen den Teammitgliedern schwieriger, da jeder auf seine eigenen Aufgaben konzentriert ist und weniger Zeit für den Austausch mit seinen Kollegen hat. Dies kann zu einer Zersplitterung des Teams führen, bei der sich die Pflegekräfte nicht nur physisch, sondern auch sozial isoliert fühlen. Der Verlust des Zusammenhalts und der gegenseitigen Unterstützung unter den Kollegen kann die Motivation senken und die Arbeit noch anstrengender machen. Darüber hinaus kann ein Mangel an Kommunikation und Koordination das Risiko von Fehlern erhöhen, da entscheidende Patienteninformationen möglicherweise nicht richtig ausgetauscht werden.

Um diesen Risiken zu begegnen, müssen Gesundheitseinrichtungen unbedingt Maßnahmen ergreifen, um ihre Pflegekräfte zu unterstützen und die Sicherheit der Patienten zu gewährleisten. Dazu kann die Anpassung der Personalausstattung an den tatsächlichen Bedarf gehören, wobei darauf zu achten ist, dass die Pflegekräfte nicht überlastet werden und über die nötigen Ressourcen verfügen, um ihre Arbeit effektiv zu erledigen. Auch Technologien können eine wichtige Rolle spielen, indem sie dabei helfen, bestimmte sich wiederholende Aufgaben zu kompensieren oder die Kommunikation zwischen den Teammitgliedern auch über größere Entfernungen hinweg zu erleichtern.

Es ist auch von entscheidender Bedeutung, die psychologische und emotionale Unterstützung für Pflegekräfte zu verstärken. Dies kann durch die Einführung von Unterstützungsprogrammen, Schulungen zur Stressbewältigung oder die Schaffung von Gelegenheiten zum Austausch und zur Nachbesprechung unter Kollegen geschehen. Die Förderung einer Kultur der Solidarität und gegenseitigen Unterstützung innerhalb des Teams kann dazu beitragen, die Auswirkungen der Isolation zu mildern und die Widerstandsfähigkeit gegenüber den Herausforderungen des Personalabbaus zu stärken.

- ◦ **Risiken von Gewalt oder Aggressionen (Patienten, Besucher)**

Die Gefahr von Gewalt oder Aggressionen, sei es durch Patienten oder Besucher, ist eine große Sorge für Angehörige des Gesundheitswesens, insbesondere für diejenigen, die nachts arbeiten. Die Natur der Nachtarbeit, die oft durch weniger Personal, weniger Aufsicht und eine ruhigere, aber potenziell angespanntere Atmosphäre gekennzeichnet ist, kann die Anfälligkeit von Pflegekräften für derartige Verhaltensweisen erhöhen. Diese Risiken zu verstehen und Strategien zu ihrer Vermeidung zu entwickeln, ist entscheidend, um die Sicherheit der Pflegekräfte zu gewährleisten und ein ruhiges und respektvolles Arbeitsumfeld aufrechtzuerhalten.

Aggressionen in Gesundheitseinrichtungen können verschiedene Formen annehmen, die von verbaler bis hin zu körperlicher

Gewalt reichen. Auch die Patienten selbst können aggressiv werden, häufig aufgrund ihres Gesundheitszustands, von Schmerzen, Verwirrung oder einer psychischen Störung. Patienten mit Demenz, psychiatrischen Störungen oder unter dem Einfluss von Substanzen können besonders unberechenbar sein und gewalttätig auf Situationen reagieren, die sie als belastend oder bedrohlich empfinden. Nachts, wenn weniger Personal anwesend ist und die Umgebung ruhiger ist, können diese Verhaltensweisen unbemerkt bleiben, bis sie einen kritischen Punkt erreichen, was die Krisenbewältigung komplexer macht.

Auch Besucher, seien es Familienangehörige oder Freunde des Patienten, können eine Quelle von Spannungen darstellen. Sie können aufgrund der medizinischen Situation ihrer Angehörigen gestresst oder emotional werden, und dieser Stress kann manchmal in Aggression umschlagen, vor allem, wenn ihre Erwartungen nicht erfüllt werden oder sie Langsamkeit oder Inkompetenz bei der Pflege wahrnehmen. Frustration kann sich schnell zu einem Konflikt entwickeln, der die Pflegenden in eine schwierige Lage bringt, insbesondere nachts, wenn die Verfahren zur Anforderung von Verstärkung möglicherweise weniger reaktionsschnell sind.

Der Personalabbau, der häufig in den Nachtstunden stattfindet, verschärft diese Risiken. Weniger Personal bedeutet oft weniger Zeugen oder Helfer, die angespannte Situationen deeskalieren können, bevor sie in Gewalt ausarten. Der Mangel an unmittelbarer Unterstützung kann auch dazu führen, dass Pfleger eher zögern, proaktiv einzugreifen, wenn sie spüren, dass sich eine Situation verschlechtert, aus Angst, die Folgen nicht allein bewältigen zu können. Darüber hinaus kann die physische Isolation in bestimmten Bereichen der Einrichtung dazu führen, dass Pfleger anfälliger sind und nur eingeschränkten Zugang zu Hilfe haben, wenn diese dringend benötigt wird.

Die Folgen von Gewalt oder Angriffen sind nicht nur physischer Natur, obwohl Verletzungen natürlich ein direktes Risiko darstellen. Es gibt auch erhebliche psychologische Folgen für

Pflegekräfte. Opfer oder Zeuge eines Übergriffs zu sein, kann zu posttraumatischem Stress, erhöhter Ängstlichkeit und verminderter Arbeitszufriedenheit führen. Langfristig können diese Erfahrungen zu Burnout, emotionalem Rückzug und sogar zur Kündigung führen, was die Situation noch verschlimmert, indem die Zahl der Mitarbeiter weiter reduziert und die Arbeitsbelastung für die Verbleibenden erhöht wird.

Um diesen Risiken zu begegnen, ist es von entscheidender Bedeutung, dass die Gesundheitseinrichtungen klare und wirksame Richtlinien zur Gewaltprävention einführen. Dies beginnt damit, dass die Pflegekräfte im Umgang mit aggressivem Verhalten geschult werden, indem sie lernen, Warnzeichen zu erkennen, Spannungen abzubauen und Deeskalationstechniken anzuwenden. Diese Schulungen sollten Simulationen und Situationsbeispiele beinhalten, damit sich die Pflegekräfte darauf vorbereitet fühlen, angemessen zu reagieren, wenn sie mit Aggressionen konfrontiert werden.

Die Einrichtungen müssen außerdem sicherstellen, dass Sicherheitsprotokolle vorhanden und für alle Pflegekräfte Tag und Nacht zugänglich sind. Dazu gehören auch Notfallkommunikationsmittel wie tragbare Alarmknöpfe, Funkgeräte oder Mobiltelefone, über die schnell Hilfe angefordert werden kann. Darüber hinaus kann selbst eine geringe Präsenz von Sicherheitspersonal eine abschreckende Wirkung auf aggressives Verhalten haben und im Falle eines Vorfalls sofortige Unterstützung bieten. Besonders sensible Bereiche wie Notaufnahmen oder psychiatrische Abteilungen sollten besonders überwacht werden, mit Videoüberwachungssystemen und strengen Zugangskontrollen.

Parallel dazu ist es von entscheidender Bedeutung, eine Kultur der Unterstützung innerhalb des Pflegeteams zu fördern. Die Pflegekräfte müssen wissen, dass sie sich bei Problemen auf ihre Kollegen und Vorgesetzten verlassen können, die sie unterstützen. Dies kann durch regelmäßige Treffen geschehen, bei denen Vorfälle offen und ohne Schuldzuweisungen besprochen werden, um daraus zu lernen und die Sicherheitsprotokolle zu verbessern. Psychologische Unterstützung nach einem Überfall ist ebenfalls von grundlegender Bedeutung, mit Zugang zu Beratungs- oder Therapieangeboten, die den Pflegern helfen, das Trauma zu überwinden und das Vertrauen in ihre Fähigkeit, ihren Beruf sicher auszuüben, wiederzuerlangen.

- **Die einzurichtenden Sicherheitsprotokolle**
  - ◦ **Brandschutz und nächtliche Evakuierung**

Brandschutz und nächtliche Evakuierung sind entscheidende Aspekte des Risikomanagements in Gesundheitseinrichtungen, in denen die Sicherheit von Patienten, Pflegepersonal und anderen Mitarbeitern unter allen Umständen gewährleistet sein muss, auch in den Nachtstunden. In der Nacht werden die Herausforderungen des Brandschutzes durch mehrere Faktoren verschärft: weniger Personal, häufig schlafende oder gefährdete Patienten, schlechtere Sichtverhältnisse und eine durch Müdigkeit möglicherweise beeinträchtigte Reaktionsfähigkeit. Diese Bedingungen machen die Vorbereitung, Schulung und Einführung klarer und effektiver Protokolle zur Gewährleistung einer schnellen und sicheren Evakuierung im Brandfall umso entscheidender.

Eine der obersten Prioritäten bei der Gewährleistung des Brandschutzes in der Nacht ist die Einrichtung von leistungsfähigen und regelmäßig gewarteten Detektions- und Alarmsystemen. Rauch-, Hitze- und Gasmelder sollten strategisch in allen kritischen Bereichen der Einrichtung platziert werden, einschließlich Patientenzimmern, Fluren, Behandlungsräumen und Lagerbereichen. Diese Systeme müssen in der Lage sein, die kleinsten Anzeichen eines Brandausbruchs zu erkennen und einen Alarm auszulösen, der stark genug ist, um das Pflegepersonal und die Patienten ohne Verzögerung zu wecken. Darüber hinaus sollten die Alarme mit einem zentralen System verbunden sein, das automatisch die Notdienste benachrichtigt und so die Reaktionszeit im Katastrophenfall verkürzt.

Die Wirksamkeit einer nächtlichen Evakuierung hängt weitgehend von der Vorbereitung und Schulung des Personals ab. Jedes Mitglied der Nachtschicht muss umfassend in den Evakuierungsverfahren geschult sein und genau wissen, welche Rolle es im Notfall zu spielen hat. Diese Ausbildung sollte regelmäßige Übungen umfassen, bei denen Brandsituationen unter realistischen Bedingungen simuliert werden. Diese Übungen sind wichtig, um das Pflegepersonal daran zu gewöhnen, schnell und ruhig zu handeln und vordefinierte Protokolle zu befolgen. Sie dienen auch dazu, mögliche Mängel in den Evakuierungsplänen zu erkennen und zu beheben, z. B. die Anordnung der Fluchtwege, die Verteilung der Verantwortlichkeiten oder die interne Kommunikation.

Bei einer nächtlichen Evakuierung ist die Kommunikation ein Schlüsselelement. Im Brandfall ist ein schneller und klarer Informationsfluss zwischen allen Mitarbeitern von entscheidender Bedeutung, um die Evakuierungsbemühungen effektiv zu koordinieren. Das Pflegepersonal muss in der Lage sein, nicht nur untereinander, sondern auch mit den Patienten zu kommunizieren, um sie zu beruhigen und zu den Notausgängen zu führen. Notfallkommunikationssysteme wie Walkie-Talkies oder Gegensprechanlagen können entscheidend sein, um die Verbindung zwischen den verschiedenen Punkten der Einrichtung aufrechtzuerhalten, insbesondere wenn bestimmte Bereiche aufgrund von Rauch oder Flammen unzugänglich werden.

Die Evakuierung von Patienten, insbesondere von schutzbedürftigen, ist eine weitere große Herausforderung bei einem nächtlichen Brand. Viele Patienten sind aufgrund ihres Gesundheitszustands, ihres Alters oder einer Behinderung möglicherweise nicht in der Lage, sich selbstständig zu bewegen. Daher ist es von entscheidender Bedeutung, dass das Nachtpersonal im Umgang mit speziellen Evakuierungsausrüstungen wie Evakuierungsstühlen, Transferlaken oder Tragen geschult wird. Jede Etage oder Abteilung sollte über eine ausreichende Anzahl dieser Ausrüstungen verfügen, und das Pflegepersonal sollte wissen, wie es sie schnell und effektiv einsetzen kann. Darüber hinaus ist es wichtig, bei der Evakuierung von Patienten nach ihrem Gesundheitszustand Prioritäten zu setzen und sicherzustellen, dass diejenigen mit dem größten Risiko zuerst evakuiert werden.

Evakuierungspläne müssen in allen Teilen der Einrichtung deutlich sichtbar ausgehängt werden und Notausgänge, Sammelpunkte und die im Notfall zu befolgenden Wege aufzeigen. Diese Pläne müssen für alle gut sichtbar und verständlich sein, auch für Besucher, die nachts anwesend sein könnten. Die Notausgänge müssen regelmäßig überprüft werden, um sicherzustellen, dass sie nicht versperrt sind und sich die Türen leicht öffnen lassen. Flure und Treppen sollten auch bei Stromausfall durch eine wirksame Notbeleuchtung gut beleuchtet sein.

Auch die Verwaltung der Feuereindämmungssysteme ist von entscheidender Bedeutung. Feuerschutztüren, feuerfeste Trennwände und rauchfreie Lüftungssysteme müssen vorhanden sein, um die Ausbreitung von Flammen und Rauch zu begrenzen und so wertvolle Zeit für die Evakuierung zu gewinnen. Das Pflegepersonal sollte im Umgang mit diesen Vorrichtungen geschult werden und wissen, wann und wie sie aktiviert werden müssen, um Patienten und Personal zu schützen.

Schließlich ist es nach der Evakuierung wichtig, die Sammlung und Versorgung der evakuierten Patienten zu organisieren. Die Sammelstellen sollten sich in ausreichender Entfernung vom Gebäude befinden, um die Sicherheit der Evakuierten zu gewährleisten. Das Personal sollte eine schnelle Zählung durchführen, um sicherzustellen, dass niemand vergessen wurde, und um die medizinische Versorgung der Patienten zu organisieren, die diese benötigen. Sobald der Brand unter Kontrolle ist, ist eine Nachbesprechung von entscheidender Bedeutung, um die Reaktion auf den Vorfall zu analysieren, Verbesserungsmöglichkeiten zu ermitteln und die Evakuierungsprotokolle gegebenenfalls anzupassen.

◦ **Der Umgang mit Risikosituationen (psychiatrische Patienten, unruhige Patienten)**

Der Umgang mit Risikosituationen, insbesondere mit psychiatrischen oder unruhigen Patienten, ist ein wesentlicher Bestandteil der Arbeit von Pflegekräften, vor allem während der Nachtdienste, wo die Ressourcen oft begrenzt sind und die Herausforderungen durch Einsamkeit und Müdigkeit noch verstärkt werden. Patienten mit psychiatrischen Störungen oder Verwirrtheitszuständen können jederzeit unberechenbar werden und aggressives, unruhiges oder für sich selbst und andere gefährliches Verhalten zeigen. Der wirksame Umgang mit solchen Situationen erfordert nicht nur technische Fertigkeiten und umfassende Kenntnisse der Protokolle, sondern auch ein hohes Maß an Einfühlungsvermögen, die Fähigkeit, Ruhe zu bewahren, und die Beherrschung von Deeskalationstechniken.

Patienten mit psychiatrischen Störungen oder in extremen Erregungszuständen können verschiedene Risikoverhaltensweisen zeigen, z. B. verbale und körperliche Aggressionen, Selbstverletzungsversuche oder sogar suizidale Verhaltensweisen. Diese Verhaltensweisen können durch verschiedene Faktoren ausgelöst werden: eine Exazerbation ihrer Krankheit, Nebenwirkungen von Medikamenten, Verwirrung durch die Krankenhausumgebung oder Angst. Nachts können diese Situationen aufgrund der ruhigen Umgebung noch komplizierter zu bewältigen sein, was das Gefühl der Isolation des Patienten intensivieren und seine Notlage noch verschlimmern kann.

Der erste Schritt bei der Bewältigung solcher Situationen ist die frühzeitige Erkennung von Anzeichen für eine Verschlechterung oder Unruhe. Pflegende sollten besonders auf Verhaltensänderungen, Anzeichen von Verwirrung, Paranoia, motorischer Unruhe oder unzusammenhängender Sprache achten. Das rechtzeitige Erkennen dieser Anzeichen ermöglicht es, einzugreifen, bevor die Situation kritisch wird. Eine schnelle Beurteilung des Zustands des Patienten unter Berücksichtigung seiner Krankengeschichte, seines aktuellen Zustands und potenzieller Stressfaktoren ist entscheidend, um die angemessenste Reaktion zu lenken.

Die Kommunikation spielt eine Schlüsselrolle im Umgang mit unruhigen oder psychiatrischen Patienten. Ein ruhiger, beruhigender und nicht bedrohlicher Ansatz ist entscheidend für die Deeskalation der Situation. Das Pflegepersonal sollte eine einfache, klare Sprache verwenden und eine herablassende oder autoritäre Haltung vermeiden. Es ist wichtig, die Gefühle des Patienten zu validieren, ihm zu zeigen, dass er verstanden wird, und ihm zu versichern, dass sein Wohlbefinden an erster Stelle steht. Manchmal hilft es schon, leise zu sprechen und äußere Reize zu reduzieren, z. B. das Licht zu dimmen oder andere Patienten wegzuziehen, um einen Patienten in einer Krise zu beruhigen.

Der Einsatz von Deeskalationstechniken ist ebenfalls von entscheidender Bedeutung. Dabei handelt es sich um Strategien, die darauf abzielen, Spannungen abzubauen und eine Eskalation der Gewalt zu verhindern. Dazu kann gehören, den persönlichen Raum des Patienten zu verwalten und dabei einen Sicherheitsabstand einzuhalten, eine nicht bedrohliche Körperhaltung einzunehmen und einfache Wahlmöglichkeiten anzubieten, um dem Patienten ein Gefühl der Kontrolle zu vermitteln. Beispielsweise kann das Angebot, sich an einen ruhigen Ort zu setzen oder ein Glas Wasser zu trinken, die Aufmerksamkeit des Patienten von der unmittelbaren Stressquelle ablenken. Das Pflegepersonal sollte wachsam auf Veränderungen im Verhalten des Patienten achten, die auf eine Eskalation der Unruhe hindeuten könnten, und bereit sein, seine Vorgehensweise entsprechend anzupassen.

In manchen Fällen kann es trotz aller Deeskalationsbemühungen notwendig sein, zu direkteren Eingriffen zu greifen, um den Patienten und andere zu schützen. Dazu kann die Verabreichung von sedierenden Medikamenten gehören, immer unter Aufsicht eines Arztes, oder als letztes Mittel die Anwendung von körperlichen Zwangsmaßnahmen. Diese Maßnahmen müssen jedoch mit großer Vorsicht und immer als letztes Mittel eingesetzt werden, wobei strenge ethische und rechtliche Protokolle einzuhalten sind. Ziel ist es, die Gefahr zu minimieren und gleichzeitig die Würde und die Rechte des Patienten zu respektieren.

Die Zusammenarbeit mit dem multidisziplinären Team ist ein weiteres entscheidendes Element bei der Bewältigung von Risikosituationen. Auch wenn die Nachtschicht oft klein ist, ist es wichtig, wann immer möglich, die Hilfe anderer Gesundheitsfachkräfte wie psychiatrische Fachkrankenschwestern, Psychologen oder Bereitschaftsärzte in Anspruch zu nehmen. Die Arbeit im Team ermöglicht es, Verantwortlichkeiten zu teilen, Fähigkeiten zu kombinieren und sicherzustellen, dass alle Betreuungsoptionen erkundet werden. Die Kommunikation zwischen den Teammitgliedern muss konstant und klar sein, insbesondere um sicherzustellen, dass alle über die Entwicklung der Situation und die getroffenen Entscheidungen informiert sind.

Nach der Bewältigung der Krise ist es von entscheidender Bedeutung, den Patienten zu beurteilen und zu überwachen. Wenn man die Auslöser des Anfalls und die Faktoren, die zur Unruhe beigetragen haben, versteht, kann man Rückfällen vorbeugen und den Pflegeplan für den Patienten anpassen. Häufig ist eine psychologische Betreuung erforderlich, um dem Patienten zu helfen, mit seinem Zustand umzugehen und weiteren Anfällen vorzubeugen. Darüber hinaus ermöglicht eine Nachbesprechung mit dem Team, auf die Intervention zurückzukommen, zu analysieren, was funktioniert hat und was verbessert werden könnte, und die Vorbereitung auf künftige ähnliche Situationen zu stärken.

Schließlich ist es wichtig, die emotionalen Auswirkungen anzuerkennen, die solche Situationen auf die Pflegekräfte selbst haben können. Mit unruhigen oder gewalttätigen Patienten konfrontiert zu werden, kann stressig und anstrengend sein. Pflegekräfte sollten psychologische Unterstützung und regelmäßige Supervision erhalten, um schwierige Situationen zu besprechen und Ratschläge zu erhalten, wie sie mit ihrem eigenen Stress umgehen können. Die psychische Gesundheit von Pflegekräften ist von entscheidender Bedeutung, damit sie auch unter schwierigen Bedingungen weiterhin eine qualitativ hochwertige Pflege leisten können.

- **Die Bedeutung der Weiterbildung im Risikomanagement**
  - ○ **Ausbildung in Erste-Hilfe-Maßnahmen und Krisenmanagement**

Schulungen in Erste-Hilfe-Maßnahmen und Krisenmanagement sind für alle Angehörigen der Gesundheitsberufe unerlässlich, besonders wichtig sind sie jedoch für diejenigen, die in Krankenhäusern arbeiten, insbesondere bei Nachtdiensten. Diese Schulungen versetzen das Pflegepersonal in die Lage, in Notsituationen effektiv und mit kühlem Kopf zu reagieren und so die Sicherheit der Patienten und die Kontinuität der Pflege auch in den kritischsten Momenten zu gewährleisten. Diese Fähigkeiten zu beherrschen bedeutet nicht nur technisches Wissen, sondern auch die Fähigkeit zu entwickeln, mit Stress umzugehen, schnelle Entscheidungen zu treffen und Einsätze unter Druck zu koordinieren.

Erste-Hilfe-Maßnahmen sind die Grundlage für die sofortige Behandlung eines medizinischen Notfalls. Sie umfassen einfache, aber lebensrettende Maßnahmen wie die Herz-Lungen-Wiederbelebung (HLW), das Freimachen der Atemwege, das Stillen von Blutungen und die Behandlung von anaphylaktischem Schock oder Herzstillstand. Diese Maßnahmen können, wenn sie korrekt und innerhalb der ersten Minuten nach einem Vorfall durchgeführt werden, Leben retten. Für das Pflegepersonal ist das Beherrschen dieser Techniken unerlässlich, da sie oft die ersten sind, die eingreifen, bis ein spezialisiertes Ärzteteam eintrifft. Die

Schnelligkeit und Wirksamkeit dieser ersten Maßnahmen kann über den Ausgang einer kritischen Situation entscheiden.

Die Ausbildung in Erste-Hilfe-Maßnahmen muss regelmäßig aktualisiert werden, damit das Pflegepersonal auf dem neuesten Stand der Empfehlungen und Techniken bleibt. Die regelmäßige Überprüfung der Fertigkeiten ist entscheidend für die Aufrechterhaltung eines hohen Bereitschaftsniveaus, da sich die Protokolle mit neuen medizinischen Erkenntnissen weiterentwickeln. Darüber hinaus stärken diese Schulungen das Vertrauen der Pflegekräfte in ihre Fähigkeit zu handeln, was entscheidend ist, wenn sie mit unvorhergesehenen Situationen konfrontiert werden. Notfallsimulationen, die realistische und stressige Bedingungen nachstellen, sind besonders nützlich, um Pflegekräfte darauf vorzubereiten, unter Druck effektiv zu handeln. Diese Übungen trainieren die Koordination von Teameinsätzen, die klare Kommunikation und die flüssige und instinktive Anwendung von Protokollen.

Krisenmanagement geht über Erste-Hilfe-Maßnahmen hinaus. Es umfasst die Fähigkeit, eine Notsituation schnell einzuschätzen, Prioritäten zu setzen und eine koordinierte Reaktion mit mehreren Beteiligten zu organisieren. Krisen können unerwartet auftreten und viele verschiedene Formen annehmen: ein Brand, ein Überfall, eine notwendige Evakuierung oder der Ausfall kritischer Geräte. Jede dieser Situationen erfordert eine spezifische Reaktion, aber alle erfordern eine schnelle Entscheidungsfindung, eine effektive Kommunikation und eine optimale Verwaltung der verfügbaren Ressourcen.

Bei der Schulung zum Krisenmanagement liegt der Schwerpunkt auf der Teamkoordination, der Kommunikation und der Entscheidungsfindung unter Druck. Sie beinhaltet das Erlernen klarer und prägnanter Kommunikationstechniken, die entscheidend sind, um Missverständnisse zu vermeiden und sicherzustellen, dass jedes Teammitglied seine Rolle und seine Verantwortlichkeiten vollständig versteht. Zum Krisenmanagement gehört auch eine gute Kenntnis der institutionellen Protokolle, wie Evakuierungspläne, Notrufverfahren und die Nutzung interner Kommunikationssysteme. Das Pflegepersonal muss in der Lage sein, diese Protokolle schnell zu aktivieren und sie je nach der besonderen Situation, mit der es konfrontiert ist, anzupassen.

Ein weiterer entscheidender Aspekt des Krisenmanagements ist der Umgang mit Stress. Krisen sind per Definition Momente hoher Anspannung, in denen die Fähigkeit, ruhig und konzentriert zu bleiben, auf eine harte Probe gestellt wird. In der Ausbildung zum Stressmanagement werden den Pflegekräften Techniken vermittelt, mit denen sie die Nerven behalten können, z. B. kontrolliertes Atmen, Fokussierung auf die zu erledigenden Aufgaben und die Verwendung von Mantras oder positiven Gedanken, um die Situation unter Kontrolle zu halten. Wer lernt, mit Stress umzugehen, kann nicht nur im Moment besser reagieren, sondern beugt auch einer langfristigen emotionalen Erschöpfung vor, die nach besonders belastenden Eingriffen auftreten kann.

Das Krisenmanagement endet nicht mit der Lösung des unmittelbaren Notfalls. Sie umfasst auch die Nachkrisendebatte, einen Prozess, bei dem die Teams das Ereignis noch einmal Revue passieren lassen, um zu analysieren, was gut funktioniert hat, was verbessert werden könnte und um ihre Erfahrungen und Emotionen auszutauschen. Die Nachbesprechung ist für das kollektive Lernen und die Stärkung der künftigen Vorbereitung von entscheidender Bedeutung. Sie ermöglicht es, mögliche Lücken in den Protokollen zu korrigieren, die Stärken der Reaktion hervorzuheben und die Betreuer emotional zu unterstützen, indem sie ihnen Raum geben, ihre Gefühle auszudrücken und die nötige Unterstützung zu erhalten.

Schließlich stärkt die Schulung in Krisenmanagement und Erste-Hilfe-Maßnahmen die allgemeine Resilienz des Pflegeteams. Wenn die Pflegekräfte wissen, dass sie gut auf kritische Situationen vorbereitet sind, können sie ihre Arbeit mit mehr Gelassenheit und Selbstvertrauen angehen. Diese Vorbereitung trägt dazu bei, ein Arbeitsumfeld zu schaffen, in dem die Sicherheit der Patienten maximiert wird, die Pflegenden sich unterstützt und kompetent fühlen und die Wirksamkeit der Maßnahmen auch in Zeiten größter Anspannung gewährleistet ist.

○ Die Bedeutung von regelmäßigen Simulationen und Übungen

Die Bedeutung regelmäßiger Simulationen und Übungen im Gesundheitswesen kann gar nicht hoch genug eingeschätzt werden, insbesondere für Berufsgruppen, die in Umgebungen arbeiten, in denen es häufig zu Notfallsituationen kommt. Diese Simulationen und Übungen sind wichtige pädagogische Instrumente, die es dem Pflegepersonal ermöglichen, unter realitätsnahen Bedingungen zu trainieren, ihre technischen Fähigkeiten zu verbessern, ihre Teamfähigkeit zu stärken und ihre Reaktionsfähigkeit auf unvorhergesehene Ereignisse zu verbessern. Sie spielen eine entscheidende Rolle bei der Vorbereitung der Teams auf den effektiven Umgang mit kritischen Situationen, wodurch die Sicherheit der Patienten und die Qualität der Pflege gewährleistet werden.

Simulationen bieten einen sicheren Rahmen, in dem Pflegekräfte technische Maßnahmen wie Herz-Lungen-Wiederbelebung (HLW), Intubation oder Atemwegsmanagement üben können, ohne die Risiken, die mit einem realen Einsatz verbunden sind. Diese Übungen ermöglichen es, bestimmte Handgriffe so lange zu wiederholen, bis sie automatisch ablaufen, was in Notfallsituationen, in denen jede Sekunde zählt, lebenswichtig ist. In einer Simulation eines Herzstillstands können Pfleger beispielsweise üben, ihre Handlungen zu koordinieren, Protokolle flüssig anzuwenden und medizinische Geräte präzise einzusetzen. Dieses wiederholte Üben verbessert nicht nur die individuellen Fähigkeiten, sondern auch den Zusammenhalt des Teams, da jeder lernt, synergetisch mit seinen Kollegen zusammenzuarbeiten.

Regelmäßige Übungen sind ebenfalls entscheidend, um die Wachsamkeit hoch zu halten und sicherzustellen, dass die

Pflegekräfte mit den neuesten Praktiken und Protokollen auf dem Laufenden bleiben. Das in Schulungen erworbene theoretische Wissen kann mit der Zeit verblassen, vor allem wenn es nicht regelmäßig in die Praxis umgesetzt wird. Durch Simulationen können diese Kenntnisse aufgefrischt, Fehler korrigiert werden, bevor sie in einem realen Kontext auftreten, und das Vertrauen der Pflegekräfte in ihre Fähigkeit, in jeder Situation einzugreifen, gestärkt werden. Eine Simulationsübung zum Krisenmanagement, wie z. B. eine Notevakuierung aufgrund eines Brandes, ermöglicht es beispielsweise, zu überprüfen, ob jedes Teammitglied die Evakuierungsprotokolle, die Fluchtwege und seine genaue Rolle in dem Prozess kennt.

Die Fähigkeit, mit Stress umzugehen, ist ein weiterer grundlegender Aspekt der Simulationen. Indem sie Arbeitsbedingungen unter Druck nachstellen, können sich die Pflegekräfte durch diese Übungen daran gewöhnen, mit dem Stress umzugehen, der mit Notfallsituationen einhergeht. Wenn es zu einem realen Vorfall kommt, sind diejenigen, die regelmäßig an Simulationen teilgenommen haben, besser darauf vorbereitet, ruhig zu bleiben, klar zu denken und schnelle Entscheidungen zu treffen. Simulationen schaffen einen Raum, in dem Pflegekräfte sich mit ihren eigenen Stressreaktionen vertraut machen, lernen, damit umzugehen, und Strategien entwickeln können, um ihre Leistungsfähigkeit auch in kritischen Momenten aufrechtzuerhalten.

Regelmäßige Simulationen und Übungen spielen ebenfalls eine wichtige Rolle bei der kontinuierlichen Verbesserung der Praktiken. Jede Simulation ist eine Lernmöglichkeit, nicht nur für die direkten Teilnehmer, sondern auch für das gesamte Team. Nach jeder Übung ist eine Nachbesprechung unerlässlich, um zu analysieren, was gut gelaufen ist, was verbessert werden könnte und um zu diskutieren, welche Schwachstellen verstärkt werden sollten. Diese Diskussionen ermöglichen es, wertvolle Erkenntnisse zu gewinnen, die Protokolle anzupassen und Lösungen für die erkannten Lücken zu entwickeln. Die Nachbesprechung fördert außerdem einen Geist der

Zusammenarbeit und offenen Kommunikation innerhalb des Teams, wodurch der Zusammenhalt und das gegenseitige Vertrauen gestärkt werden.

Darüber hinaus ermöglichen Simulationen, die Wirksamkeit von Protokollen und Geräten in einer kontrollierten Umgebung zu testen und zu bewerten. Sie bieten eine einzigartige Gelegenheit, mögliche Schwachstellen in den bestehenden Systemen zu erkennen, wie z. B. Hardwarefehler, inkonsistente Verfahren oder zusätzlichen Schulungsbedarf. Beispielsweise kann eine Simulation eines Stromausfalls in einem Krankenhaus Mängel in den Notfallverfahren aufdecken, z. B. unzureichende Notstromgeneratoren oder mangelnde Schulung des Personals in den Protokollen für den Fall eines Stromausfalls. Wenn die Gesundheitseinrichtungen diese Probleme bei einer Übung erkennen, können sie proaktiv Maßnahmen ergreifen, um sie zu beheben, bevor es zu einer realen Situation kommt.

Regelmäßige Simulationen und Übungen wirken sich ebenfalls positiv auf die Moral und die Zufriedenheit der Pflegekräfte aus. Indem ihnen Möglichkeiten zur Weiterbildung und zur Verbesserung ihrer Fähigkeiten geboten werden, fühlen sich die Pflegekräfte von ihrer Organisation wertgeschätzt und unterstützt. Sie gewinnen ein größeres Vertrauen in ihre Fähigkeiten, was sich in einer besseren Arbeitsleistung und einer höheren Arbeitszufriedenheit niederschlägt. Darüber hinaus stärken diese Übungen das Gefühl der Zugehörigkeit zu einem kompetenten und gut vorbereiteten Team, was für die Aufrechterhaltung einer guten Gruppendynamik und eines positiven Arbeitsumfelds von entscheidender Bedeutung ist.

Zusammenfassend lässt sich sagen, dass regelmäßige Simulationen und Übungen unverzichtbare Instrumente sind, um das Pflegepersonal darauf vorzubereiten, Notfallsituationen kompetent, ruhig und effizient zu bewältigen. Sie ermöglichen es, technische Handgriffe zu perfektionieren, den Umgang mit Stress zu verbessern, die Koordination innerhalb des Teams zu verbessern und die Protokolle auf dem neuesten Stand zu halten.

Durch die Investition in diese Übungen stellen Gesundheitseinrichtungen sicher, dass ihre Teams auf optimale Reaktionen vorbereitet sind, wodurch die Sicherheit der Patienten und die Qualität der Pflege selbst in den kritischsten Situationen gewährleistet werden. Diese Übungen tragen auch zur beruflichen Zufriedenheit der Pflegekräfte bei, da sie ihnen die Möglichkeit bieten, sich in ihrer Rolle zu entfalten und gleichzeitig ihre kontinuierliche Weiterentwicklung zu gewährleisten.

Kapitel 8

Psychologische Auswirkungen und langfristiges Stressmanagement

- **Psychologische Langzeitfolgen von Nachtarbeit**
  - **Schlafstörungen und Auswirkungen auf die psychische Gesundheit**

Schlafstörungen sind für viele Beschäftigte im Gesundheitswesen eine alltägliche Realität, insbesondere für diejenigen, die nachts oder in Schichtarbeit arbeiten. Dieses Ungleichgewicht des zirkadianen Rhythmus, das auf die Umkehrung der Schlaf-Wach-Zyklen zurückzuführen ist, kann weitreichende Folgen für die psychische Gesundheit haben. Der Schlaf spielt eine grundlegende Rolle bei der Regulierung unserer Emotionen, der Stressbewältigung und der Aufrechterhaltung unseres psychologischen Wohlbefindens. Wenn der Schlaf chronisch gestört ist, kann dies erhebliche Auswirkungen haben und nicht nur die Lebensqualität, sondern auch die Fähigkeit, seine Arbeit effektiv auszuüben, beeinträchtigen.

Der Schlaf ist für die ordnungsgemäße Funktion des Gehirns von entscheidender Bedeutung. Während der Tiefschlafphasen festigt das Gehirn das Gedächtnis, regeneriert die Nervenzellen und baut Stoffwechselschlacken ab, die sich während des Tages angesammelt haben. Wenn der Schlaf unzureichend oder von schlechter Qualität ist, werden diese Prozesse beeinträchtigt, was zu kognitiver Ermüdung, verminderter Konzentration und Gedächtnisstörungen führen kann. Für einen Pfleger, dessen Arbeit ständige Aufmerksamkeit, schnelle Entscheidungen und eine sorgfältige Aufgabenbewältigung erfordert, können diese Auswirkungen das Risiko von Behandlungsfehlern erheblich erhöhen und die Sicherheit der Patienten gefährden.

Schlafstörungen stehen auch in engem Zusammenhang mit der Stimmung und der emotionalen Gesundheit. Schlafmangel kann Gefühle von Frustration, Reizbarkeit und Stress verstärken. Er kann dazu führen, dass Pflegende anfälliger für zwischenmenschliche Spannungen und die täglichen Herausforderungen der Arbeit werden, wodurch ihre Stressresilienz sinkt. Langfristig können diese Störungen zu schwereren Gemütsstörungen wie Angstzuständen oder Depressionen führen. Der Zusammenhang zwischen Schlaf und

Emotionsregulation ist gut belegt: Ein gestörter Schlaf kann Angst- und Depressionssymptome verschlimmern, während diese Stimmungsstörungen wiederum den Schlaf noch schwieriger machen können, wodurch ein Teufelskreis entsteht, der nur schwer zu durchbrechen ist.

Nacht- oder Schichtarbeit kann auch den sozialen Rhythmus stören und das Gefühl der Isolation und Entfremdung verstärken. Pflegende können sich von ihrer Familie, ihren Freunden und der Gesellschaft im Allgemeinen abgekoppelt fühlen, da ihre Arbeitszeiten nicht mit denen anderer übereinstimmen. Diese soziale Abkoppelung kann sich negativ auf die psychische Gesundheit auswirken und Gefühle von Einsamkeit und emotionaler Erschöpfung verschärfen. Der Mangel an sozialer Unterstützung ist ein wichtiger Risikofaktor für die Entwicklung psychischer Störungen, da er den Menschen die emotionalen Ressourcen entzieht, die sie zur Bewältigung von Stress benötigen.

Gestörter Schlaf wirkt sich auch auf die Physiologie des Körpers aus, was indirekt die psychische Gesundheit beeinträchtigen kann. Beispielsweise wird chronischer Schlafmangel mit einem erhöhten Spiegel des Stresshormons Cortisol in Verbindung gebracht, das den gesamten Hormonhaushalt stören und zu mehr Stress und Angstzuständen beitragen kann. Darüber hinaus ist unzureichender Schlaf mit einer Dysregulation des Appetits verbunden, was zu Gewichtszunahme, Stoffwechselstörungen und einer Abnahme der körperlichen Energie führen kann. Diese physiologischen Veränderungen können das Gefühl von Müdigkeit und allgemeinem Unwohlsein verschlimmern und die Symptome von Depressionen und Angstzuständen verstärken.

Für Pflegekräfte ist der Umgang mit Schlafstörungen daher entscheidend, um ihre psychische Gesundheit zu erhalten und ihre Fähigkeit, ihren Beruf mit Kompetenz und Mitgefühl auszuüben. Es ist wichtig, Strategien zu entwickeln, um die Schlafqualität zu verbessern, auch wenn man in Schichtarbeit arbeitet. Dazu kann die Einrichtung regelmäßiger Schlafroutinen auch an freien Tagen gehören, um den zirkadianen Rhythmus zu stabilisieren. Das Schaffen einer schlaffördernden Umgebung durch Verdunkelungsvorhänge, Ohrstöpsel und das Vermeiden von Bildschirmen vor dem Schlafengehen kann ebenfalls dazu beitragen, die Schlafqualität zu verbessern.

Die Anwendung von Stressbewältigungstechniken wie Meditation, progressive Muskelentspannung oder Yoga kann ebenfalls von Vorteil sein. Diese Praktiken helfen, den Geist und den Körper zu beruhigen, was das Einschlafen erleichtert und die Schlafqualität verbessert. Es kann auch hilfreich sein, einen Angehörigen der Gesundheitsberufe aufzusuchen, um spezifische Ratschläge oder eine Behandlung für Schlafstörungen zu erhalten, wie z. B. die kognitive Verhaltenstherapie bei Schlaflosigkeit (CBT-I), die sich bei der Behandlung chronischer Schlafstörungen als wirksam erwiesen hat.

◦ Auswirkungen auf das Sozial- und Familienleben

Die Auswirkungen von Schichtarbeit, insbesondere Nachtarbeit, auf das Sozial- und Familienleben sind tiefgreifend und werden oft unterschätzt. Für Pflegekräfte, die in Umgebungen arbeiten, in denen die Arbeitszeiten im Vergleich zur Mehrheit der Bevölkerung umgekehrt sind, kann die Vereinbarkeit von Berufs- und Privatleben zu einer ständigen Herausforderung werden. Diese Zeitverschiebung stört nicht nur den biologischen Rhythmus, sondern auch die soziale und familiäre Dynamik, wodurch eine Kluft zwischen dem Pflegenden und seinen Angehörigen entsteht, die manchmal nur schwer zu überbrücken ist.

Eine der ersten Auswirkungen von Nachtarbeit auf das Sozialleben ist die allmähliche Abkopplung von sozialen Ereignissen und Aktivitäten, die den Lebensrhythmus der meisten Menschen bestimmen. Gesellige Momente, Treffen mit Freunden, Ausflüge mit der Familie oder sogar einfache gemeinsame Mahlzeiten werden schwierig zu organisieren, wenn die

Arbeitszeiten nicht mit denen anderer übereinstimmen. Diese wiederholte Abwesenheit von sozialen Momenten kann zu einem Gefühl der Isolation führen, in dem sich der Pfleger am Rande des normalen gesellschaftlichen Lebens fühlt. Dies kann zu Frustration und sogar Traurigkeit führen, weil man sich "aus der Zeit gefallen" fühlt und nicht in der Lage ist, an sozialen Ritualen teilzunehmen, die die Bindung zu anderen stärken.

Auf der Ebene der Familie können die Auswirkungen ebenso bedeutsam sein. Für Eltern bedeutet Nachtarbeit oft, dass sie wichtige Momente mit ihren Kindern verpassen, wie gemeinsame Familienmahlzeiten, Spielzeiten oder abendliche Diskussionen. Diese Abwesenheit, selbst wenn sie aus beruflichen Gründen erfolgt, kann sowohl von den Eltern als auch von den Kindern schmerzlich empfunden werden. Die Kinder können ein Gefühl des Vermissens oder des Unverständnisses empfinden, während die Eltern Schuldgefühle haben oder sich vom Leben ihrer Kinder abgekoppelt fühlen können. Nachtarbeit kann sich auch auf die Paarbeziehung auswirken, da weniger Zeit für Gemeinsamkeiten und Zweisamkeit bleibt. Versetzte Arbeitszeiten können die täglichen Interaktionen einschränken, was die Kommunikation und die Aufrechterhaltung der Beziehung erschwert. Die fehlende Synchronisation der Zeitpläne kann so eine emotionale Distanz zwischen den Partnern schaffen und das Gefühl der Isolation verstärken.

Die mit der Nachtarbeit verbundene Müdigkeit verschlimmert diese Auswirkungen. Schlafmangel in Verbindung mit einem gestörten zirkadianen Rhythmus kann die Energie und die emotionale Verfügbarkeit des Pflegenden verringern. Nach einer Nachtschicht ist es oft schwierig, die Energie aufzubringen, um sich voll an familiären oder sozialen Aktivitäten zu beteiligen, selbst wenn der Zeitplan dies zulässt. Diese Müdigkeit kann zu erhöhter Reizbarkeit, weniger Geduld und einem geringeren Engagement in sozialen und familiären Beziehungen führen. Der Pflegende muss möglicherweise schwierige Entscheidungen treffen, ob er sich ausruhen soll, um sich zu erholen, oder ob er

Zeit mit seinen Angehörigen verbringen soll, was langfristig die Qualität der Beziehungen beeinträchtigen kann.

Um diese Auswirkungen abzumildern, ist es entscheidend, Strategien zu entwickeln, die ein ausgewogenes Verhältnis zwischen Berufs- und Privatleben ermöglichen. Eine offene und ehrliche Kommunikation mit den Angehörigen ist ein wichtiger erster Schritt. Die Einschränkungen der Nachtarbeit zu erklären, die eigenen Gefühle mitzuteilen und den Gefühlen anderer zuzuhören, kann helfen, gegenseitiges Verständnis zu schaffen und angemessene Lösungen zu finden. Beispielsweise kann das Einplanen bestimmter Zeiten, in denen man Zeit mit der Familie oder mit Freunden verbringt, auch wenn diese nicht mit den traditionellen Arbeitszeiten übereinstimmen, dazu beitragen, die Bindungen aufrechtzuerhalten. Die Organisation von qualitativ hochwertigen Aktivitäten, auch wenn sie nur kurz sind, kann die aufgrund der Arbeitszeiten verlorene Zeit teilweise kompensieren.

Es ist auch entscheidend, auf seine körperliche und geistige Gesundheit zu achten, damit man die Zeit mit seinen Lieben voll und ganz genießen kann. Dazu kann es gehören, strenge Schlafroutinen einzuführen, sich gesund zu ernähren und entspannende Aktivitäten in den Tag einzubauen. Wenn der Pfleger auf ein gutes Energieniveau achtet, kann er die Anforderungen der Nachtarbeit besser bewältigen und gleichzeitig für seine Familie und Freunde da sein.

Schließlich kann es hilfreich sein, sich Unterstützung zu suchen, sei es durch Selbsthilfegruppen für Nachtarbeiter, Gemeinschaftsaktivitäten, die auf versetzte Arbeitszeiten zugeschnitten sind, oder durch die Konsultation eines Gesundheitsexperten, um mit Stress und Müdigkeit umzugehen. Diese Ressourcen können zusätzliche Strategien bieten, um Beruf und Privatleben besser miteinander zu vereinbaren und die negativen Auswirkungen auf das Sozial- und Familienleben abzumildern.

- **Stressbewältigungsstrategien für den Nachtpfleger**
  - **Techniken zur Entspannung und Stressbewältigung**

Entspannungs- und Stressbewältigungstechniken sind im modernen Leben unverzichtbar geworden, insbesondere für Angehörige der Gesundheitsberufe, die häufig mit Situationen konfrontiert sind, in denen sie unter hohem Druck stehen und ein hohes Arbeitstempo haben. Stress kann, wenn er nicht richtig bewältigt wird, verheerende Folgen für die körperliche und geistige Gesundheit haben und zu Burnout, Schlafstörungen und einer verminderten Lebensqualität führen. Die Anwendung effektiver Entspannungstechniken hilft nicht nur, den täglichen Stress besser zu bewältigen, sondern auch das innere Gleichgewicht wiederherzustellen, die Widerstandsfähigkeit gegenüber Herausforderungen zu stärken und die optimale Leistung am Arbeitsplatz aufrechtzuerhalten.

Eine der zugänglichsten und effektivsten Entspannungstechniken ist die Tiefenatmung. Bei der Tiefenatmung oder Zwerchfellatmung wird langsam und tief geatmet, wobei das Zwerchfell statt der Brust eingesetzt wird. Dadurch wird die Herzfrequenz verringert, der Blutdruck gesenkt und ein Zustand der Ruhe gefördert. Wenn sich Stress bemerkbar macht, kann es Körper und Geist schnell beruhigen, wenn man sich ein paar Minuten Zeit nimmt, um sich auf eine langsame, kontrollierte Atmung zu konzentrieren. Diese Technik ist besonders in Krisensituationen hilfreich, in denen die Fähigkeit, ruhig und konzentriert zu bleiben, von entscheidender Bedeutung ist.

Die Achtsamkeitsmeditation oder Mindfulness ist eine weitere wirkungsvolle Methode zur Stressbewältigung. Bei dieser Praxis konzentriert man sich auf den gegenwärtigen Moment und beobachtet seine Gedanken, Gefühle und Empfindungen, ohne zu urteilen. Die Achtsamkeitsmeditation hilft, ein stärkeres Bewusstsein für sich selbst und die Umwelt zu entwickeln, was automatische Stressreaktionen reduzieren und die Fähigkeit erhöhen kann, mit schwierigen Situationen gelassener umzugehen. Regelmäßiges Praktizieren von Achtsamkeit, auch nur für einige Minuten am Tag, kann erhebliche Auswirkungen auf das geistige Wohlbefinden haben, indem es hilft, Ängste zu reduzieren, die Konzentration zu verbessern und die emotionale Widerstandsfähigkeit zu stärken.

Die progressive Muskelentspannung ist eine weitere wirksame Entspannungstechnik. Dabei werden verschiedene Muskelgruppen des Körpers schrittweise angespannt und wieder entspannt, angefangen bei den Füßen bis hin zum Kopf. Diese Praxis hilft, angesammelte körperliche Spannungen zu lösen und einen Zustand tiefer Entspannung herbeizuführen. Sie ist besonders vorteilhaft für Pflegekräfte, die viele Stunden auf den Beinen sind oder berufsbedingte Muskelschmerzen haben. Durch die progressive Muskelentspannung lernt man, die Zeichen der Anspannung im Körper besser zu erkennen und sie zu lösen, bevor sie zu Stress oder Schmerzen führen.

Yoga, eine Kombination aus körperlichen Stellungen, Atemübungen und Meditation, ist eine weitere sehr wohltuende Entspannungstechnik. Yoga hilft, den Körper zu stärken, die Flexibilität zu verbessern und körperliche Spannungen abzubauen, während es gleichzeitig den Geist beruhigt. Wenn Pflegekräfte regelmäßig Yoga praktizieren, können sie ein besseres Körperbewusstsein entwickeln, lernen, Muskelverspannungen zu lösen und den Geist zu beruhigen. Yoga fördert auch einen besseren Schlaf, was für Pflegekräfte, die im Schichtdienst arbeiten und häufig unter Schlafstörungen leiden, von entscheidender Bedeutung ist.

Auch die Integration von Visualisierungstechniken kann ein wertvolles Instrument zur Stressbewältigung sein. Beim Visualisieren stellt man sich einen beruhigenden Ort oder eine Situation vor und konzentriert sich dabei auf sensorische Details wie Farben, Geräusche, Gerüche und Empfindungen. Diese Technik schafft einen "mentalen Fluchtweg" aus stressigen Situationen und bietet einen Moment der Ruhe und mentalen Erholung. Durch die Visualisierung einer ruhigen Landschaft wie einem Strand oder einem Wald kann die Pflegekraft beispielsweise einen Zustand der Ruhe herbeiführen, der dazu beiträgt, die Stressreaktion zu verringern.

Die Entwicklung von Strategien zum Zeitmanagement und zur Organisation ist ebenfalls entscheidend für den Stressabbau. Eine gute Organisation hilft, das Gefühl der Überlastung zu verringern und Prioritäten besser zu setzen. Den Tag zu planen, Aufgaben in kleinere, überschaubare Schritte zu zerlegen und regelmäßige Pausen zu machen sind Strategien, die helfen können, den täglichen Druck zu verringern. Ein effektives Zeitmanagement schafft Raum für Momente der Entspannung und Erholung, die für die Aufrechterhaltung des Gleichgewichts und zur Vermeidung von Erschöpfung unerlässlich sind.

Schließlich spielt auch die soziale Unterstützung eine entscheidende Rolle bei der Stressbewältigung. Wenn man seine Erfahrungen mit Kollegen, Freunden oder Verwandten teilt, fühlt man sich unterstützt und verstanden. Allein die Tatsache, dass man über seine Sorgen spricht, kann die Stresslast mindern und neue Perspektiven auf die Probleme eröffnen, mit denen man konfrontiert ist. Die Teilnahme an Diskussions- und Selbsthilfegruppen oder sozialen Aktivitäten kann dieses Unterstützungsnetzwerk stärken und bietet Räume, in denen man sich emotional erholen und gemeinsam Lösungen für Herausforderungen finden kann.

º **Die Bedeutung von psychologischer Unterstützung und Gesprächsgruppen**

Die Bedeutung von psychologischer Unterstützung und Gesprächsgruppen im Gesundheitswesen darf nicht unterschätzt werden, insbesondere für Berufsgruppen, die täglich mit Situationen konfrontiert sind, die von intensivem Stress, menschlichem Leid und manchmal auch von Trauer geprägt sind. Die Arbeit von Pflegekräften ist zwar zutiefst befriedigend, aber auch emotional anspruchsvoll und kann langfristig zu Gefühlen von Müdigkeit, Erschöpfung und sogar Burn-out führen. In diesem Zusammenhang bieten psychologische Unterstützung und die Teilnahme an Gesprächsgruppen wertvolle Ressourcen, um die psychische Gesundheit von Pflegenden zu erhalten, ihre Resilienz zu stärken und sie in die Lage zu versetzen, ihren Beruf weiterhin mitfühlend und effektiv auszuüben.

Psychologische Unterstützung, ob individuell oder kollektiv, ist von entscheidender Bedeutung, um Pflegekräften bei der Verarbeitung der komplexen und oft intensiven Emotionen zu helfen, die sie im Rahmen ihrer Arbeit erleben können. Ob es sich um die Schmerzbehandlung von Patienten, die Sterbebegleitung oder die Bewältigung von Notfallsituationen handelt - diese Erfahrungen können tiefe emotionale Spuren hinterlassen. Psychologische Unterstützung bietet einen sicheren Raum, in dem Pflegende ihre Gefühle, Frustrationen und Sorgen ausdrücken können, ohne Angst vor Verurteilung haben zu müssen. Wenn sie mit einem ausgebildeten Psychologen oder Berater über diese Erfahrungen sprechen, können sie die emotionale Last, die sie möglicherweise tragen, abladen, konstruktive Wege zur Stressbewältigung finden und Strategien für zukünftige Herausforderungen entwickeln.

Gesprächsgruppen, die die individuelle psychologische Unterstützung ergänzen, bringen eine kollektive Dimension mit sich, die besonders vorteilhaft ist. In diesen Gruppen treffen sich Pflegende, die mit ähnlichen beruflichen Realitäten konfrontiert sind, und bieten ihnen einen Raum, in dem sie ihre Erfahrungen, Emotionen und Bewältigungsstrategien austauschen können. Die Teilnahme an einer Gesprächsgruppe hilft, die Isolation zu durchbrechen, die man empfinden kann, insbesondere wenn man von beruflicher Verantwortung und komplexen Gefühlen überwältigt wird. Die Geschichten der Kollegen zu hören und die eigenen Erfahrungen zu teilen, fördert ein Gefühl der Solidarität und Zugehörigkeit und erinnert die Teilnehmer daran, dass sie mit diesen Herausforderungen nicht allein sind.

Gesprächsgruppen bieten auch die Möglichkeit, von anderen zu lernen. Jeder Pfleger bringt persönliche Strategien mit, um mit Stress, Angst oder Trauer umzugehen. Durch den Austausch dieser Strategien bereichern die Gruppenmitglieder ihren eigenen psychologischen Werkzeugkasten und entdecken neue Methoden, um Schwierigkeiten zu bewältigen. Darüber hinaus stärkt die gegenseitige Unterstützung in einer Gesprächsgruppe die kollektive Resilienz: Gemeinsam können Pflegende Lösungen für die Probleme finden, mit denen sie konfrontiert sind, seien es berufliche oder persönliche Herausforderungen.

Allein die Tatsache, dass man spricht und Gefühle ausdrückt, die man aus Angst, verletzlich zu wirken, oft für sich behält, ist an sich schon eine therapeutische Handlung. Gesprächsgruppen bieten einen Raum, in dem das Wort frei ist und in dem sich jeder angehört und verstanden fühlen kann. Diese Dynamik ermöglicht es, unterdrückte Gefühle freizusetzen, Stress und Ängste abzubauen und das Gefühl der Kontrolle über das eigene Berufs- und Privatleben wiederherzustellen. Die Bestätigung der eigenen Gefühle durch Gleichaltrige spielt ebenfalls eine entscheidende Rolle: Zu wissen, dass andere ähnliche Erfahrungen gemacht haben und verstehen, wie man sich fühlt, ist ein enormer Trost.

Psychologische Unterstützung und Gesprächsgruppen tragen ebenfalls dazu bei, einem Burnout vorzubeugen. Burnout ist oft das Ergebnis von kumuliertem Stress, einem Gefühl der Hilflosigkeit angesichts sich wiederholender Situationen und dem Fehlen angemessener Unterstützung. Indem sie einen regelmäßigen Raum zum Reden und Zuhören bieten, helfen diese Ressourcen, die Warnsignale für Burnout zu erkennen und einzugreifen, bevor die Situation kritisch wird. Der Austausch von positiven Erfahrungen und Erfolgen in einer Gesprächsgruppe kann auch den Sinn der Arbeit wiederherstellen, indem er die Pflegenden daran erinnert, warum sie diesen Beruf gewählt haben, und es ihnen ermöglicht, ihre ursprüngliche Motivation wieder aufleben zu lassen.

Schließlich ist es wichtig zu betonen, dass psychologische Unterstützung und Gesprächsgruppen nicht nur Kriseninterventionen sind, sondern als Instrumente der kontinuierlichen Prävention gesehen werden sollten. Wenn man diese Praktiken in die Routine der Pflegekräfte integriert und sie zur regelmäßigen Teilnahme ermutigt, trägt dies zur Aufrechterhaltung eines dauerhaften psychischen Wohlbefindens bei. Gesundheitseinrichtungen spielen eine Schlüsselrolle, indem sie den Zugang zu diesen Ressourcen erleichtern, sie in die Richtlinien für das Wohlbefinden des Personals integrieren und eine Kultur schaffen, in der die Fürsorge für die Pflegenden ebenso hohe Priorität hat wie die Fürsorge für die Patienten.

- **Burn-out vorbeugen**
  - **Warnzeichen für Burnout**

Burn-out oder beruflicher Ausbrennen ist ein zunehmend anerkanntes Phänomen in Arbeitsumgebungen, insbesondere in Gesundheitsberufen, in denen die emotionalen, physischen und psychologischen Anforderungen besonders hoch sind. Burnout tritt nicht über Nacht auf, sondern entwickelt sich allmählich, oft schleichend, über eine Reihe von Warnsignalen, die, wenn sie nicht erkannt und behandelt werden, zu einer erheblichen Verschlechterung der Gesundheit und des Wohlbefindens führen können. Diese Anzeichen frühzeitig zu erkennen ist entscheidend, um rechtzeitig einzugreifen und die verheerenden Auswirkungen von Burn-out zu verhindern.

Eines der ersten Warnzeichen für Burn-out ist eine anhaltende und intensive Müdigkeit. Diese Müdigkeit geht über das bloße Gefühl, nach einem langen Arbeitstag müde zu sein, hinaus; sie ist chronisch und verschwindet auch nach einer Nacht Schlaf oder einem freien Wochenende nicht. Menschen, die sich auf dem Weg zum Burnout befinden, wachen morgens möglicherweise bereits erschöpft auf und haben nicht die nötige Energie, um den Tag zu bewältigen. Diese Müdigkeit kann mit Schlafstörungen einhergehen, wie Einschlafschwierigkeiten, häufigem Aufwachen oder dem Gefühl, nicht erholsam zu schlafen, was das Gefühl der Erschöpfung nur noch verstärkt.

Ein weiteres verräterisches Zeichen ist, dass das Engagement und die Motivation am Arbeitsplatz nachlassen. Was früher spannend oder motivierend war, kann plötzlich unüberwindbar oder uninteressant erscheinen. Der Pfleger kann beginnen, ein zunehmendes Desinteresse an seinen täglichen Aufgaben, einen Verlust der Freude an seiner Arbeit oder ein Gefühl der emotionalen Entfremdung zu spüren. Dieses Desengagement kann sich in verminderter Produktivität, häufigen Verspätungen oder der Tendenz, bei wichtigen Aufgaben zu prokrastinieren, äußern. Dieser Motivationsverlust wird häufig von einem Gefühl des Zynismus oder der Negativität gegenüber der Arbeit, den Kollegen oder sogar den Patienten begleitet.

Emotionale Störungen sind ebenfalls wichtige Warnzeichen für Burnout. Menschen auf dem Weg zum Burnout können reizbarer, ungeduldiger oder anfälliger für Wutausbrüche werden. Sie können sich von Aufgaben überfordert fühlen, die sie früher für überschaubar hielten, und unverhältnismäßig stark auf Stresssituationen reagieren. Auch Gefühle von Angst, Traurigkeit oder Verzweiflung können häufiger auftreten. In manchen Fällen können diese emotionalen Störungen zu depressiven Symptomen führen, wie z. B. einem Verlust des Interesses an alltäglichen Aktivitäten, einem Gefühl der Entwertung oder Schuld und anhaltenden negativen Gedanken.

Die körperlichen Anzeichen sollten nicht übersehen werden. Chronischer Stress in Verbindung mit Burn-out kann zu einer Reihe somatischer Symptome führen, z. B. häufige Kopfschmerzen, Muskelschmerzen, Magen-Darm-Beschwerden oder Herzklopfen. Diese körperlichen Symptome sind häufig Ausdruck der geistigen und emotionalen Erschöpfung und können unbehandelt zu einer Behinderung führen. Der Körper kann auf anhaltenden Stress mit ständigen Muskelverspannungen, allgemeiner Müdigkeit und einer erhöhten Anfälligkeit für Infektionen und Krankheiten reagieren.

Burn-out kann sich auch durch Veränderungen im Verhalten und in den Gewohnheiten bemerkbar machen. Beispielsweise kann eine Person mit Burn-out beginnen, sich sozial zu isolieren, indem sie Interaktionen mit Kollegen, Freunden oder der Familie vermeidet. Sie können auch Vermeidungsverhalten an den Tag legen, wie sich vor beruflicher Verantwortung drücken oder sich weigern, Entscheidungen zu treffen. Auch ein erhöhter Konsum von Substanzen wie Alkohol, Tabak oder Medikamenten kann ein Warnzeichen sein, da diese Substanzen manchmal als Mittel zur Bewältigung von Stress oder zunehmender Angst eingesetzt werden.

Ein weiteres Warnzeichen, auf das Sie achten sollten, ist der Verlust der Arbeitsleistung. Trotz aller Bemühungen kann eine Person mit Burn-out feststellen, dass es ihr immer schwerer fällt, ihre Aufgaben effizient zu erledigen. Sie machen möglicherweise Fehler, haben Schwierigkeiten, sich zu konzentrieren, und erleben einen Verlust an Kreativität oder Problemlösungsfähigkeit. Dieser Leistungsabfall kann zusammen mit einem Gefühl der Frustration oder Scham zu einem Teufelskreis führen, in dem sich Stress und Erschöpfung noch weiter verstärken.

Schließlich kann ein anhaltendes Gefühl der Verzweiflung oder des Pessimismus ein fortgeschrittenes Anzeichen für Burnout sein. Wenn man das Gefühl hat, dass nichts, was man tut, ausreichend zu sein scheint, dass die eigenen Anstrengungen nicht anerkannt werden oder dass die Zukunft düster und aussichtslos erscheint, ist es entscheidend, diese Gefühle als Alarmsignale zu erkennen. Dieses Gefühl der Hoffnungslosigkeit kann zu einer völligen Abkehr von der Arbeit oder sogar zu einer schweren Depression führen, wenn keine Gegenmaßnahmen ergriffen werden.

∘ Ressourcen und Begleitung zur Vorbeugung von Erschöpfung

Die Prävention von Erschöpfung, insbesondere in so anspruchsvollen Berufen wie dem des Pflegepersonals, ist eine entscheidende Herausforderung, um nicht nur die Gesundheit und das Wohlbefinden des Einzelnen, sondern auch die Qualität der Patientenversorgung zu gewährleisten. Burn-out ist ein schleichender Prozess, der sich allmählich entwickelt, oft durch die Kombination von chronischem Stress, Arbeitsüberlastung und mangelnder Unterstützung. Um Burnout vorzubeugen, ist es wichtig, eine Reihe von Ressourcen und eine angemessene Begleitung bereitzustellen, die es den Pflegenden ermöglichen, ihr körperliches und geistiges Gleichgewicht zu bewahren, regelmäßig neue Energie zu tanken und Lösungen für die Schwierigkeiten zu finden, denen sie in ihrer täglichen Praxis begegnen.

Eine der wichtigsten Ressourcen zur Vorbeugung von Erschöpfung ist der Zugang zu angemessener psychologischer Unterstützung. Diese Unterstützung kann in Form von Einzelgesprächen mit einem Psychologen oder einem spezialisierten Berater erfolgen, die einen sicheren Raum bieten, um Gefühle, Frustrationen und Sorgen zu äußern. Die psychologische Unterstützung hilft dabei, Stressquellen zu identifizieren, die Mechanismen zu verstehen, die zu Erschöpfung führen, und persönliche Strategien zu entwickeln, um die Herausforderungen des Alltags besser zu bewältigen. Diese Art der Unterstützung ist besonders hilfreich, um dem Aufbau von Spannungen vorzubeugen und zu lernen, die Warnzeichen eines Burnouts zu erkennen, bevor es zu spät ist.

Schulungs- und Sensibilisierungsprogramme spielen ebenfalls eine Schlüsselrolle bei der Prävention von Erschöpfung. Diese Programme können Workshops zu den Themen Stressbewältigung, wohlwollende Kommunikation, Zeitmanagement und Work-Life-Balance umfassen. Durch die Teilnahme an diesen Schulungen erwerben Pflegekräfte konkrete Werkzeuge, um ihre Arbeit besser zu organisieren, zu lernen, wo möglich zu delegieren, und Entspannungspraktiken in ihre tägliche Routine einzuführen. Diese Fähigkeiten sind nicht nur für die Prävention von Burnout hilfreich, sondern tragen auch dazu bei, die Effizienz und Zufriedenheit am Arbeitsplatz zu steigern, indem sie es ermöglichen, mit dem Druck, der mit dem Beruf einhergeht, besser umzugehen.

Die Unterstützung durch Gleichaltrige ist eine weitere wertvolle Ressource bei der Vorbeugung von Burnout. Gesprächsgruppen, regelmäßige Teamsitzungen und informelle Austauschräume ermöglichen es den Pflegenden, ihre Erfahrungen auszutauschen, sich gegenseitig zu unterstützen und eine Kultur der Solidarität im Team zu schaffen. Diese Momente des Austauschs stärken die Bindungen zwischen den Kollegen, schaffen ein Gefühl der Zugehörigkeit und sorgen dafür, dass man sich angesichts von Schwierigkeiten weniger isoliert fühlt. Die Unterstützung durch Gleichaltrige ist besonders wichtig in Zeiten intensiven Stresses, in denen allein das Wissen, dass man mit einer schwierigen Phase nicht allein ist, zusätzlichen Trost und Motivation bieten kann.

Ein weiterer entscheidender Faktor zur Vermeidung von Burnout ist das Gleichgewicht zwischen Berufs- und Privatleben. Pflegende sollten dazu ermutigt werden, Räume zum Abschalten zu bewahren, in denen sie außerhalb der Arbeit neue Kraft schöpfen können. Dazu können Freizeitaktivitäten, Zeit mit der Familie, Sport oder andere Aktivitäten gehören, die Freude und Entspannung bringen. Gesundheitseinrichtungen können diese Balance unterstützen, indem sie für angemessene Arbeitszeiten sorgen, Möglichkeiten für eine Auszeit zur Erholung und Regeneration bieten und Zeit für sich selbst als wesentliches Element der Gesundheit und des Wohlbefindens von Pflegekräften wertschätzen.

Auch die institutionelle Begleitung ist von entscheidender Bedeutung. Gesundheitseinrichtungen spielen eine Schlüsselrolle bei der Prävention von Burnout, indem sie eine Personalpolitik verfolgen, die die Bedürfnisse der Pflegenden berücksichtigt. Dies kann die Reduzierung übermäßiger Arbeitsbelastungen, die Einführung ausgewogener Teamrotationen, die Anerkennung der geleisteten Arbeit und die Bereitstellung von Weiterbildungsangeboten zur beruflichen Weiterentwicklung umfassen. Eine Unternehmenskultur, die das Wohlbefinden der

Mitarbeiter wertschätzt und einen offenen Dialog über die Herausforderungen, mit denen die Pflegenden konfrontiert sind, fördert, ist entscheidend für die Schaffung eines Arbeitsumfelds, in dem sich Erschöpfung weniger wahrscheinlich einstellt.

Die Integration von Entspannungs- und Stressbewältigungstechniken in die tägliche Routine der Pflegekräfte ist eine weitere wichtige Strategie. Techniken wie Achtsamkeitsmeditation, Tiefenatmung, Yoga oder progressive Muskelentspannung können helfen, das Stressniveau zu senken, die Schlafqualität zu verbessern und die Resilienz gegenüber dem Arbeitsdruck zu stärken. Wenn diese Praktiken von der Einrichtung gefördert und unterstützt werden, werden sie zu mächtigen Werkzeugen, um das geistige und emotionale Gleichgewicht auch in anspruchsvollen Arbeitsumgebungen aufrechtzuerhalten.

Schließlich gehört zur Vorbeugung von Burnout auch die Ermutigung zu einer regelmäßigen Selbsteinschätzung des eigenen Wohlbefindens. Pflegende sollten dazu angehalten werden, regelmäßig ihren emotionalen und körperlichen Zustand zu überprüfen, Anzeichen von übermäßiger Müdigkeit, Motivationsverlust oder Unverbindlichkeit zu erkennen und nicht zu zögern, um Hilfe zu bitten, wenn es nötig ist. Das Erkennen persönlicher Grenzen und das Wissen, wann man sich ausruhen oder um Unterstützung bitten sollte, sind wichtige Fähigkeiten, um einer langfristigen Erschöpfung vorzubeugen.

Zusammenfassend lässt sich sagen, dass die Prävention von Burnout eine Reihe von Ressourcen und Unterstützungsangeboten erfordert, die auf die spezifischen Bedürfnisse von Pflegenden zugeschnitten sind. Dazu gehören psychologische Unterstützung, Schulungen, Peer-Support, Work-Life-Balance, institutionelle Begleitung und die Integration von Entspannungstechniken. Durch die Umsetzung dieser Strategien können Gesundheitseinrichtungen nicht nur Burnout vorbeugen, sondern auch ein Arbeitsumfeld schaffen, in dem Pflegende sich entfalten, motiviert bleiben und weiterhin mit der Empathie und dem

Engagement, die ihren Beruf auszeichnen, qualitativ hochwertige Pflege leisten können.

Kapitel 9

Der Nachtpfleger im Angesicht technologischer Innovationen

- **Die Entwicklung von Technologien für die Nachtpflege**
  - ◦ **Fernüberwachungsgeräte und ihre Auswirkungen**

Fernüberwachungsgeräte haben die Art und Weise der Gesundheitsversorgung revolutioniert und bieten innovative Lösungen zur Verbesserung der Qualität der Gesundheitsversorgung, zur Erhöhung der Patientensicherheit und zur Optimierung der Arbeit des Pflegepersonals. Diese Technologien, die es ermöglichen, den Gesundheitszustand von Patienten in Echtzeit zu überwachen, ohne dass diese physisch anwesend sein müssen, haben erhebliche Auswirkungen auf die medizinische Praxis, insbesondere in Umgebungen mit begrenzten personellen Ressourcen oder hohem Bedarf an kontinuierlicher Überwachung.

Einer der größten Vorteile von Fernüberwachungsgeräten ist ihre Fähigkeit, eine ständige Wachsamkeit zu bieten. Diese Systeme, seien es Vitalzeichenmonitore, Bewegungssensoren oder vernetzte tragbare Geräte, ermöglichen eine kontinuierliche Überwachung wichtiger Parameter wie Herzfrequenz, Sauerstoffsättigung, Blutdruck oder Körpertemperatur. In Echtzeit werden diese Daten an eine zentrale Schnittstelle übertragen, wo das Pflegepersonal sie sofort abrufen kann. Diese kontinuierliche Überwachung ist besonders wertvoll auf Intensivstationen, in der Neonatologie oder auch zu Hause bei Risikopatienten. Sie ermöglicht es, Anomalien schnell zu erkennen, Komplikationen vorauszusehen und zu reagieren, bevor die Situation kritisch wird.

Diese Geräte reduzieren auch die Arbeitsbelastung des Pflegepersonals, indem sie Überwachungsaufgaben automatisieren, die sonst eine ständige Anwesenheit am Patientenbett erfordern würden. In einer Umgebung, in der das Personal oft unter Druck steht und die Personaldecke dünner werden kann, schafft die Möglichkeit, mehrere Patienten gleichzeitig zu überwachen, auch aus der Ferne, mehr Zeit für die Pflegekräfte. So können sie sich auf andere Aspekte ihrer Arbeit konzentrieren, z. B. auf die direkte Pflege, die Betreuung der Patienten oder die Verwaltung der Krankenakten. Dies trägt zu einer besseren Arbeitsteilung und einer effizienteren Nutzung der verfügbaren Personalressourcen bei.

Die Integration dieser Fernüberwachungstechnologien verbessert auch die Sicherheit der Patienten. Durch die frühzeitige Erkennung von Anzeichen einer Verschlechterung, wie z. B. ein plötzlicher Abfall der Sauerstoffsättigung oder ein schneller Anstieg der Herzfrequenz, ermöglichen die Geräte ein schnelles Eingreifen, das schwerwiegende Ausgänge verhindern kann. Diese erhöhte Reaktionsfähigkeit ist besonders vorteilhaft für Patienten mit chronischen oder komplexen Erkrankungen, bei denen eine engmaschige Überwachung entscheidend ist, um häufige Krankenhausaufenthalte oder schwere Komplikationen zu vermeiden.

Darüber hinaus fördern Fernüberwachungsgeräte die Autonomie von Patienten, insbesondere von chronisch kranken und älteren Menschen. Indem sie es ihnen ermöglichen, zu Hause zu bleiben und gleichzeitig aus der Ferne überwacht zu werden, verringern diese Technologien die Notwendigkeit häufiger Krankenhausbesuche und reduzieren so den Stress und die Unannehmlichkeiten, die mit Reisen verbunden sind. Patienten fühlen sich zu Hause oft wohler und sicherer, während sie die beruhigende Gewissheit haben, dass ihr Gesundheitszustand genau überwacht wird. Dies verbessert nicht nur ihre Lebensqualität, sondern auch ihre Therapietreue, da sie sich auch aus der Ferne unterstützt und betreut fühlen.

Die Auswirkungen von Fernüberwachungsgeräten beschränken sich jedoch nicht auf rein technische oder klinische Aspekte. Sie verändern auch die Beziehung zwischen Patienten und Betreuern. Die Möglichkeit, Daten in Echtzeit zu sammeln, schafft eine neue Dynamik in der Pflege, bei der der Pfleger zum Begleiter wird, der mithilfe der Daten Interventionen und Ratschläge individuell anpassen kann. Diese Personalisierung der Pflege stärkt das Vertrauen der Patienten und verbessert die Qualität der Interaktionen, auch wenn diese aus der Ferne erfolgen. Da die Pflegekräfte ständig über den Zustand ihrer Patienten informiert sind, können sie ihre Vorgehensweise genauer und proaktiver anpassen, was die Wirksamkeit der Pflege erhöht.

Allerdings bringen diese Vorrichtungen auch Herausforderungen mit sich, insbesondere in Bezug auf die Datenverwaltung und die Sicherheit. Die massenhafte Erhebung von oftmals sensiblen Gesundheitsdaten erfordert robuste Schutzsysteme, um die Vertraulichkeit zu gewährleisten und das Risiko von Cyberangriffen zu verhindern. Gesundheitseinrichtungen müssen daher in eine sichere Infrastruktur investieren und ihr Personal im Umgang mit diesen Technologien schulen, um Fehlfunktionen oder Datenlecks zu vermeiden.

Im Hinblick auf die psychologischen Auswirkungen ist es wichtig zu erkennen, dass der Einsatz von Fernüberwachungsgeräten auch ambivalente Auswirkungen haben kann. Für einige Patienten kann das Wissen, dass sie ständig überwacht werden, zu einer Beruhigung des Gemüts führen. Für andere kann dies jedoch ein Gefühl des Kontrollverlusts oder der Abhängigkeit oder sogar des Eindringens in ihre Privatsphäre erzeugen. Daher ist es von entscheidender Bedeutung, dass die Einführung dieser Technologien mit einer klaren und einfühlsamen Kommunikation einhergeht, die die Vorteile erklärt, aber auch die Vorlieben und den Komfort der Patienten respektiert.

Schließlich hat die Entwicklung von Fernüberwachungsgeräten wichtige Auswirkungen auf die Ausbildung des Pflegepersonals. Die Angehörigen der Gesundheitsberufe müssen nicht nur im technischen Umgang mit diesen Geräten geschult werden, sondern auch in der Interpretation der von ihnen generierten Daten. Sie müssen in der Lage sein, klinische Entscheidungen auf der Grundlage der von diesen Technologien gelieferten Informationen zu treffen und dabei einen menschlichen und patientenzentrierten Ansatz beizubehalten.

° Die Verwendung von elektronischen Patientenakten (EPA) in Echtzeit

Der Einsatz von elektronischen Patientenakten (EPA) in Echtzeit hat die Landschaft des Gesundheitswesens grundlegend verändert und bietet eine Vielzahl von Vorteilen, die sowohl die Effizienz der Pflege als auch die Qualität der Patientenversorgung verbessern. Durch die Zentralisierung und sofortige Aktualisierung medizinischer Informationen ermöglichen diese digitalen Werkzeuge dem Pflegepersonal einen vollständigen und aktuellen Überblick über den Gesundheitszustand der Patienten und fördern so eine schnellere, fundiertere und besser koordinierte Entscheidungsfindung.

Eine der größten Stärken von Echtzeit-EMDs ist die Fähigkeit, medizinischem Fachpersonal einen sofortigen und sicheren Zugriff auf die medizinischen Daten eines Patienten zu ermöglichen, unabhängig von ihrem Standort. Dieser Zugang ist insbesondere in Notfallsituationen, in denen jede Sekunde zählt, von entscheidender Bedeutung. Das Pflegepersonal kann Krankengeschichten, Testergebnisse, Verschreibungen und klinische Notizen mit wenigen Klicks einsehen, ohne Papierakten durchsuchen oder darauf warten zu müssen, dass Informationen von einer Abteilung zur anderen weitergeleitet werden. Dieser schnelle Zugriff verbessert nicht nur die Reaktionsfähigkeit auf kritische Situationen, sondern auch die Kontinuität der Pflege, da sichergestellt wird, dass jeder Eingriff mit den aktuellsten Daten versehen ist.

Echtzeit-MDEs erleichtern auch die Koordination zwischen den verschiedenen Gesundheitsfachkräften, die an der Behandlung eines Patienten beteiligt sind. In einer Krankenhausumgebung, in der mehrere Fachärzte, Krankenschwestern und Techniker an einem Fall arbeiten können, stellt die EMR sicher, dass alle zur gleichen Zeit über die gleichen Informationen verfügen. Dies verringert das Risiko von Fehlern wie doppelten Tests oder unerwünschten Medikamenteninteraktionen und stellt sicher, dass alle Beteiligten auf denselben Behandlungsplan ausgerichtet sind. Die verbesserte Koordination trägt zu einer einheitlicheren und effektiveren Pflege bei, da Zeitverluste und Missverständnisse verringert werden.

Ein weiterer bedeutender Vorteil von Echtzeit-EMDs ist die Möglichkeit, automatisierte Warnungen und Erinnerungen in den Pflegeprozess zu integrieren. Beispielsweise kann das EMR eine Anomalie in den Ergebnissen eines Tests melden, an eine fällige Impfung erinnern oder vor einer potenziellen Arzneimittelinteraktion warnen. Diese proaktiven Funktionen helfen dem Pflegepersonal, keine wichtigen Dinge zu übersehen und eher präventiv als reaktiv einzugreifen. Darüber hinaus können diese Warnungen auf die spezifischen Bedürfnisse jedes einzelnen Patienten zugeschnitten werden, was eine wirklich individuelle Pflege ermöglicht.

EPAs spielen auch eine entscheidende Rolle bei der Verbesserung der Qualität der Pflege, da sie nachvollziehbar und transparent sind. Jede Änderung an der Akte, jede Intervention und jede Entscheidung wird aufgezeichnet, wodurch eine vollständige und detaillierte Geschichte der Patientenversorgung entsteht. Diese Nachvollziehbarkeit ist nicht nur für die Gewährleistung der Kontinuität der Versorgung von entscheidender Bedeutung, sondern auch für die Bewertung medizinischer Praktiken, die Durchführung von Qualitätsprüfungen und die Ermittlung von Bereichen, in denen Verbesserungen vorgenommen werden können. Wenn Gesundheitseinrichtungen über eine genaue und chronologische Aufzeichnung aller Handlungen und Beobachtungen verfügen, können sie die Behandlungspfade besser verstehen und Strategien zur Optimierung der Ergebnisse für die Patienten entwickeln.

Die Datensicherheit ist ein weiterer Schlüsselaspekt bei der Verwendung von Echtzeit-DMEs. Moderne EMR-Systeme sind so konzipiert, dass sie sensible Informationen durch fortschrittliche Sicherheitsprotokolle wie Datenverschlüsselung und Benutzerauthentifizierung schützen. Diese Maßnahmen stellen sicher, dass nur autorisierte Personen auf die Krankenakten zugreifen können, wodurch die Privatsphäre der Patienten geschützt und gleichzeitig ein sicherer und effizienter Informationsaustausch ermöglicht wird. In einem Umfeld, in dem der Schutz personenbezogener Daten immer stärker reguliert wird, bieten EMRs eine Lösung, die den gesetzlichen Anforderungen entspricht und gleichzeitig die betrieblichen Bedürfnisse des Pflegepersonals erfüllt.

Was die Praktikabilität betrifft, so bieten Echtzeit-EPDs eine nie dagewesene Flexibilität bei der Verwaltung des Gesundheitswesens. Das Pflegepersonal kann von jedem angeschlossenen Gerät aus, sei es ein Computer, ein Tablet oder ein Smartphone, überall auf die Patientenakten zugreifen. Diese Zugänglichkeit ermöglicht eine größere Mobilität des Gesundheitspersonals, das die Akten auf Reisen innerhalb der Einrichtung oder sogar aus der Ferne, z. B. bei Telekonsultationen, einsehen oder aktualisieren kann. Diese Flexibilität führt zu einem besseren Zeitmanagement und einer Verkürzung der Zeitspanne zwischen Entscheidungsfindung und Eingriff.

Die Einführung von Echtzeit-EMDs ist jedoch nicht frei von Herausforderungen. Es ist von entscheidender Bedeutung, dass das Pflegepersonal im Umgang mit diesen Systemen geschult wird, um deren Vorteile voll ausschöpfen zu können. Eine schlecht gestaltete Benutzeroberfläche oder eine schlechte Integration in bestehende Arbeitsabläufe können zu Frustrationen und Fehlern führen. Daher ist es von entscheidender Bedeutung, dass Gesundheitseinrichtungen in intuitive und ergonomische EMR-Systeme investieren, begleitet von geeigneten Schulungsprogrammen, die es den Benutzern ermöglichen, sich schnell mit der neuen Technologie vertraut zu machen.

- **Neue Hilfsmittel für den Nachtpfleger**
  - **Mobile Anwendungen und digitale Werkzeuge für das Pflegemanagement**

Mobile Anwendungen und digitale Tools haben sich zu einem immer wichtigeren Bestandteil des Pflegemanagements entwickelt und bieten den Beschäftigten im Gesundheitswesen innovative Möglichkeiten, die Qualität, Effizienz und Zugänglichkeit der von ihnen erbrachten Leistungen zu verbessern. Diese Technologien, die von Anwendungen zur Patientenüberwachung bis hin zu Kommunikationswerkzeugen für Teams reichen, verändern die Art und Weise, wie die Pflege organisiert und erbracht wird, indem sie die Koordination erleichtern, Prozesse optimieren und die Reaktionsfähigkeit auf die Bedürfnisse der Patienten erhöhen.

Einer der wichtigsten Beiträge von mobilen Anwendungen im Pflegemanagement ist die Verbesserung der Kommunikation und Koordination zwischen den verschiedenen Mitgliedern des Pflegeteams. Mithilfe von Anwendungen für sicheres Messaging können Ärzte, Krankenschwestern und andere Angehörige der Gesundheitsberufe Informationen in Echtzeit austauschen, medizinische Ratschläge erteilen und Maßnahmen nahtlos koordinieren, wobei die Vertraulichkeit der Daten gewahrt bleibt. Dies ist besonders in Umgebungen entscheidend, in denen sich die Geschwindigkeit der Kommunikation direkt auf Behandlungsentscheidungen und Patientenergebnisse auswirken kann. Wenn ein Patient beispielsweise kritische Symptome aufweist, kann die Möglichkeit, über eine mobile Anwendung schnell einen Spezialisten zu konsultieren, die Entscheidungsfindung beschleunigen und potenziell Leben retten.

Digitale Hilfsmittel haben auch die Überwachung von Patienten verändert, sowohl im Krankenhaus als auch zu Hause. Mithilfe von Anwendungen zur Überwachung der Vitalfunktionen, zur Verwaltung von Medikamenten oder zur Überwachung von Symptomen können Pflegekräfte Daten in Echtzeit sammeln und analysieren. Diese Informationen, die häufig von vernetzten Geräten wie Smartwatches oder medizinischen Sensoren gesammelt werden, sind dann über digitale Plattformen zugänglich, wo sie von Gesundheitsfachkräften überprüft werden können. Diese kontinuierliche Fernüberwachung ist besonders vorteilhaft für Patienten mit chronischen Krankheiten, die eine regelmäßige Überwachung benötigen, aber dank dieser Hilfsmittel häufige Krankenhausaufenthalte vermeiden können. Automatische Warnungen bei der Feststellung von Anomalien ermöglichen ein schnelles Eingreifen, bevor die Situation kritisch wird.

Mobile Anwendungen erleichtern auch die Aufklärung und Befähigung von Patienten. Viele Apps sind so konzipiert, dass sie Patienten helfen, ihren Gesundheitszustand besser zu verstehen, ihre Behandlung zu verfolgen, Arzttermine einzuhalten und ein positives Gesundheitsverhalten an den Tag zu legen. Beispielsweise kann eine Diabetesmanagement-App einem Patienten helfen, seinen Blutzuckerspiegel zu überwachen, seine Ernährung entsprechend anzupassen und sich daran zu erinnern, seine Medikamente pünktlich einzunehmen. Indem sie die Patienten in ihre eigene Gesundheitsversorgung einbeziehen, fördern diese digitalen Hilfsmittel eine bessere Therapietreue und ein größeres Engagement in ihrem Behandlungspfad.

Die Verwaltungseffizienz ist ein weiterer Bereich, in dem digitale Werkzeuge einen erheblichen Einfluss haben. Anwendungen für das Pflegemanagement erleichtern die Planung von Terminen, die Verwaltung von Krankenakten, die Rechnungsstellung und die Kommunikation mit den Patienten. Diese Tools reduzieren die Zeit, die für Verwaltungsaufgaben aufgewendet werden muss, und schaffen so Freiräume für die Pflegekräfte, damit sie sich stärker auf die direkte Pflege konzentrieren können. So kann beispielsweise eine Online-Anwendung zur Terminvereinbarung Telefonate und Planungsfehler reduzieren, während ein digitales Aktenverwaltungssystem den Zugriff auf und die Aktualisierung von medizinischen Informationen vereinfacht und damit das Risiko von Fehlern und Redundanzen verringert.

Digitale Werkzeuge bieten auch Möglichkeiten für die Weiterbildung und den Wissensaustausch von Gesundheitsfachkräften. Mithilfe von Bildungsanwendungen und -plattformen können sich Pflegekräfte über die neuesten medizinischen Entwicklungen informieren, an Online-Kursen teilnehmen und mit Kollegen aus der ganzen Welt zusammenarbeiten. Diese digitalen Ressourcen bereichern das Fachwissen der Pflegekräfte und tragen zur ständigen Verbesserung der Pflegequalität bei. Beispielsweise kann eine Lernanwendung Module zu neuen Operationstechniken oder zum Notfallmanagement anbieten, die jederzeit und von jedem Ort aus zugänglich sind und so die kontinuierliche berufliche Weiterentwicklung erleichtern.

Die Einführung von mobilen Anwendungen und digitalen Tools im Pflegemanagement ist jedoch nicht ohne Herausforderungen. Es muss unbedingt sichergestellt werden, dass diese Technologien intuitiv und zugänglich sind und sich gut in die bestehenden Arbeitsabläufe einfügen. Ein schlechtes Design oder eine unangemessene Nutzung können zu Frustrationen, Fehlern oder sogar zu Risiken für die Patientensicherheit führen. Darüber hinaus ist die Schulung des Personals im Umgang mit diesen Technologien von entscheidender Bedeutung, um sicherzustellen, dass sie optimal eingesetzt werden und den gewünschten Nutzen bringen. Die Datensicherheit ist ein weiterer kritischer Aspekt, da Gesundheitsinformationen besonders sensibel sind. Die Anwendungen müssen daher strenge Datenschutzstandards erfüllen, um sicherzustellen, dass die Privatsphäre der Patienten gewahrt bleibt.

◦ Künstliche Intelligenz und ihre Rolle bei der nächtlichen Betreuung von Patienten

Künstliche Intelligenz (KI) spielt im Gesundheitswesen eine zunehmend entscheidende Rolle, insbesondere bei der Betreuung von Patienten in der Nacht, einer Zeit, in der Wachsamkeit und kontinuierliche Überwachung besonders notwendig sind, die personellen Ressourcen aber möglicherweise begrenzt sind. Die

Integration von KI in die nächtliche Patientenüberwachung bietet innovative Lösungen zur Verbesserung der Pflegesicherheit, zur frühzeitigen Erkennung von Anzeichen einer Verschlechterung und zur Entlastung des Pflegepersonals, sodass dieses sich auf Aufgaben mit höherer Wertschöpfung konzentrieren kann.

Eine der vielversprechendsten Anwendungen von KI in der Nachtüberwachung ist die Überwachung von Vitalzeichen in Echtzeit. KI-Systeme sind in der Lage, kontinuierlich Daten zu analysieren, die von angeschlossenen medizinischen Geräten wie Herzfrequenz-, Sauerstoffsättigungs- oder Blutdruckmonitoren gesammelt werden. Mithilfe ausgeklügelter Algorithmen können diese Systeme subtile Trends oder Anomalien erkennen, die dem menschlichen Auge entgehen könnten, insbesondere während der Nachtstunden, in denen Müdigkeit die Wachsamkeit des Pflegepersonals beeinträchtigen kann. Beispielsweise könnte ein leichter Anstieg der Herzfrequenz oder ein allmählicher Rückgang der Sauerstoffversorgung von der KI als Vorbote einer Komplikation interpretiert werden und so einen Alarm für ein schnelles Eingreifen auslösen, bevor die Situation kritisch wird.

Die KI erkennt nicht nur Anomalien, sondern lernt auch aus den gesammelten Daten und wird mit der Zeit immer genauer in ihren Vorhersagen. Diese Art des maschinellen Lernens ermöglicht es KI-Systemen, sich an die Besonderheiten jedes einzelnen Patienten anzupassen und so eine personalisierte Überwachung zu ermöglichen, die Vorerkrankungen, laufende Behandlungen und spezifische physiologische Reaktionen berücksichtigt. Diese Anpassungsfähigkeit ist besonders wertvoll für Patienten mit chronischen Krankheiten oder in kritischen Zuständen, in denen subtile Veränderungen wichtige Auswirkungen haben können.

Neben der Überwachung der Vitalfunktionen spielt die KI auch eine Schlüsselrolle bei der Alarmverwaltung. In einer Krankenhausumgebung, insbesondere nachts, kann es häufig zu Alarmen kommen, manchmal aufgrund von Fehlalarmen oder kleineren Anomalien. Die Überlastung mit Alarmen, die als "Alarmmüdigkeit" bezeichnet wird, kann zu einer

Desensibilisierung des Pflegepersonals führen, wodurch sich das Risiko erhöht, einen kritischen Alarm zu verpassen. KI-Systeme können bei der Filterung von Alarmen helfen, indem sie Kontextdaten analysieren und Alarme nach ihrem tatsächlichen Schweregrad priorisieren. Beispielsweise kann eine KI zwischen einem Alarm, der durch einen falsch positionierten Sensor ausgelöst wurde, und einem Alarm, der auf eine tatsächliche Verschlechterung des Zustands des Patienten hinweist, unterscheiden, wodurch die Anzahl der Fehlalarme reduziert und die Reaktionsfähigkeit des Pflegepersonals verbessert wird.

KI hilft auch bei der Planung der Nachtpflege, indem sie die Zuweisung von Ressourcen optimiert. Indem sie die Daten mehrerer Patienten gleichzeitig analysiert, kann die KI diejenigen identifizieren, die eine verstärkte Überwachung benötigen, und die Arbeitsverteilung unter den verfügbaren Pflegekräften entsprechend anpassen. So wird sichergestellt, dass die Ressourcen dort konzentriert werden, wo sie am dringendsten benötigt werden, während die Pflegekräfte entlastet werden, damit sie sich auf die direkte Pflege konzentrieren können. Diese Optimierung ist besonders nachts wichtig, wenn die Teams oft klein sind und jedes Teammitglied mehrere Verantwortlichkeiten bewältigen muss.

Künstliche Intelligenz verbessert auch die Kommunikation zwischen den Pflegeteams, insbesondere bei der Dienstübergabe zwischen Tag und Nacht. KI-Systeme können die in der Nacht gesammelten Informationen zusammenfassen und den Tagteams einen knappen, aber umfassenden Bericht liefern, in dem kritische Punkte und notwendige Maßnahmen hervorgehoben werden. Diese Kontinuität in der Kommunikation stellt sicher, dass die Pflege einheitlich ist und die Übergänge zwischen den Schichten reibungslos verlaufen, ohne dass wichtige Informationen verloren gehen.

Schließlich trägt der Einsatz von KI bei der Überwachung von Patienten in der Nacht auch zu einem besseren Wohlbefinden der Pflegekräfte bei. Durch die Automatisierung bestimmter

Überwachungsaufgaben und die Verringerung der Anzahl von Fehlalarmen kann KI den Stress und die kognitive Belastung der Pflegekräfte verringern und ihnen so ein ruhigeres Arbeitsumfeld bieten. Dies kann auch zu einer Verringerung des Burnout-Risikos führen, da sich die Pflegekräfte auf die befriedigenderen Aspekte ihrer Arbeit konzentrieren können, wie die Interaktion mit den Patienten und die direkte Betreuung.

Doch trotz der vielen Vorteile muss die Integration von KI in die nächtliche Überwachung von Patienten mit Vorsicht angegangen werden. Es ist von entscheidender Bedeutung, dass die Pflegekräfte im Umgang mit diesen Technologien geschult werden, dass sie verstehen, wie KI-Systeme Entscheidungen treffen, und dass sie in der Lage sind, bei Bedarf einzugreifen. KI sollte als ergänzendes Werkzeug gesehen werden, das die Arbeit der Pflegekräfte unterstützt, und nicht als Ersatz für menschliches Fachwissen. Vertrauen in diese Systeme ist entscheidend, und das kann nur durch eine Kombination aus Ausbildung, Transparenz und Zusammenarbeit zwischen Technologie und Pflegekräften erreicht werden.

- **Herausforderungen und Chancen bei der Einführung neuer Technologien**
  - **Die Anpassung an neue Technologien: Ausbildung und Aktualisierung der Kompetenzen**

Die Anpassung an neue Technologien ist im Gesundheitswesen zu einer unumgänglichen Notwendigkeit geworden, da technologische Innovationen die Praktiken, Werkzeuge und Arbeitsmethoden rasch verändern. Diese ständige Weiterentwicklung verlangt von den Beschäftigten im Gesundheitswesen, dass sie sich kontinuierlich weiterbilden und ihre Kompetenzen regelmäßig aktualisieren, um in ihrem Bereich auf dem neuesten Stand zu bleiben. Fortbildung und

Aktualisierung der Kompetenzen sind keine Optionen mehr, sondern zwingend erforderlich, um eine qualitativ hochwertige, effiziente und sichere Gesundheitsversorgung zu gewährleisten.

Neue Technologien, seien es elektronische Patientenakten (EPA), Fernüberwachungsgeräte, mobile Anwendungen oder künstliche Intelligenz, bieten unglaubliche Möglichkeiten, die Patientenversorgung zu verbessern. Ihre erfolgreiche Einführung hängt jedoch weitgehend von der Fähigkeit des Pflegepersonals ab, sie zu verstehen, effektiv zu nutzen und nahtlos in ihre tägliche Praxis zu integrieren. Hier spielt die Ausbildung eine entscheidende Rolle. Eine gut konzipierte Erstausbildung ermöglicht es den Gesundheitsfachkräften, sich mit den neuen Instrumenten vertraut zu machen, ihre Funktionsweise und ihren Nutzen zu verstehen und die notwendigen Fähigkeiten zu erwerben, um sie selbstbewusst einzusetzen.

Die Ausbildung muss kontinuierlich erfolgen, da sich die Technologien schnell verändern und das, was heute innovativ ist, morgen schon veraltet sein kann. Fortbildungsprogramme ermöglichen es den Pflegekräften, mit den neuesten Entwicklungen Schritt zu halten, ihre Fähigkeiten an die neuen Anforderungen anzupassen und nicht von der Geschwindigkeit der Veränderungen überrollt zu werden. Diese Programme müssen flexibel, zugänglich und auf die spezifischen Bedürfnisse von Gesundheitsfachkräften zugeschnitten sein und deren oftmals belastende Arbeitszeiten berücksichtigen. Online-Schulungen, interaktive Webinare und praktische Workshops sind besonders effektive Formate, um diese Flexibilität zu bieten und gleichzeitig eine regelmäßige Aktualisierung der Kompetenzen zu gewährleisten.

Die Anpassung an neue Technologien beschränkt sich nicht auf technisches Lernen. Sie beinhaltet auch ein Verständnis der ethischen, rechtlichen und praktischen Auswirkungen dieser Werkzeuge. Beispielsweise wirft der Einsatz von EMR oder KI in der Patientenversorgung wichtige Fragen zum Datenschutz, zur Sicherheit der Systeme und zur Beziehung zwischen Pfleger und

Patient auf. Schulungen sollten daher Module zu diesen Aspekten beinhalten, um Pflegekräfte auf diese Herausforderungen und den verantwortungsvollen Umgang mit der Technologie vorzubereiten.

Ein weiterer entscheidender Aspekt der Anpassung an neue Technologien ist die Fähigkeit, diese Tools in bestehende Arbeitsabläufe zu integrieren. Das Pflegepersonal muss nicht nur lernen, die neuen Technologien zu nutzen, sondern auch, wie sie diese nahtlos in ihre tägliche Routine integrieren können, ohne die Patientenversorgung zu stören. Dies kann Anpassungen des Zeitmanagements, der Aufgabenverteilung und der Kommunikation innerhalb des Pflegeteams erfordern. Schulungen sollten daher praktische Szenarien und Simulationen beinhalten, in denen das Pflegepersonal die Integration dieser Tools in realen Situationen üben kann, um Unterbrechungen zu minimieren und ihre Nutzung zu optimieren.

Die institutionelle Unterstützung ist ebenfalls von entscheidender Bedeutung, um diese Anpassung zu erleichtern. Gesundheitseinrichtungen müssen in qualitativ hochwertige Schulungsprogramme investieren, einen leichten Zugang zu Weiterbildungsressourcen bieten und eine Kultur des lebenslangen Lernens fördern. Sie müssen auch die Bedeutung der Aktualisierung von Kompetenzen anerkennen und die Bemühungen des Pflegepersonals, sich weiterzubilden und anzupassen, wertschätzen. Dies kann durch Anreize, offizielle Anerkennung oder Möglichkeiten zur Karriereentwicklung für diejenigen geschehen, die ein Engagement für die kontinuierliche Verbesserung ihrer Kompetenzen zeigen.

Eine weitere wichtige Dimension dieser Anpassung ist die Zusammenarbeit zwischen Gesundheitsfachkräften und Technologieentwicklern. Das Pflegepersonal muss in die Entwicklung und Umsetzung neuer Technologien einbezogen werden, da ihr Feedback entscheidend ist, um Werkzeuge zu entwerfen, die wirklich den Bedürfnissen vor Ort entsprechen. Diese Zusammenarbeit kann in Form von Arbeitsgruppen,

193

Beratungsausschüssen oder Partnerschaften mit Technologieunternehmen erfolgen. Indem sie Teil des Prozesses sind, können die Pflegekräfte sicherstellen, dass die Technologien nicht nur innovativ, sondern auch praktisch, intuitiv und wirklich nützlich für ihren Alltag sind.

Schließlich sollte die Anpassung an neue Technologien nicht als Belastung, sondern als Chance gesehen werden. Eine Chance, die Praktiken zu modernisieren, die Effizienz der Pflege zu steigern, Fehler zu reduzieren und den Patienten ein besseres Erlebnis zu bieten. Pflegekräfte, die diese Entwicklung mit einer positiven Einstellung und Lernbereitschaft angehen, werden nicht nur weiterhin in ihrem Beruf glänzen, sondern auch eine Schlüsselrolle in der Zukunft des Gesundheitswesens spielen. Technologien sind mächtige Werkzeuge, die, wenn sie richtig eingesetzt werden, den Pflegekräften mehr Zeit verschaffen können, sodass sie sich mehr auf die menschlichen Aspekte ihrer Arbeit konzentrieren können, wie Einfühlungsvermögen, Zuhören und Patientenbetreuung.

- **Bewerten Sie die Auswirkungen von Technologien auf die Qualität der Pflege und das Wohlbefinden des Personals.**

Die Bewertung der Auswirkungen von Technologien auf die Qualität der Gesundheitsversorgung und das Wohlbefinden des Gesundheitspersonals ist im aktuellen Kontext der digitalen Transformation der Gesundheitssysteme zu einer zentralen Herausforderung geworden. Technologische Innovationen, wie elektronische Patientenakten, Fernüberwachungsgeräte und Kommunikationswerkzeuge, haben das Potenzial, die medizinische Praxis zu revolutionieren. Ihre Einführung wirft jedoch entscheidende Fragen auf: Verbessern diese Technologien tatsächlich die Qualität der Patientenversorgung? Und wie wirken sie sich auf das Wohlbefinden der Pflegekräfte aus, die zwischen der Nutzung dieser Werkzeuge und ihren täglichen Aufgaben jonglieren müssen?

Eines der Hauptziele von Gesundheitstechnologien ist es, die Qualität der Gesundheitsversorgung zu verbessern. Um diese Auswirkungen zu bewerten, ist es entscheidend, mehrere Indikatoren zu untersuchen, wie z. B. die Patientensicherheit, die Wirksamkeit der Behandlung und die Patientenzufriedenheit. Technologien können zu einer besseren Patientenversorgung beitragen, indem sie eine genauere Überwachung, eine effizientere Datenverwaltung und eine fundiertere Entscheidungsfindung ermöglichen. Beispielsweise erleichtern elektronische Patientenakten den schnellen Zugriff auf die Krankengeschichte eines Patienten und verringern so das Risiko von Medikationsfehlern oder Fehldiagnosen. Ebenso können durch Fernüberwachungssysteme Anzeichen einer Verschlechterung früher erkannt werden, was zu schnelleren Eingriffen führen und potenziell Leben retten kann.

Um diese Vorteile zu realisieren, ist es jedoch von entscheidender Bedeutung, dass die Technologien gut in die Pflegepraxis integriert sind. Das bedeutet, dass sie benutzerfreundlich, intuitiv und auf die spezifischen Bedürfnisse des Gesundheitspersonals zugeschnitten sein müssen. Schlecht konzipierte oder zu komplexe Tools können zu Fehlern, Frustration und Widerstand gegen ihre Einführung führen, was letztlich die Qualität der Pflege beeinträchtigen kann. Daher ist es wichtig, nicht nur die klinischen Ergebnisse, sondern auch die Benutzererfahrung der Pflegekräfte zu bewerten, um sicherzustellen, dass die Technologien die Arbeit der Pflegekräfte eher stärken als behindern.

Ebenso entscheidend ist die Bewertung der Auswirkungen von Technologien auf das Wohlbefinden des Personals. Pflegekräfte sind häufig mit intensiven Arbeitsbelastungen und hohem Stress konfrontiert, und die Einführung neuer Technologien kann diese Belastungen entweder lindern oder verschärfen. Einerseits können Technologien bestimmte Aufgaben vereinfachen, sich wiederholende Prozesse automatisieren und ein besseres Zeitmanagement ermöglichen, so dass die Pflegekräfte mehr Zeit haben, um sich auf Tätigkeiten mit höherem Mehrwert, wie die direkte Patientenversorgung, zu konzentrieren. Beispielsweise kann eine Anwendung zur Pflegeverwaltung die mit Verwaltungsaufgaben verbrachte Zeit reduzieren, sodass die Pflegekräfte mehr Zeit für das Zuhören und die Betreuung der Patienten haben.

Andererseits können Technologien, wenn sie nicht richtig angepasst sind oder die Pflegekräfte nicht ausreichend in ihrer Anwendung geschult sind, zu mentaler Belastung und Stress führen. Das Phänomen der "digitalen Müdigkeit", bei dem sich Pfleger durch die Notwendigkeit, mehrere digitale Systeme parallel zu bedienen, überfordert fühlen, ist ein Beispiel dafür, wie Technologie die Arbeit manchmal eher erschweren als erleichtern kann. Darüber hinaus kann die Forderung nach ständiger Erreichbarkeit über Kommunikationsmittel die Grenzen zwischen Berufs- und Privatleben verwischen und so zum Burnout beitragen.

Um die Auswirkungen von Technologien auf das Wohlbefinden des Personals richtig einschätzen zu können, müssen mehrere Dimensionen berücksichtigt werden, darunter Arbeitsbelastung, Arbeitszufriedenheit und Work-Life-Balance. Zufriedenheitsumfragen, Interviews mit Pflegekräften und Beobachtungsstudien vor Ort können wertvolle Einsichten darüber liefern, wie Technologien von denjenigen, die sie täglich nutzen, wahrgenommen und erlebt werden. Diese Bewertungen sollten regelmäßig durchgeführt werden, um die Instrumente und Praktiken als Reaktion auf das Feedback der Mitarbeiter anzupassen.

Ein weiterer wichtiger Aspekt, den es zu berücksichtigen gilt, ist die Begleitung von Veränderungen. Die Einführung neuer Technologien erfordert oft eine Anpassungsphase, in der das Pflegepersonal lernen muss, neue Werkzeuge zu beherrschen und gleichzeitig weiterhin eine qualitativ hochwertige Pflege zu gewährleisten. Eine angemessene Unterstützung in Form von Schulungen, Mentoring und technischer Hilfe ist entscheidend, um Störungen zu minimieren und die Vorteile der Technologien zu maximieren. Darüber hinaus kann die Einbeziehung von Pflegekräften in den Prozess der Auswahl und Implementierung von Technologien ihre Akzeptanz und ihr Engagement erhöhen, da sie sich dann als Teil der Veränderungen fühlen, die ihre Praxis betreffen.

Schließlich muss die Bewertung der Auswirkungen von Technologien auch ein langfristiges Denken beinhalten. Die Vorteile von Technologien sind möglicherweise nicht sofort erkennbar, und einige negative Auswirkungen treten möglicherweise erst nach einer längeren Zeit der Nutzung auf. Daher ist es wichtig, Längsschnittbewertungen durchzuführen, bei denen die Entwicklung von Indikatoren für die Pflegequalität und das Wohlbefinden des Personals über mehrere Jahre hinweg verfolgt wird. Solche Langzeitstudien tragen dazu bei, die kumulativen Effekte von Technologien besser zu verstehen und fundierte Entscheidungen über ihre Beibehaltung, Veränderung oder ihren Ersatz zu treffen.

Kapitel 10

Die Verwaltung von Medikamenten im Nachtdienst

- **Die Verantwortlichkeiten der Pflegekraft bei der Verwaltung von Medikamenten**
  - **Verwaltung von Behandlungen: Einhaltung von Protokollen und Sicherheit**

Die Verabreichung von Behandlungen an Patienten ist eine der kritischsten Verantwortlichkeiten im Bereich der Gesundheitsfürsorge. Sie erfordert absolute Sorgfalt, um die Sicherheit der Patienten und die Wirksamkeit der Behandlung zu gewährleisten. Die Einhaltung von Protokollen und die Sicherheit bei der Verabreichung von Behandlungen sind grundlegende Pfeiler, die nicht nur die ordnungsgemäße Durchführung der Pflege gewährleisten, sondern auch das Vertrauen der Patienten in das Gesundheitssystem. Selbst ein noch so kleiner Fehler bei der Verabreichung von Medikamenten kann schwerwiegende Folgen haben, die von der Unwirksamkeit der Behandlung bis hin zu lebensbedrohlichen Nebenwirkungen reichen können. Daher sind Genauigkeit, Wachsamkeit und die genaue Einhaltung der Protokolle von entscheidender Bedeutung.

Behandlungsprotokolle sind Sätze standardisierter Richtlinien, die darauf ausgelegt sind, medizinisches Fachpersonal bei der Verabreichung von Medikamenten anzuleiten. Diese Protokolle berücksichtigen bewährte Verfahren, wissenschaftliche Empfehlungen, spezifische Merkmale des Patienten und mögliche Wechselwirkungen zwischen Medikamenten. Durch ihre strikte Einhaltung kann das Risiko von Arzneimittelfehlern, die in verschiedenen Phasen von der Verschreibung über die Zubereitung bis hin zur Verabreichung auftreten können, erheblich verringert werden. Die Protokolle enthalten genaue Dosierungen, Verabreichungsarten, Zeitpläne und Kontraindikationen und stellen so sicher, dass jeder Patient die richtige Behandlung erhält, die auf seinen spezifischen Gesundheitszustand zugeschnitten ist.

Die kontinuierliche Fortbildung der Pflegekräfte ist entscheidend, um die Einhaltung dieser Protokolle zu gewährleisten. Da sich Medikamente und Technologien ständig weiterentwickeln, ist es von entscheidender Bedeutung, dass das Pflegepersonal regelmäßig über neue Empfehlungen, Änderungen an bestehenden Protokollen und die Einführung neuer Medikamente informiert wird. Durch Schulungen wird das Personal auch für häufige Fehler und deren Vermeidung sensibilisiert, wodurch eine Sicherheitskultur gestärkt wird, in der sich jedes Teammitglied der Bedeutung seiner Rolle in der Pflegekette bewusst ist. Schulungssitzungen, praktische Workshops und der Zugang zu Bildungsressourcen sind allesamt Mittel, um ein hohes Maß an Kompetenz unter den Pflegekräften aufrechtzuerhalten.

Der Einsatz von Technologien wie computergestützten Verschreibungssystemen und elektronischen Patientenakten (EPA) spielt ebenfalls eine Schlüsselrolle für die Einhaltung von Protokollen und die sichere Verabreichung von Behandlungen. Diese digitalen Hilfsmittel ermöglichen es, Patienteninformationen zu zentralisieren, Verschreibungen in Echtzeit zu überprüfen und potenziell gefährliche Wechselwirkungen von Medikamenten automatisch zu erkennen. Beispielsweise kann ein elektronisches Verschreibungssystem einen Pfleger sofort alarmieren, wenn eine verschriebene Dosis den sicheren Grenzwert überschreitet oder ein Medikament mit einer anderen laufenden Behandlung unverträglich ist. Diese Systeme verringern das Risiko menschlicher Fehler und sorgen für eine doppelte Überprüfung, die die Sicherheit der Pflege erhöht.

Die Kommunikation zwischen den Mitgliedern des Behandlungsteams ist ein weiteres wesentliches Element, um die Sicherheit bei der Verabreichung von Behandlungen zu gewährleisten. Eine gute Kommunikation stellt sicher, dass alle an der Versorgung eines Patienten beteiligten Fachkräfte über die aktuelle Behandlung, mögliche Änderungen und besondere Vorsichtsmaßnahmen informiert sind. Die Übermittlungen zwischen den Teams, sei es beim Schichtwechsel oder zwischen verschiedenen Abteilungen, müssen klar, vollständig und präzise sein, um Verwechslungen oder Auslassungen zu vermeiden. Die Einrichtung regelmäßiger Besprechungen, in denen komplexe Fälle, aufgetretene Schwierigkeiten und zu ergreifende

Maßnahmen besprochen werden, verstärkt diese Kommunikation und ermöglicht es, Abweichungen von den Protokollen schnell zu korrigieren.

Die Einhaltung von Protokollen sollte nicht als bloße bürokratische Pflicht gesehen werden, sondern als wesentlicher Bestandteil einer qualitativ hochwertigen Versorgung. Jedes Protokoll ist das Ergebnis umfangreicher Forschung und langjähriger klinischer Erfahrung und zielt darauf ab, die besten Praktiken zu standardisieren, um jedem Patienten die sicherste und wirksamste Behandlung zukommen zu lassen. Für das Pflegepersonal bedeutet das Befolgen eines Protokolls nicht nur, ein Medikament zu verabreichen, sondern auch sicherzustellen, dass alle Schritte der Behandlung mit demselben hohen Standard durchgeführt werden, von der Überprüfung der Rezepte bis hin zur Überwachung der Behandlungseffekte.

Es ist auch wichtig zu erkennen, dass die Einhaltung der Protokolle mit einer kontinuierlichen Wachsamkeit und der Fähigkeit, schnell auf Probleme zu reagieren, einhergehen muss. Manchmal können unvorhergesehene Situationen eintreten, die eine Anpassung der Protokolle erfordern. In solchen Fällen muss das Pflegepersonal in der Lage sein, die Situation zu bewerten, fundierte Entscheidungen zu treffen und diese Anpassungen zu dokumentieren, um die Kontinuität und Sicherheit der Pflege zu gewährleisten. Diese Flexibilität, wenn sie von einer soliden Kenntnis der Protokolle und einer effektiven Kommunikation begleitet wird, ermöglicht es, ein hohes Maß an Sicherheit aufrechtzuerhalten und gleichzeitig den spezifischen Bedürfnissen der Patienten gerecht zu werden.

◦ Die Bedeutung von Rückverfolgbarkeit und Übertragungen bei Teamwechseln

Die Rückverfolgbarkeit und die Übergaben bei Schichtwechseln sind entscheidend für die Gewährleistung der Kontinuität und Qualität der Pflege in Gesundheitseinrichtungen. Diese Prozesse stellen sicher, dass jeder Patient auch bei wechselnden

Pflegeteams eine zusammenhängende und lückenlose Versorgung erhält. Die Bedeutung von Rückverfolgbarkeit und Übermittlungen darf nicht unterschätzt werden, da sie eine zentrale Rolle bei der Vermeidung von Fehlern, der Verbesserung der Kommunikation zwischen den Angehörigen der Gesundheitsberufe und der Sicherung der Pflege spielen.

Die Rückverfolgbarkeit von medizinischen und pflegerischen Maßnahmen ist wichtig, um jeden Schritt der Behandlung eines Patienten zu dokumentieren. Sie besteht in der systematischen und detaillierten Aufzeichnung aller Eingriffe, klinischen Beobachtungen, durchgeführten Behandlungen und getroffenen Entscheidungen. Diese Aufzeichnungen ermöglichen es, die gesamte Pflegegeschichte des Patienten nachzuvollziehen, und bieten so einen klaren und präzisen Bezugsrahmen für die Pflegekräfte, die bei einem Schichtwechsel die Pflege übernehmen. Eine strenge Rückverfolgbarkeit stellt sicher, dass nichts dem Zufall überlassen wird und dass alle relevanten Informationen in Echtzeit verfügbar sind, um klinische Entscheidungen zu leiten.

Bei Übergaben zwischen Teams spielt die Rückverfolgbarkeit eine grundlegende Rolle, indem sie einen zuverlässigen und strukturierten Informationsträger bereitstellt. Übergaben bestehen aus einem Informationsaustausch zwischen den Pflegekräften, die gerade im Dienst sind, und denjenigen, die die Pflege übernehmen. Sie müssen präzise und vollständig sein und in einer klaren Sprache erfolgen, um Verwirrung oder Missverständnisse zu vermeiden. Eine wirksame Weitergabe beruht auf der Fähigkeit, die wesentlichen Informationen in knapper Form zu vermitteln und gleichzeitig sicherzustellen, dass kritische Details nicht übersehen werden. Dazu gehören der aktuelle klinische Zustand des Patienten, laufende Behandlungen, kürzliche Beobachtungen, mögliche Komplikationen und die Prioritäten für das nächste Team. Eine gut geführte Akte zur Rückverfolgbarkeit erleichtert diese Übermittlungen erheblich, da sie einen schnellen Zugriff auf alle notwendigen Informationen bietet.

Die Bedeutung von Übermittlungen nimmt in Kontexten zu, in denen Patienten komplexe Bedürfnisse haben oder sich in einem kritischen Zustand befinden. In solchen Situationen kann jede Auslassung oder Ungenauigkeit bei der Übermittlung schwerwiegende Folgen haben und sogar lebensbedrohlich sein. Wenn z. B. eine Änderung im Gesundheitszustand eines Patienten nicht ordnungsgemäß übermittelt wird, könnte das neue Team nicht rechtzeitig reagieren oder unangemessene Entscheidungen treffen. Daher ist eine rigorose und gut strukturierte Weitergabe von entscheidender Bedeutung, um sicherzustellen, dass jede Pflegekraft von Beginn ihres Dienstes an über die notwendigen Informationen verfügt, um angemessen zu handeln.

Rückverfolgbarkeit und Übertragungen ermöglichen es auch, die kollektive Verantwortung innerhalb der Pflegeteams zu stärken. Durch die Sicherstellung einer genauen Dokumentation und die Durchführung effizienter Übermittlungen trägt jede Pflegekraft zur Qualität und Sicherheit der Pflege bei. Diese gemeinsame Verantwortung schafft eine Kultur des Vertrauens, in der jedes Teammitglied weiß, dass es sich auf die Gründlichkeit und Professionalität seiner Kollegen verlassen kann. Dies reduziert Stress und Unsicherheit bei Übergängen und fördert eine bessere Zusammenarbeit zwischen den Teams, was besonders in Arbeitsumgebungen mit hohem Druck, wie Intensivstationen oder Notaufnahmen, wichtig ist.

Ein weiterer Schlüsselfaktor für ihre Wirksamkeit ist die Einführung standardisierter Protokolle für die Übermittlung und Nachvollziehbarkeit. Diese Protokolle bieten einen klaren Rahmen für das, was und wie kommuniziert werden soll. Sie können Checklisten enthalten, um sicherzustellen, dass alle wichtigen Punkte abgedeckt sind, standardisierte Protokollformate, um das Lesen und Verstehen zu erleichtern, und Systeme zur doppelten Überprüfung, um die Richtigkeit der Informationen zu gewährleisten. Auch der Einsatz digitaler Technologien wie elektronische Krankenakten kann die Qualität der Übermittlungen verbessern, da sie einen sofortigen und zentralen Zugriff auf alle relevanten Daten ermöglichen.

Die Rückverfolgbarkeit und die Weitergabe von Informationen dürfen jedoch nicht als bloße Verwaltungsformalitäten angesehen werden. Sie sind in erster Linie wesentliche klinische Praktiken, die direkt zur Qualität der Pflege beitragen. Es ist wichtig, dass das Pflegepersonal ihren Wert versteht und sie mit der gleichen Gründlichkeit angeht wie andere Aspekte ihrer klinischen Arbeit. Schulungen und eine kontinuierliche Sensibilisierung für die Bedeutung von Rückverfolgbarkeit und Übermittlungen sollten ein integraler Bestandteil der beruflichen Entwicklung von Pflegekräften sein, um ihr Engagement für diese entscheidenden Praktiken zu stärken.

- **Risiken im Zusammenhang mit dem Umgang mit Medikamenten in der Nacht**
  - ◦ **Die Vermeidung von Medikationsfehlern in Erschöpfungssituationen**

Die Vermeidung von Medikationsfehlern unter Ermüdungsbedingungen ist eine große Herausforderung im Gesundheitswesen. Müdigkeit, insbesondere bei Pflegekräften, ist ein gut dokumentierter Risikofaktor, der zu verminderter Wachsamkeit, Fehleinschätzungen und einer verminderten Fähigkeit, komplexe Aufgaben präzise zu erledigen, führen kann. In einem Umfeld, in dem Medikationsfehler schwerwiegende und sogar tödliche Folgen haben können, ist es von entscheidender Bedeutung, wirksame Strategien zur Risikominimierung zu entwickeln, auch wenn die Pflegekräfte müde sind.

Der erste Schritt zur Vermeidung von Medikationsfehlern bei Müdigkeit ist die Anerkennung der Müdigkeit selbst als ein wichtiges Risiko. Gesundheitseinrichtungen sollten eine Kultur fördern, in der Pflegende sich der Anzeichen von Müdigkeit bewusst sind und diese ohne Angst vor Stigmatisierung melden können. Müdigkeit kann sich auf unterschiedliche Weise äußern: Schläfrigkeit, Konzentrationsschwierigkeiten, Reizbarkeit oder verlangsamte Reflexe. Diese Anzeichen sollten ernst genommen werden, da sie die Fähigkeit des Pflegers beeinträchtigen können, Protokolle streng zu befolgen.

Um den Auswirkungen von Müdigkeit entgegenzuwirken, ist die Einführung verstärkter Sicherheitsprotokolle von entscheidender Bedeutung. Vier-Augen-Systeme sind eines der wirksamsten Mittel, um Medikationsfehler zu verhindern. Wenn eine Pflegekraft ein Medikament zubereitet, muss eine andere Person die Dosis, den Verabreichungsweg, den Namen des Patienten und das Medikament selbst überprüfen. Diese doppelte Überprüfung kann potenzielle Fehler erkennen, bevor sie auftreten, und bietet so eine zusätzliche Sicherheitsschicht. Dieser Prozess ist besonders in Zeiten starker Ermüdung entscheidend, in denen Eingabe- oder Lesefehler wahrscheinlicher sind.

Der Einsatz digitaler Technologien, wie z. B. elektronische Verschreibungssysteme, trägt ebenfalls zur Verringerung von Medikationsfehlern bei. Diese Systeme sind so konzipiert, dass sie bestimmte Aufgaben wie die Berechnung von Dosen oder die Überprüfung von Wechselwirkungen zwischen Medikamenten automatisieren und so die kognitive Belastung des Pflegepersonals verringern. Durch die Integration automatischer Warnmeldungen, die auf ungewöhnliche Dosierungen oder Kontraindikationen hinweisen, können diese Technologien als Leitplanken fungieren, die Pfleger daran erinnern, vor der Verabreichung eines Medikaments noch einmal alles zu überprüfen. Es ist jedoch wichtig, dass die Pflegekräfte im Umgang mit diesen Technologien gut geschult werden, um eine übermäßige Abhängigkeit oder ein blindes Vertrauen in sie zu vermeiden, was paradoxerweise zu Fehlern führen könnte, wenn die Systeme falsch eingesetzt werden oder versagen.

Die Gestaltung der Arbeitszeiten ist ein weiterer entscheidender Hebel, um Ermüdung und im weiteren Sinne Medikationsfehler zu verhindern. Pflegekräfte, die lange Arbeitszeiten haben, insbesondere diejenigen, die Nachtschichten einlegen, sind anfälliger für Fehler. Daher ist es von entscheidender Bedeutung, dass Gesundheitseinrichtungen Richtlinien einführen, die die Anzahl der aufeinanderfolgenden Arbeitsstunden begrenzen und sicherstellen, dass die Pflegekräfte zwischen den Diensten über ausreichend Ruhezeiten verfügen. Regelmäßige Pausen während langer Schichten sind ebenfalls wichtig, damit sich die Pflegekräfte ausruhen und erholen können, auch wenn es nur für ein paar Minuten ist.

Parallel dazu spielt die Weiterbildung eine wesentliche Rolle bei der Prävention von Medikationsfehlern. Regelmäßige Fortbildungsveranstaltungen zu bewährten Praktiken bei der Verabreichung von Medikamenten, zum Umgang mit Stresssituationen und zu Strategien, um trotz Müdigkeit wachsam zu bleiben, sind unerlässlich. Diese Schulungen können Simulationen von Situationen beinhalten, in denen Müdigkeit eine Rolle spielt, sodass die Pflegekräfte in einer kontrollierten Umgebung üben können, unter Druck Entscheidungen zu treffen. Dies hilft ihnen, solche Situationen in der Realität besser zu bewältigen, wodurch das Risiko von Fehlern verringert wird.

Die Kommunikation innerhalb des Pflegeteams ist ebenfalls ein Schlüsselelement bei der Vermeidung von Medikationsfehlern in Erschöpfungssituationen. Eine klare und offene Kommunikation stellt sicher, dass alle Teammitglieder über die laufenden Behandlungen, die jüngsten Änderungen und die besonderen Anliegen der einzelnen Patienten informiert sind. Indem Pflegende ermutigt werden, um Hilfe zu bitten oder auf Unsicherheiten hinzuweisen, können Fehler verhindert werden, die sonst in einem ermüdeten Umfeld unbemerkt bleiben könnten.

Schließlich ist es von entscheidender Bedeutung, ein Arbeitsumfeld zu schaffen, das das Wohlbefinden der Pflegenden unterstützt. Dazu gehören nicht nur die Gestaltung der Arbeitszeiten und die Bereitstellung angemessener Pausen, sondern auch psychologische Unterstützung und der Zugang zu Ressourcen zur Bewältigung von Stress und Müdigkeit. Programme für das Wohlbefinden am Arbeitsplatz, komfortable Pausenräume und eine Organisationskultur, die die psychische

Gesundheit der Pflegenden wertschätzt, tragen dazu bei, die mit Müdigkeit verbundenen Risiken zu verringern.

○ Wachsamkeit bei der Verabreichung von sedierenden oder opioiden Medikamenten

Wachsamkeit bei der Verabreichung von sedierenden oder opioiden Medikamenten ist aufgrund des hohen Potenzials dieser Substanzen, schwere oder sogar tödliche Nebenwirkungen zu verursachen, wenn sie nicht mit äußerster Vorsicht angewendet werden, absolut unerlässlich. Sedativa und Opioide sind zwar wertvoll für die Behandlung von Schmerzen und Angstzuständen, bergen aber auch erhebliche Risiken wie Atemdepression, übermäßige Schläfrigkeit und Abhängigkeit. Aus diesem Grund muss jeder Schritt ihrer Verabreichung von strengen Maßnahmen umgeben sein, um die Sicherheit der Patienten zu gewährleisten.

Der erste und entscheidende Schritt ist die sorgfältige Beurteilung des Patienten vor der Verabreichung dieser Medikamente. Diese Beurteilung umfasst nicht nur die Überprüfung der Krankengeschichte des Patienten, sondern auch eine besondere Aufmerksamkeit für seinen aktuellen Zustand. Das Pflegepersonal muss Faktoren wie Alter, Gewicht, Nieren- und Leberfunktion sowie das Vorhandensein von Komorbiditäten berücksichtigen, die alle die Art und Weise beeinflussen können, wie der Patient diese Substanzen verstoffwechselt. Beispielsweise können ältere Patienten oder Patienten mit Niereninsuffizienz empfindlicher auf die Wirkungen von Opioiden reagieren, sodass Dosisanpassungen erforderlich sind, um eine übermäßige Sedierung oder Toxizität zu vermeiden.

Die Einhaltung von Dosierungsprotokollen ist ein weiterer grundlegender Aspekt der Wachsamkeit. Opioide und Beruhigungsmittel haben enge therapeutische Fenster, was bedeutet, dass die Spanne zwischen einer wirksamen und einer gefährlichen Dosis gering sein kann. Pflegende sollten sich daher genau an die Dosierungsempfehlungen halten und geeignete Messgeräte verwenden, um die Genauigkeit der verabreichten

Dosen zu gewährleisten. Dazu gehört auch die Überprüfung von Mehrfachdosen und die Einhaltung institutioneller Protokolle, die häufig Maßnahmen zur doppelten Überprüfung durch eine zweite Pflegekraft vorsehen, insbesondere im Zusammenhang mit hohen Dosen oder kontinuierlichen Infusionen.

Eine kontinuierliche Überwachung nach der Verabreichung von Beruhigungsmitteln oder Opioiden ist unerlässlich, um Anzeichen einer unerwünschten Reaktion frühzeitig zu erkennen. Besondere Aufmerksamkeit erfordert die Atemdepression, eine der am meisten gefürchteten Komplikationen. Das Pflegepersonal sollte die Vitalzeichen des Patienten häufig überwachen, insbesondere die Atemfrequenz, die Sauerstoffsättigung und das Bewusstsein. Mithilfe von Herz-Lungen-Überwachungsmonitoren kann eine Echtzeitüberwachung gewährleistet werden, sodass bei einer Verschlechterung sofort eingegriffen werden kann. Außerdem ist eine ständige Kommunikation mit dem Patienten unerlässlich, um den Grad der Sedierung zu beurteilen und frühe Anzeichen einer Überdosierung zu erkennen, wie z. B. ungewöhnliche Schläfrigkeit oder Schwierigkeiten, wach zu bleiben.

Die Anpassung der Dosis an die Reaktion des Patienten ist ein weiterer Schlüsselaspekt der Wachsamkeit. Das Pflegepersonal sollte bereit sein, die Dosis je nach Verträglichkeit des Medikaments durch den Patienten zu ändern, wobei darauf zu achten ist, dass die empfohlenen Höchstdosen nicht überschritten werden. In manchen Fällen kann die Verabreichung eines Antagonisten, wie Naloxon bei Opioiden, erforderlich sein, um die Auswirkungen einer Sedierung oder einer versehentlichen Überdosierung umzukehren. Die Kenntnis der Indikationen und Protokolle für die Verabreichung dieser Antagonisten ist entscheidend, um im Bedarfsfall schnell reagieren zu können.

Zur Wachsamkeit bei der Verabreichung dieser Medikamente gehört auch eine sorgfältige Dokumentation. Jede Verabreichung von Beruhigungsmitteln oder Opioiden muss in der Krankenakte des Patienten genau dokumentiert werden, einschließlich der Dosis, des Verabreichungsweges, der Uhrzeit und der klinischen

Beobachtungen nach der Verabreichung. Diese Dokumentation ermöglicht es, die Entwicklung des Patienten zu verfolgen, Anomalien schnell zu erkennen und die Kontinuität der Pflege bei Schichtwechseln zu gewährleisten. Darüber hinaus ist eine genaue Dokumentation im Falle von Komplikationen unerlässlich, um die Ereignisse zu analysieren und die Protokolle gegebenenfalls anzupassen.

Ein weiterer Pfeiler der Vigilanz ist die kontinuierliche Fortbildung des Pflegepersonals. Angesichts der mit diesen Medikamenten verbundenen Risiken ist es von entscheidender Bedeutung, dass das Gesundheitspersonal regelmäßig in den neuesten Praktiken und Empfehlungen zur sicheren Verabreichung von Beruhigungsmitteln und Opioiden geschult wird. Dazu gehören Schulungen zur Erkennung von Frühzeichen einer Überdosierung, zum Umgang mit Nebenwirkungen und zur Verwendung von Überwachungsgeräten. Auch die Simulation kritischer Situationen kann ein wirksames Instrument sein, um das Pflegepersonal darauf vorzubereiten, in Notfällen angemessen zu reagieren.

Schließlich ist eine offene und proaktive Kommunikation mit dem Patienten von entscheidender Bedeutung. Die Patienten sollten über die möglichen Wirkungen von Beruhigungsmitteln oder Opioiden, einschließlich der Risiken, aufgeklärt und ermutigt werden, ungewöhnliche Symptome zu melden. Diese Kommunikation fördert nicht nur die Wachsamkeit des Betreuers, sondern auch die des Patienten, der so zu einem aktiven Partner bei der Überwachung seiner eigenen Gesundheit wird.

Zusammenfassend lässt sich sagen, dass die Wachsamkeit bei der Verabreichung von sedierenden oder opioiden Medikamenten ein komplexer Prozess ist, der ständige Aufmerksamkeit, genaue Überwachung und eine effektive Kommunikation erfordert. Durch eine Kombination aus sorgfältiger Vorabbeurteilung, Einhaltung von Dosierungsprotokollen, kontinuierlicher Überwachung, genauer Dokumentation und kontinuierlicher Fortbildung können Pflegekräfte die Risiken minimieren und eine sichere Verabreichung dieser starken Medikamente gewährleisten. Diese Wachsamkeit ist unerlässlich, um die Patienten zu schützen und ihnen gleichzeitig die therapeutischen Vorteile zu bieten, die sie für ihren Komfort und ihre Genesung benötigen.

- **Die Rolle der Pflegekraft bei der Beobachtung der Wirkung von Medikamenten**
  - **Reaktionen der Patienten nach der Einnahme von Medikamenten überwachen**

Die Überwachung der Reaktionen von Patienten nach der Einnahme von Medikamenten ist ein entscheidender Schritt im Pflegeprozess, um sowohl die Wirksamkeit der Behandlung als auch die Sicherheit des Patienten zu gewährleisten. Jeder Patient kann auf ein Medikament unterschiedlich reagieren, abhängig von verschiedenen Faktoren wie Alter, allgemeiner Gesundheitszustand, Vorerkrankungen oder anderen Medikamenten, die er einnimmt. Die sorgfältige Überwachung der Reaktionen nach der Medikation ermöglicht nicht nur die Erkennung möglicher Nebenwirkungen, sondern auch die Anpassung der Behandlung an die Reaktion des Patienten, um sein Wohlbefinden und seine Genesung zu optimieren.

Die erste Phase dieser Überwachung besteht darin, bereits bei der Verabreichung des Medikaments wachsam zu sein. Es ist von entscheidender Bedeutung, dass der Pfleger den Patienten unmittelbar nach der Einnahme beobachtet, um abnormale Reaktionen zu erkennen. Die ersten Minuten und Stunden nach der Verabreichung sind oft kritisch, insbesondere bei schnell wirkenden Medikamenten oder solchen mit einem hohen allergischen Potenzial. Anzeichen wie Rötung, Juckreiz, Schwellung, Atemnot oder eine plötzliche Veränderung des Blutdrucks sollten genau beobachtet werden, da sie auf eine schwere allergische Reaktion wie Anaphylaxie hindeuten können, die ein sofortiges Eingreifen erfordert.

Zweitens ist eine kontinuierliche Überwachung der Vitalzeichen unerlässlich. Medikamente können Auswirkungen auf die Herzfrequenz, den Blutdruck, die Atmung und die Körpertemperatur haben. Eine regelmäßige Überwachung dieser Parameter ermöglicht es, signifikante Veränderungen, die auf ein Problem hinweisen könnten, frühzeitig zu erkennen. Beispielsweise sollte ein Abfall des Blutdrucks oder eine Bradykardie (Verlangsamung des Herzschlags) nach der Verabreichung eines sedierenden Medikaments sofort gemeldet werden, da dies auf eine Überdosis oder eine erhöhte Empfindlichkeit des Patienten gegenüber dem Medikament hinweisen kann.

Parallel dazu ist es wichtig, die subjektiven Reaktionen des Patienten zu beobachten. Jeder Patient ist einzigartig, und seine persönlichen Empfindungen nach der Einnahme eines Medikaments sind ein wertvoller Indikator für die Verträglichkeit der Behandlung. Das Pflegepersonal sollte die Patienten dazu ermutigen, alle Beschwerden, Schwindel, Übelkeit oder andere empfundene Symptome zu äußern, auch wenn sie geringfügig erscheinen mögen. Diese subjektiven Anzeichen können auf Nebenwirkungen hinweisen, die nicht sofort sichtbar sind, die sich aber verschlimmern können, wenn die Behandlung nicht angepasst wird. Beispielsweise kann anhaltende Übelkeit nach der Einnahme eines Antibiotikums auf eine Unverträglichkeit hinweisen oder darauf, dass der Verabreichungsweg geändert werden muss.

Die mittel- und langfristige Überwachung von Nebenwirkungen ist ebenfalls von entscheidender Bedeutung, insbesondere bei Medikamenten, die über einen längeren Zeitraum eingenommen werden. Einige Nebenwirkungen können erst nach Tagen oder Wochen auftreten, z. B. die toxische Akkumulation einer Substanz, eine verzögerte Immunreaktion oder metabolische Effekte. Das Pflegepersonal sollte daher auf allmähliche Veränderungen im Zustand des Patienten achten, wie z. B. das Auftreten neurologischer Symptome, Veränderungen der Leber- oder Nierenfunktion oder endokriner Störungen. Regelmäßige klinische Untersuchungen und Laboranalysen können erforderlich sein, um diese Langzeitwirkungen zu überwachen, insbesondere bei potenziell toxischen oder komplexen Behandlungen.

Die Kommunikation mit dem Pflegeteam ist ein weiterer grundlegender Aspekt der Überwachung von Reaktionen nach der Medikation. Das Pflegepersonal sollte alle Beobachtungen und Reaktionen des Patienten ausführlich in der Krankenakte dokumentieren. Diese Informationen müssen bei den Übermittlungen an das gesamte Pflegeteam weitergegeben werden, um die Kontinuität der Pflege zu gewährleisten und jedem Teammitglied zu ermöglichen, fundierte Entscheidungen über die Entwicklung des Patienten zu treffen. Eine klare und präzise Kommunikation vermeidet Auslassungen und Fehler und stellt sicher, dass alle beteiligten Pflegekräfte über die Besonderheiten des Patienten und die notwendigen Anpassungen der Behandlung informiert sind.

Die Anpassung der Behandlung als Reaktion auf die beobachteten Reaktionen ist der letzte wesentliche Schritt in diesem Überwachungsprozess. Wenn ein Patient Anzeichen einer Unverträglichkeit oder starke Nebenwirkungen zeigt, ist es oft notwendig, die Dosierung zu ändern, das Medikament zu wechseln oder den Verabreichungsweg anzupassen. Diese Entscheidung sollte in Absprache mit dem verschreibenden Arzt getroffen werden, wobei der Allgemeinzustand des Patienten und die Therapieziele zu berücksichtigen sind. Wenn ein Patient beispielsweise nach der Einnahme eines Opioids zur Schmerzbehandlung unter schweren Nebenwirkungen leidet, könnte ein anderes, weniger starkes Analgetikum oder eine Kombination mit einem Adjuvans in Betracht gezogen werden, um die erforderliche Opioiddosis zu verringern und gleichzeitig eine wirksame Schmerzkontrolle aufrechtzuerhalten.

○ Meldung von Nebenwirkungen und Anpassung der Pflege

Die Meldung von Nebenwirkungen und die Anpassung der Pflege sind Schlüsselelemente, um die Sicherheit der Patienten und die Wirksamkeit der medizinischen Behandlung zu gewährleisten. Diese beiden eng miteinander verbundenen Maßnahmen spielen eine grundlegende Rolle in der klinischen Versorgung, da sie eine schnelle Anpassung der Versorgung an die individuellen Reaktionen der Patienten auf Medikamente oder therapeutische Maßnahmen ermöglichen.

Die Meldung von Nebenwirkungen ist ein entscheidender Schritt in der Therapieüberwachung von Patienten. Unerwünschte Wirkungen, ob geringfügig oder schwerwiegend, müssen vom Pflegepersonal systematisch beobachtet, notiert und gemeldet werden. Eine Nebenwirkung kann sich auf unterschiedliche Weise äußern, von allergischen Reaktionen, unerwarteten Nebenwirkungen, Funktionsstörungen bis hin zu schwerwiegenderen Komplikationen wie Organschäden. Werden diese Wirkungen frühzeitig erkannt, können schwerere Komplikationen verhindert und sichergestellt werden, dass die Behandlung für den Patienten weiterhin von Nutzen ist.

Die Wachsamkeit des Pflegepersonals ist in diesem Prozess von entscheidender Bedeutung. Jedes Mitglied des Pflegeteams sollte darin geschult sein, mögliche Anzeichen einer Nebenwirkung zu erkennen, selbst wenn diese subtil oder atypisch sind. Beispielsweise kann ein leichter Juckreiz oder Hautausschlag nach der Verabreichung eines Antibiotikums ein Warnzeichen für eine ernsthaftere allergische Reaktion wie Anaphylaxie sein. Ebenso können Anzeichen wie anhaltende Kopfschmerzen, Schwindel oder Magen-Darm-Beschwerden darauf hindeuten, dass das Medikament vom Patienten nicht vertragen wird, und bedürfen einer weiteren Untersuchung.

Sobald eine Nebenwirkung festgestellt wurde, muss sie unbedingt sofort gemeldet werden. Die Meldung sollte gemäß den in der

Gesundheitseinrichtung festgelegten Protokollen erfolgen, häufig durch Eintragung der Beobachtungen in die Krankenakte des Patienten und durch Alarmierung des verschreibenden Arztes oder des zuständigen multidisziplinären Teams. Diese genaue Dokumentation umfasst die Beschreibung der Nebenwirkung, den Zeitpunkt ihres Auftretens, die Dosis des verabreichten Medikaments und alle anderen relevanten Informationen, die zum Verständnis der Reaktion des Patienten beitragen könnten. Diese Meldung ist nicht nur eine rechtliche und ethische Verpflichtung, sondern auch ein wertvolles Instrument, um die Pflege angemessen anzupassen und zur Pharmakovigilanz, einem System zur Überwachung von Arzneimitteln nach ihrer Markteinführung, beizutragen.

Die Anpassung der Pflege nach der Meldung einer unerwünschten Wirkung ist die unmittelbare und proaktive Reaktion, um die Sicherheit des Patienten zu gewährleisten. Diese Anpassung kann je nach Schwere der Nebenwirkung und dem Allgemeinzustand des Patienten verschiedene Formen annehmen. In manchen Fällen kann sie einfach darin bestehen, die Dosis des betreffenden Medikaments zu verringern oder das Dosierungsintervall zu verlängern, um die Nebenwirkungen zu minimieren. In anderen, schwerwiegenderen Situationen kann es erforderlich sein, die laufende Behandlung vollständig auszusetzen und nach einer alternativen Therapie zu suchen. Wenn ein Patient beispielsweise nach der Verabreichung eines nephrotoxischen Medikaments ein akutes Nierenversagen entwickelt, muss die Behandlung sofort abgebrochen werden und es müssen unterstützende Maßnahmen zum Schutz der Nierenfunktion ergriffen werden.

Die Anpassung der Pflege beschränkt sich nicht auf Änderungen der medikamentösen Behandlung. Sie kann auch zusätzliche Maßnahmen zur Linderung von Nebenwirkungen umfassen, wie die Gabe von Antihistaminika gegen eine allergische Reaktion, von Magenschutzmitteln zur Vermeidung von Geschwüren durch nichtsteroidale Antirheumatika oder von antiemetischen Medikamenten zur Bewältigung der durch die Chemotherapie verursachten Übelkeit. Diese ergänzenden Maßnahmen sollen das Wohlbefinden des Patienten gewährleisten und möglichen Komplikationen vorbeugen, während sie die Fortsetzung der Hauptbehandlung ermöglichen, wenn diese weiterhin notwendig und vorteilhaft ist.

Es ist auch wichtig, diese Anpassungen der Pflege dem gesamten Gesundheitsteam mitzuteilen, um eine einheitliche und koordinierte Pflege zu gewährleisten. Dazu gehört, dass der Pflegeplan des Patienten aktualisiert wird und Teamsitzungen abgehalten werden, in denen die Angehörigen der Gesundheitsberufe besprechen, welche Anpassungen erforderlich sind und wie die Wirksamkeit des neuen Behandlungsregimes überwacht werden kann. Durch diese Kommunikation wird sichergestellt, dass jedes Teammitglied über die Änderungen und die Gründe dafür informiert ist, wodurch eine erhöhte Wachsamkeit und eine schnelle Reaktion auf neue Nebenwirkungen ermöglicht werden.

Schließlich ist die Nachsorge nach Anpassung der Pflege entscheidend, um die Wirksamkeit der vorgenommenen Änderungen zu beurteilen. Das Pflegepersonal sollte den Patienten weiterhin engmaschig überwachen, um sicherzustellen, dass die Nebenwirkung behoben wurde und die neue Behandlung gut vertragen wird. Diese Überwachung sollte regelmäßige klinische Beurteilungen, ggf. Labortests und einen ständigen Dialog mit dem Patienten umfassen, um seine Empfindungen zu erfassen und die Behandlung entsprechend anzupassen. Wenn die anfängliche Anpassung das Problem nicht löst oder neue Nebenwirkungen auftreten, kann es notwendig sein, die Situation neu zu bewerten und Spezialisten hinzuzuziehen, um andere Behandlungsmöglichkeiten zu erkunden.

Kapitel 11

Psychogeriatrische Pflege im Nachtdienst

- **Verstehen Sie die besonderen Bedürfnisse älterer Patienten in der Nacht**
  - ○ **Schlafstörungen bei älteren Menschen**

Schlafstörungen bei älteren Menschen sind ein häufiges Phänomen, das erhebliche Auswirkungen auf ihre Lebensqualität und ihre allgemeine Gesundheit haben kann. Mit zunehmendem Alter unterliegt der Schlaf natürlichen Veränderungen, sowohl in Bezug auf die Quantität als auch auf die Qualität. Diese Veränderungen können sich jedoch manchmal zu Schlafstörungen entwickeln, die durch verschiedene physiologische, psychologische und umweltbedingte Faktoren verschärft werden, wodurch die Nachtruhe weniger erholsam wird und die Wachsamkeit und das Wohlbefinden älterer Menschen am Tag beeinträchtigt werden.

Eines der häufigsten Merkmale des Schlafs bei älteren Menschen ist seine Fragmentierung. Der Schlaf wird oft leichter und die Zeit in den erholsamsten Tiefschlaf- und REM-Phasen nimmt ab. Diese Fragmentierung des Schlafs äußert sich in häufigem Aufwachen während der Nacht, das oft mit Schwierigkeiten beim Wiedereinschlafen verbunden ist. Dieses Phänomen kann mit natürlichen Veränderungen des zirkadianen Rhythmus zusammenhängen, der sich mit zunehmendem Alter tendenziell nach vorne verschiebt. Es wird aber auch durch medizinische Zustände verschlimmert, die bei älteren Menschen häufig auftreten, wie chronische Schmerzen, Atemstörungen wie Schlafapnoe oder häufiger Harndrang aufgrund von Prostata- oder Nierenproblemen.

Schlaflosigkeit, die durch Schwierigkeiten beim Ein- oder Durchschlafen gekennzeichnet ist, ist eine weitere häufige Schlafstörung bei älteren Menschen. Schlaflosigkeit kann primär auftreten und mit den natürlichen Veränderungen des Alterns zusammenhängen oder sekundär durch Faktoren wie Angst, Depressionen oder die Einnahme bestimmter Medikamente, die den Schlaf stören, verursacht werden. Vor allem Stimmungsstörungen werden bei älteren Menschen oft unterdiagnostiziert, können aber einen tiefgreifenden Einfluss auf den Schlaf haben. Unbehandelte chronische Schlaflosigkeit kann zu Tagesmüdigkeit, verminderten kognitiven Fähigkeiten und einem erhöhten Risiko für Stürze und Unfälle führen, wodurch die Lebensqualität und Unabhängigkeit älterer Menschen beeinträchtigt wird.

Auch das Syndrom der unruhigen Beine und die periodischen Bewegungen der Gliedmaßen im Schlaf treten mit zunehmendem Alter häufiger auf. Diese Störungen äußern sich durch ein unangenehmes Gefühl in den Beinen und den unwiderstehlichen Drang, sie zu bewegen, was den Schlaf erheblich stören kann. Diese unwillkürlichen Bewegungen können dazu führen, dass Sie immer wieder aufwachen und sich beim Aufwachen erschöpft fühlen. Die genaue Ursache dieser Störungen ist nicht immer klar, aber sie werden häufig mit Eisenmangel, neurologischen Erkrankungen oder der Einnahme bestimmter Medikamente in Verbindung gebracht. Ihre Behandlung erfordert eine gründliche medizinische Beurteilung und kann Ernährungsanpassungen, Änderungen der medikamentösen Behandlung oder die Anwendung spezieller Therapien umfassen.

Die obstruktive Schlafapnoe ist eine weitere Störung, von der viele ältere Menschen betroffen sind. Diese Störung ist durch wiederholte Unterbrechungen der Atmung während des Schlafs gekennzeichnet, die auf eine Erschlaffung der Halsmuskulatur zurückzuführen sind, die die Atemwege blockiert. Diese Atempausen, die von einigen Sekunden bis zu einer Minute dauern können, führen zu Mikroaufwachphasen, die den Schlaf fragmentieren und zu übermäßiger Tagesschläfrigkeit führen. Unbehandelt erhöht die Schlafapnoe das Risiko für Herz-Kreislauf-Erkrankungen, Bluthochdruck und Diabetes, weshalb ihre Diagnose und Behandlung umso wichtiger sind. Die Behandlung der Schlafapnoe kann die Verwendung von CPAP-Geräten (Continuous Positive Airway Pressure), Änderungen des Lebensstils wie Gewichtsverlust und Raucherentwöhnung und in einigen Fällen auch einen chirurgischen Eingriff umfassen.

Schlafstörungen bei älteren Menschen sind nicht nur ein nächtliches Problem; sie haben auch direkte Auswirkungen auf den Tag. Ein Mangel an erholsamem Schlaf kann zu anhaltender Müdigkeit, Reizbarkeit, verminderter Aufmerksamkeit und Konzentrationsfähigkeit sowie zu einem erhöhten Sturzrisiko führen, wodurch die Unabhängigkeit der Betroffenen beeinträchtigt werden kann. Außerdem kann schlechter Schlaf bestehende Gesundheitszustände wie Herzerkrankungen oder Diabetes verschlimmern, wodurch ein Teufelskreis entsteht, in dem Schlafmangel die allgemeine Gesundheit verschlechtert und umgekehrt.

Die Behandlung von Schlafstörungen bei älteren Menschen erfordert einen umfassenden und individuellen Ansatz. Sie beginnt mit einer umfassenden Beurteilung der Schlafgewohnheiten, der zugrunde liegenden medizinischen Erkrankungen, der aktuellen Medikation und der psychosozialen Faktoren, die zu den Schlafstörungen beitragen könnten. Zu den Behandlungsstrategien können verhaltenstherapeutische Interventionen gehören, wie die kognitive Verhaltenstherapie bei Schlaflosigkeit (KVT-I), die sich bei der Verbesserung der Schlafqualität als wirksam erwiesen hat. Diese Therapie hilft dabei, Gedanken und Verhaltensweisen, die den Schlaf stören, zu verändern, indem Entspannungstechniken gelehrt werden, die Schlafzeiten reguliert werden und die Schlafhygiene verbessert wird.

Die Verbesserung der Schlafhygiene ist besonders wichtig. Es geht darum, eine schlaffördernde Umgebung zu schaffen und sich Gewohnheiten anzueignen, die eine qualitativ hochwertige Erholung fördern. Dazu gehören das Einrichten einer regelmäßigen Schlafroutine, das Vermeiden von Koffein und schweren Mahlzeiten vor dem Schlafengehen, das Einschränken von Nickerchen am Tag und das Schaffen einer bequemen, dunklen und ruhigen Schlafumgebung. Für ältere Menschen, die möglicherweise viel Zeit in geschlossenen Räumen verbringen, ist es außerdem wichtig, sich tagsüber dem natürlichen Licht auszusetzen, um bei der Regulierung ihres zirkadianen Rhythmus zu helfen.

○ Die Bedeutung der Komfortpflege und der nächtlichen Rückversicherung

Die Bedeutung der Komfortpflege und der nächtlichen Rückversicherung kann im Rahmen der Gesundheitsfürsorge nicht unterschätzt werden, insbesondere für Patienten im Krankenhaus, ältere Menschen oder solche, die mit chronischen Krankheiten leben. Die Nacht ist für Patienten eine besonders verletzliche Zeit, die oft von Angst, Schlaflosigkeit und dem Gefühl der Isolation geprägt ist. In dieser Umgebung spielen Komfortpflege und Rückversicherung eine wesentliche Rolle, um die Patienten zu beruhigen, einen erholsamen Schlaf zu fördern und ein Gefühl der Sicherheit und des Wohlbefindens aufrechtzuerhalten.

Die nächtliche Komfortpflege umfasst ein breites Spektrum an Maßnahmen, die das körperliche und emotionale Wohlbefinden der Patienten während der Nacht verbessern sollen. Dazu können einfache, aber wesentliche Handlungen gehören, wie das Anpassen der Bettwäsche, um den Komfort zu erhöhen, das Anbieten eines zusätzlichen Kissens oder das Einstellen einer angenehmen Zimmertemperatur. Diese kleinen Aufmerksamkeiten können einen erheblichen Einfluss auf die Schlafqualität haben, da sie den Patienten helfen, sich zu entspannen und eine bequeme Position zu finden, die Schmerzen oder Unbehagen reduziert.

Ein weiterer Schlüsselaspekt der nächtlichen Komfortpflege ist die Schmerzbewältigung. Schmerzen können nachts, wenn tagsüber keine Ablenkungen vorhanden sind, am stärksten sein, was vielen Patienten das Einschlafen erschwert. Das Pflegepersonal sollte der Bewertung und Behandlung nächtlicher Schmerzen besondere Aufmerksamkeit widmen, indem es Analgetika zum richtigen Zeitpunkt verabreicht oder die Dosis anpasst, um eine kontinuierliche Linderung während der gesamten Nacht zu gewährleisten. Darüber hinaus können nicht-pharmakologische Techniken wie Massagen, geführte Entspannung oder das Auflegen von warmen oder kalten Kompressen eingesetzt werden, um Schmerzen zu lindern und die Entspannung zu fördern.

Die nächtliche Rückversicherung hingegen ist ein grundlegender Bestandteil der emotionalen Unterstützung für Patienten. Nachts können sich Ängste und Sorgen verstärken, vor allem bei Patienten, die sich isoliert fühlen oder sich Sorgen um ihre Gesundheit oder Zukunft machen. Allein die Tatsache, dass man präsent ist, zuhört und dem Patienten versichert, dass er nicht allein ist, kann eine zutiefst beruhigende Wirkung haben. Das Pflegepersonal sollte Einfühlungsvermögen und Hilfsbereitschaft zeigen und auf die emotionalen Bedürfnisse der Patienten mit Ruhe und Wohlwollen eingehen. Eine beruhigende Präsenz kann nächtlichen Angstanfällen vorbeugen und den Patienten helfen, sich sicher zu fühlen, was für ihr allgemeines Wohlbefinden von entscheidender Bedeutung ist.

Für Patienten mit kognitiven Störungen wie Demenz ist die nächtliche Rückversicherung von besonderer Bedeutung. Diese Patienten können sich nachts desorientiert oder verwirrt fühlen, was zu Unruhe oder störendem Verhalten führen kann. Die Rückversicherung besteht hier darin, zeitliche und räumliche Anhaltspunkte zu bieten, wie z. B. an die Uhrzeit zu erinnern oder erneut zu erklären, wo sie sich befinden, und geeignete Kommunikationstechniken einzusetzen, um ihre Angst zu lindern. Dazu kann die Verwendung von sanftem Licht gehören, um die völlige Dunkelheit zu vermeiden, die beängstigend sein kann, oder die Einführung einer regelmäßigen nächtlichen Routine, die ihnen vertraut ist.

Auch die Komfortpflege und die nächtliche Rückversicherung haben einen direkten Einfluss auf die Genesung der Patienten. Ein guter Schlaf ist für die Genesung von entscheidender Bedeutung, denn er ermöglicht dem Körper, sich zu reparieren, stärkt das Immunsystem und hilft bei der Regulierung der Hormone. Durch eine angemessene Komfortpflege und emotionale Rückversicherung fördern Pflegekräfte einen tieferen und erholsameren Schlaf, was wiederum zu einer besseren körperlichen und geistigen Erholung der Patienten beiträgt. Darüber hinaus reduziert eine beruhigende nächtliche Umgebung den Stress, der sich bekanntermaßen negativ auf die Heilung und die Immunantwort auswirkt.

Komfortable Pflege und nächtliche Rückversicherung kommen nicht nur den Patienten zugute, sondern auch den Pflegekräften. Indem sie proaktiv auf die nächtlichen Bedürfnisse der Patienten eingehen, können Pfleger viele Probleme verhindern, die später auftreten könnten, wie eskalierende Schmerzen oder Angstattacken, und so ihre Arbeit überschaubarer und weniger stressig machen. Außerdem stärkt das Wissen, dass sie den Patienten zu einer ruhigen und komfortablen Nacht verholfen haben, das Gefühl der Berufszufriedenheit bei den Pflegenden, was für ihr eigenes Wohlbefinden und ihre Motivation wichtig ist.

Schließlich erstreckt sich die Bedeutung der Komfortpflege und der nächtlichen Rückversicherung auch auf die Schaffung einer vertrauensvollen Beziehung zwischen Patienten und Pflegekräften. Nachts, wenn die Patienten am verletzlichsten sind, schafft diese Pflege ein Vertrauensverhältnis und zeigt den Patienten, dass sie ganzheitlich, fürsorglich und respektvoll betreut werden. Dieses Vertrauen ist entscheidend für die Mitarbeit des Patienten bei seiner Behandlung, für sein Sicherheitsgefühl und für seine gesamte Erfahrung mit der Pflege.

- **Umgang mit schwierigem Verhalten in der Psychogeriatrie in der Nacht**
  - **Der Umgang mit Verwirrung und nächtlicher Unruhe**

Der Umgang mit nächtlicher Verwirrung und Unruhe ist eine große Herausforderung in der Patientenpflege, insbesondere bei älteren Menschen, bei Menschen mit kognitiven Störungen wie Demenz oder bei Menschen, die in einer unvertrauten Umgebung ins Krankenhaus eingeliefert werden. Nachts können diese Patienten eine erhöhte Desorientierung, Unruhe oder sogar störendes Verhalten erleben, was diese Zeit für das Pflegepersonal besonders schwierig zu bewältigen macht. Die Ursachen dieser Verwirrung zu verstehen und geeignete Strategien zu entwickeln, ist entscheidend, um das Wohlbefinden der Patienten zu gewährleisten und eine ruhige und sichere Umgebung aufrechtzuerhalten.

Nächtliche Verwirrung und Unruhe, die häufig unter dem Begriff "Sonnenuntergangssyndrom" oder "Sundowning" zusammengefasst werden, sind Phänomene, bei denen sich die kognitiven und Verhaltenssymptome einer Person mit Demenz oder neurologischen Störungen am Ende des Tages oder in der Nacht verstärken. Dies kann durch mehrere Faktoren verschärft werden, darunter Müdigkeit, veränderte Umweltreize, Störungen des Schlaf-Wach-Rhythmus oder die Dunkelheit selbst, die das Gefühl der Desorientierung verstärken kann.

Um mit Verwirrung und nächtlicher Unruhe wirksam umzugehen, ist es entscheidend, eine beruhigende und strukturierte Umgebung zu schaffen. Die Beleuchtung spielt dabei eine Schlüsselrolle: Weiches, indirektes Licht kann helfen, die Angst vor der Dunkelheit zu verringern und Schatten zu mildern, die einem verwirrten Patienten bedrohlich erscheinen können. Durch die Vermeidung völliger Dunkelheit kann die Desorientierung gemildert werden, während gleichzeitig das Bedürfnis des Körpers nach Ruhe respektiert wird. Pflegende können auch vertraute Gegenstände wie Fotos, Decken oder Kissen verwenden, um einen beruhigenden Rahmen zu schaffen, der den Patienten an eine bekannte und sichere Umgebung erinnert.

Eine regelmäßige Nachtroutine ist ebenfalls von entscheidender Bedeutung, um bei der Bewältigung der Unruhe zu helfen. Die Aufrechterhaltung eines einheitlichen Zeitplans für abendliche Aktivitäten wie Abendessen, Toilettengang und Zubettgehen kann zeitliche Orientierungspunkte bieten, die zur Stabilisierung des Patienten beitragen. Die Routine beruhigt den Patienten, indem sie ihm eine vorhersehbare Struktur bietet und so den Stress und die Angst reduziert, die mit Verwirrtheit einhergehen können. Diese Routine kann durch beruhigende Aktivitäten wie das Lesen eines Buches, das Hören sanfter Musik oder eine Entspannungssitzung verstärkt werden, die alle darauf ausgelegt sind, den Patienten auf den Schlaf vorzubereiten.

Kommunikation ist ein weiteres lebenswichtiges Instrument bei der Bewältigung der nächtlichen Verwirrtheit. Pflegende sollten eine einfache, klare und beruhigende Sprache verwenden und komplexe Begriffe oder Mehrfachanweisungen vermeiden, die die Verwirrung noch verstärken könnten. Wenn ein Patient unruhig ist, ist es wichtig, sanft und ruhig mit ihm zu sprechen, kurze Sätze zu verwenden und die Informationen gegebenenfalls zu wiederholen. Offene Fragen zu stellen und dem Patienten Zeit zum Antworten zu geben, kann ebenfalls dazu beitragen, die Unruhe zu verringern, da dies zeigt, dass seine Bedenken gehört und berücksichtigt werden.

Körperlicher Kontakt kann für manche Patienten sehr beruhigend sein. Eine sanft auf die Schulter gelegte Hand, ein leichter Druck auf die Hand oder eine Umarmung können ein Gefühl von Sicherheit und Unterstützung vermitteln und helfen, den Patienten zu beruhigen. Es ist jedoch wichtig, die individuellen Vorlieben zu respektieren, da manche Patienten Körperkontakt als aufdringlich oder belastend empfinden können.

Parallel dazu ist es entscheidend, alle zugrunde liegenden medizinischen Ursachen, die zur Verwirrung oder nächtlichen Unruhe beitragen könnten, zu untersuchen und zu behandeln. Beispielsweise können eine Harnwegsinfektion, unbehandelte Schmerzen, Hypoglykämie oder medikamentöse Nebenwirkungen alle die Verwirrtheit verschärfen. Ein sorgfältiges Screening und eine angemessene Behandlung dieser Zustände können die nächtliche Unruhe oft erheblich reduzieren. Außerdem sollten die Betreuer die Wirkung von Medikamenten überwachen, die nachts verabreicht werden, insbesondere von Beruhigungs- oder Tranquilizern, da diese manchmal das Gegenteil bewirken und die Unruhe verstärken können.

Es ist auch wichtig, äußere Reize einzuschränken, die die Unruhe auslösen oder verschlimmern könnten. Dazu gehört auch die Reduzierung von Lärm, wobei laute Alarme oder Hintergrundgeräusche, die störend wirken können, vermieden werden sollten. Ebenso kann die Einschränkung von späten Besuchen und die Ermutigung zu ruhigen Aktivitäten vor dem Schlafengehen dazu beitragen, den Patienten auf eine ruhige Nacht vorzubereiten. In Fällen, in denen die Unruhe schwer und anhaltend ist, kann es notwendig sein, einen Spezialisten wie einen Neurologen oder Psychiater zu konsultieren, um spezifische pharmakologische oder verhaltenstherapeutische Maßnahmen zu erkunden.

Schließlich sollte der Umgang mit nächtlicher Verwirrung und Unruhe auch einen unterstützenden Ansatz für die Pflegenden selbst beinhalten. Der Umgang mit diesen Verhaltensweisen kann anstrengend und emotional schwierig sein, insbesondere während der Nachtstunden. Es ist von entscheidender Bedeutung, dass Pflegende Zugang zu Ressourcen wie regelmäßigen Pausen, emotionaler Unterstützung oder Beratung zur Stressbewältigung haben, um Erschöpfung zu vermeiden und sicherzustellen, dass sie weiterhin qualitativ hochwertige Pflege leisten können.

◦ Strategien zur Minimierung des Risikos von Stürzen und Unfällen

Die Minimierung des Risikos von Stürzen und Unfällen, insbesondere bei älteren oder gefährdeten Menschen, ist eine wesentliche Priorität im Rahmen der Gesundheitsfürsorge. Stürze sind eine der Hauptursachen für Verletzungen bei älteren Menschen und führen häufig zu schwerwiegenden Folgen wie Knochenbrüchen, eingeschränkter Mobilität und dem Verlust der Selbstständigkeit. Die Einführung wirksamer Strategien zur

Vermeidung solcher Vorfälle ist daher von entscheidender Bedeutung, um die Sicherheit und Lebensqualität der Patienten zu erhalten.

Die erste Strategie besteht darin, das individuelle Sturzrisiko eines jeden Patienten zu bewerten. Bei dieser Einschätzung muss eine Reihe von Faktoren berücksichtigt werden, z. B. das Alter, der allgemeine Gesundheitszustand, frühere Stürze, Gleichgewichtsstörungen und die Medikamente, die der Patient einnimmt. Einige Medikamente, insbesondere Beruhigungsmittel, blutdrucksenkende Mittel oder Antidepressiva, können die Wachsamkeit oder das Gleichgewicht beeinträchtigen und so das Risiko eines Sturzes erhöhen. Daher ist es von entscheidender Bedeutung, dass das Pflegepersonal die Verschreibungen regelmäßig überprüft und in Zusammenarbeit mit dem verschreibenden Arzt Anpassungen in Betracht zieht, um diese Risiken zu minimieren.

Die physische Umgebung, in der sich der Patient bewegt, spielt ebenfalls eine große Rolle bei der Vermeidung von Stürzen. Es ist entscheidend, dafür zu sorgen, dass die Räume, in denen sich Patienten bewegen, sicher und frei von Hindernissen sind. Dazu gehört das Entfernen von rutschigen Teppichen, herumliegenden Kabeln und allen Gegenständen, die den Durchgang behindern könnten. Die Böden sollten rutschfest sein, und in Bereichen, die häufig feucht sind, wie z. B. Badezimmer, sollten rutschfeste Matten ausgelegt werden. Die Beleuchtung ist ein weiterer Schlüsselfaktor: Eine ausreichende Beleuchtung, vor allem nachts, verringert das Risiko, dass jemand stolpert oder die Orientierung verliert. Die Installation von Nachtlichtern in Fluren und Zimmern kann helfen, Patienten auf ihren nächtlichen Wegen zu leiten.

Auch bei der Gestaltung der Möbel muss darauf geachtet werden, dass Stürze vermieden werden. Betten sollten auf die richtige Höhe eingestellt werden, damit der Patient leicht aufstehen und sich hinlegen kann, ohne aus dem Gleichgewicht zu geraten. In der Nähe von Betten, Toiletten und in Duschen sollten

Haltestangen oder Griffe angebracht werden, um bei Bewegungen zusätzlichen Halt zu bieten. Sessel und Stühle sollten stabil sein und starke Armlehnen haben, um beim Hinsetzen und Aufstehen zu helfen. Auch die Verwendung von Rollatoren oder Gehstöcken, die an den Körperbau und die Bedürfnisse des Patienten angepasst sind, kann eine entscheidende Unterstützung für Menschen mit Mobilitätsproblemen bieten.

Eine weitere Schlüsselstrategie ist die Ermutigung und Unterstützung zu regelmäßiger körperlicher Bewegung. Körperliche Aktivität hilft, die Muskeln zu stärken, das Gleichgewicht und die Koordination zu verbessern und die Flexibilität zu erhalten - allesamt wichtige Faktoren, um das Risiko von Stürzen zu verringern. Speziell für ältere Menschen entwickelte Übungsprogramme wie Tai Chi, Walking oder Muskelaufbauübungen können besonders vorteilhaft sein. Diese Übungen sollten an die individuellen Fähigkeiten des Patienten angepasst und unter der Aufsicht einer medizinischen Fachkraft oder eines Physiotherapeuten durchgeführt werden, insbesondere zu Beginn.

Zur Sturzprävention gehört auch eine proaktive Aufklärung der Patienten und ihrer Familien. Das Pflegepersonal sollte die Patienten für die Risiken von Stürzen sensibilisieren und ihnen praktische Ratschläge zur Vermeidung von Stürzen geben. Dazu gehören Empfehlungen zum Tragen geeigneter Schuhe, zur Bedeutung des langsamen Aufstehens aus dem Sitzen oder Liegen und die Ermutigung, bei Aufgaben, die gefährlich sein könnten, um Hilfe zu bitten. Auch die Familien sollten einbezogen werden, indem sie lernen, wie sie die häusliche Umgebung sicherer gestalten können, und indem sie auf Anzeichen von Schwäche oder Unausgeglichenheit bei ihren Angehörigen achten.

Die regelmäßige Überwachung von Risikopatienten ist ebenfalls von entscheidender Bedeutung. Das Pflegepersonal sollte auf Anzeichen von Schwäche, Schwindel oder anderen Symptomen achten, die einem Sturz vorausgehen könnten. Eine aufmerksame Beobachtung, insbesondere bei Patienten, die nachts unterwegs sind oder kognitive Beeinträchtigungen aufweisen, kann viele Unfälle verhindern. In manchen Fällen kann der Einsatz von Überwachungsgeräten wie Bettalarmen oder Bewegungssensoren erforderlich sein, um unsichere Bewegungsversuche zu erkennen und ein schnelles Eingreifen zu ermöglichen.

Schließlich ist es wichtig, einen klaren Plan zu haben, was im Falle eines Sturzes zu tun ist. Trotz aller Vorsichtsmaßnahmen kann es immer noch zu Stürzen kommen, und es ist entscheidend, dass die Betreuer wissen, wie sie reagieren müssen, um Verletzungen zu minimieren und eine angemessene Versorgung zu gewährleisten. Dazu gehören Erste-Hilfe-Schulungen, die sofortige Beurteilung potenzieller Verletzungen und die schnelle Kommunikation mit dem medizinischen Dienst, wenn dies erforderlich ist. Nach einem Sturz sollte eine umfassende Neubewertung des Patienten und seiner Umgebung vorgenommen werden, um die Ursachen zu ermitteln und die Präventionsstrategien anzupassen.

- **Die Begleitung von Demenzkranken**
  - **Die Pflege von Alzheimer-Patienten anpassen**

Die Pflege von Patienten mit Alzheimer-Krankheit anzupassen, ist ein komplexer und sensibler Prozess, der einen persönlichen, einfühlsamen und evolutionären Ansatz erfordert. Die Alzheimer-Krankheit, eine häufige Form der Demenz, führt zu einem allmählichen Abbau der kognitiven Fähigkeiten und beeinträchtigt das Gedächtnis, das Denken, die Sprache und die Alltagskompetenzen. Für Pflegende, ob professionell oder als pflegende Angehörige, ist die Anpassung der Pflege an jede Phase der Krankheit entscheidend, um die Würde, das Wohlbefinden und die Lebensqualität der Patienten zu erhalten.

Einer der wichtigsten Aspekte der angepassten Pflege ist das Verständnis der einzigartigen Bedürfnisse jedes einzelnen Patienten. Die Alzheimer-Krankheit verläuft von Person zu

Person unterschiedlich, und es ist entscheidend, die kognitiven und funktionellen Fähigkeiten des Patienten regelmäßig zu beurteilen. Anhand dieser Bewertung kann festgestellt werden, wie viel Unterstützung bei den Aktivitäten des täglichen Lebens wie Anziehen, Essen, Waschen oder Toilettenbenutzung erforderlich ist. Wenn die Krankheit fortschreitet, müssen die Pflegekräfte den Grad ihrer Beteiligung anpassen, von der bloßen Beaufsichtigung bis hin zur direkten Hilfe, wobei die Autonomie des Patienten so weit wie möglich gewahrt bleiben muss.

Kommunikation ist ein weiterer grundlegender Pfeiler bei der Pflege von Alzheimerpatienten. Die Fähigkeit, zu verstehen und sich verständlich zu machen, kann im Laufe der Zeit abnehmen, doch ist es von entscheidender Bedeutung, einen respektvollen und geduldigen Austausch aufrechtzuerhalten. Pflegende sollten eine einfache, klare und konkrete Sprache verwenden und komplexe Anweisungen oder offene Fragen vermeiden, die zu Verwirrung führen können. Es ist auch wichtig, langsam zu sprechen, Informationen bei Bedarf zu wiederholen und sich zu vergewissern, dass der Patient alles verstanden hat. Augenkontakt, ein beruhigender Tonfall und der Einsatz von Gesten können die Kommunikation ebenfalls erleichtern und helfen, eine emotionale Verbindung herzustellen.

Die Schaffung einer strukturierten und sicheren Umgebung ist für Alzheimer-Patienten von entscheidender Bedeutung. Menschen mit dieser Krankheit können sich desorientiert fühlen, vor allem in neuen oder sich verändernden Umgebungen. Die Aufrechterhaltung einer stabilen täglichen Routine hilft, Ängste zu reduzieren und bietet klare zeitliche Orientierungspunkte. Aktivitäten sollten für regelmäßige Tageszeiten geplant werden, und die physische Umgebung sollte so gestaltet sein, dass das Risiko von Verwirrung oder Gefahren minimiert wird. Beispielsweise ist es hilfreich, persönliche Gegenstände und Möbel am selben Ort aufzubewahren, visuelle Anhaltspunkte wie Beschriftungen oder Fotos zur Identifizierung von Räumen zu verwenden und Ablenkungen wie laute Geräusche oder helles Licht zu begrenzen.

Der Umgang mit störendem Verhalten ist eine häufige Herausforderung bei der Pflege von Alzheimerpatienten. Es kann zu Stimmungsschwankungen, Unruhe, Aggressivität oder Halluzinationen kommen, die oft durch Frustration, Angst oder Verwirrung ausgelöst werden. Es ist von entscheidender Bedeutung, dass Pflegende diesen Verhaltensweisen mit Ruhe und Verständnis begegnen und versuchen, die zugrunde liegenden Ursachen zu identifizieren, anstatt die Symptome zu unterdrücken. Beispielsweise kann ein unruhiger Patient auf die Toilette gehen müssen, sich einsam fühlen oder sich aufgrund der Raumtemperatur unwohl fühlen. Trost zu spenden, die Aufmerksamkeit des Patienten auf eine angenehme Tätigkeit umzulenken oder die Umgebung zu verändern, um sie beruhigender zu gestalten, sind Strategien, die helfen können, diese Verhaltensweisen zu mildern.

Die Beteiligung an sinnvollen Aktivitäten ist ebenfalls ein wesentlicher Bestandteil einer angemessenen Pflege von Alzheimerpatienten. Obwohl die kognitiven Fähigkeiten abnehmen, können die Patienten noch immer einen großen emotionalen und mentalen Nutzen aus der Teilnahme an Aktivitäten ziehen, die ihren Fähigkeiten entsprechen. Kreative Aktivitäten wie Malen oder Musizieren, sanfte körperliche Übungen wie Spazierengehen oder Yoga und soziale Aktivitäten wie einfache Spiele oder Gruppengespräche können die Sinne anregen, die Stimmung verbessern und ein Gefühl der Erfüllung bieten. Diese Aktivitäten sollten entsprechend den Interessen und Fähigkeiten des Patienten ausgewählt und im Laufe der Zeit angepasst werden, damit sie zugänglich bleiben und Spaß machen.

Die Unterstützung der Pflegenden selbst ist ein oft vernachlässigter, aber entscheidender Aspekt der Pflege von Alzheimerpatienten. Die Pflege eines Menschen mit dieser Krankheit ist körperlich und emotional anspruchsvoll, und es ist von entscheidender Bedeutung, dass die Pflegenden Zugang zu Unterstützungsressourcen haben. Dazu können spezielle Schulungen zum Umgang mit der Krankheit gehören,

Selbsthilfegruppen, in denen Erfahrungen und Ratschläge ausgetauscht werden können, und die Möglichkeit, sich eine Auszeit zu nehmen, um Erschöpfung zu vermeiden. Angemessene Unterstützung ermöglicht es Pflegenden, belastbar zu bleiben, eine qualitativ hochwertige Pflege zu leisten und ihr eigenes Wohlbefinden zu erhalten.

Schließlich erfordert die Sterbebegleitung von Alzheimerpatienten eine besonders behutsame und respektvolle Herangehensweise. In diesem Stadium übernimmt die Palliativmedizin die Betreuung, wobei der Schwerpunkt auf Komfort, Schmerzmanagement und emotionaler Unterstützung liegt. Entscheidungen über die Pflege sollten in Zusammenarbeit mit den Familien getroffen werden, wobei die früheren Wünsche des Patienten zu respektieren sind und sichergestellt werden muss, dass seine Würde bis zum Ende gewahrt bleibt. Ziel ist es, eine friedliche und beruhigende Umgebung zu schaffen, in der der Patient seine letzten Momente umgeben von Fürsorge und Zuneigung verbringen kann.

◦ **Techniken zur Aufrechterhaltung einer effektiven Kommunikation mit verwirrten Patienten**

Die Aufrechterhaltung einer effektiven Kommunikation mit desorientierten Patienten ist eine wesentliche Fähigkeit von Pflegekräften, insbesondere im Zusammenhang mit der Pflege älterer Menschen oder von Patienten mit kognitiven Störungen wie der Alzheimer-Krankheit. Desorientierung, sei es zeitlich, räumlich oder identitätsbezogen, kann die Interaktion erschweren und den Patienten ängstlich, frustriert oder sogar unruhig machen. Mit den richtigen Techniken ist es jedoch möglich, das gegenseitige Verständnis zu stärken, den Stress des Patienten zu reduzieren und eine von Vertrauen und Respekt geprägte Beziehung zu bewahren.

Eine der ersten Techniken zur Aufrechterhaltung einer effektiven Kommunikation besteht darin, eine ruhige und beruhigende

Umgebung zu schaffen. Desorientierung wird oft durch Ablenkungen, laute Geräusche oder chaotische Situationen verschlimmert. Daher ist es entscheidend, das Gespräch in einer Umgebung zu beginnen, in der sich der Patient konzentrieren kann, ohne abgelenkt zu werden. Hintergrundgeräusche wie Fernseher oder Radio zu reduzieren, sich dem Patienten gegenüber zu setzen, um seine Aufmerksamkeit zu gewinnen, und Blickkontakt herzustellen, sind wichtige Schritte, um ein Umfeld zu schaffen, in dem ein Gespräch möglich ist. Eine ruhige Umgebung hilft dem Patienten, sich sicher zu fühlen und eher bereit zu sein, zu kommunizieren.

Die Verwendung einer einfachen und direkten Sprache ist ein weiterer Schlüssel für eine effektive Kommunikation mit verwirrten Patienten. Kurze Sätze, vertraute Wörter und klare Anweisungen helfen, die Verwirrung zu minimieren. Es ist wichtig, idiomatische Ausdrücke, Metaphern oder abstrakte Konzepte zu vermeiden, die missverstanden werden können. Anstatt z. B. zu sagen "Ich werde nachsehen, ob Sie etwas brauchen", ist es klarer zu sagen "Ich werde nachsehen, ob Sie Durst haben". Wenn Sie die Informationen bei Bedarf wiederholen, ohne ungeduldig oder frustriert zu wirken, hilft dies dem Patienten, das Gesagte zu verarbeiten. Es kann auch hilfreich sein, einfache Fragen zu stellen, die der Patient mit "Ja" oder "Nein" beantworten kann, was die Teilnahme erleichtert, ohne den Patienten geistig zu überfordern.

Geduld und aktives Zuhören sind ebenfalls grundlegende Elemente für eine erfolgreiche Kommunikation. Verwirrten Patienten kann es schwer fallen, die richtigen Worte zu finden, ihre Gedanken zu formulieren oder schnell zu antworten. Das Pflegepersonal sollte geduldig sein und dem Patienten Zeit geben, zu erklären, was er fühlt oder was er ausdrücken möchte, ohne ihn zu unterbrechen oder zu drängen. Aktives Zuhören, bei dem man durch Nicken, Lächeln und ermutigende Antworten Einfühlungsvermögen und Interesse zeigt, stärkt das Vertrauen des Patienten und motiviert ihn, das Gespräch fortzusetzen. Bei diesem Ansatz werden auch nonverbale Signale wie

Gesichtsausdrücke oder Gesten erfasst, die Emotionen oder Bedürfnisse offenbaren können, die sich mit Worten nicht ausdrücken lassen.

Die Verwendung von visuellen Hinweisen und Gesten kann die Kommunikation mit verwirrten Patienten erheblich erleichtern. Einfache Gesten, wie das Zeigen eines Glases Wasser bei der Frage, ob der Patient durstig ist, oder das Zeigen auf einen Stuhl bei der Aufforderung, sich zu setzen, können helfen, die Botschaft zu verdeutlichen. Visuelle Hilfsmittel wie Fotos, Piktogramme oder Karten können ebenfalls verwendet werden, um dem Patienten zu helfen, wichtige Informationen zu verstehen oder sich an sie zu erinnern. Beispielsweise kann ein Foto einer Uhr an die Essenszeit erinnern oder ein Bild eines Bettes darauf hinweisen, dass es Zeit ist, ins Bett zu gehen. Diese visuellen Hinweise verringern die Abhängigkeit von Worten und machen die Kommunikation für Patienten mit kognitiven Schwierigkeiten zugänglicher.

Die Anpassung des Tonfalls und des Körperausdrucks ist ebenfalls entscheidend. Ein sanfter, ruhiger und beruhigender Tonfall wird einen verwirrten Patienten eher beruhigen als ein lauter oder schroffer Tonfall. Gesichtsausdruck und Körperhaltung sollten eine wohlwollende, nicht bedrohliche Haltung widerspiegeln, da verwirrte Patienten möglicherweise besonders empfindlich auf nonverbale Signale reagieren. Sich leicht zum Patienten zu beugen, zu lächeln und einen wohlwollenden Blickkontakt zu halten, sind Gesten, die das Gefühl von Sicherheit und Vertrauen stärken. Es ist wichtig, sich daran zu erinnern, dass, selbst wenn Worte die Botschaft nicht vermitteln können, der Ton und die Haltung der Pflegekraft immer noch Unterstützung und Trost vermitteln können.

Validierung ist eine weitere wirksame Technik zur Aufrechterhaltung einer positiven Kommunikation mit desorientierten Patienten. Anstatt einen verwirrten Patienten, der eine falsche Vorstellung oder eine veränderte Wahrnehmung der Realität äußert, zu korrigieren oder ihm zu widersprechen, ist es oft hilfreicher, seine Gefühle zu validieren. Wenn ein Patient beispielsweise glaubt, an einem anderen Ort zu sein, oder über ein vergangenes Ereignis spricht, als wäre er anwesend, kann die Pflegekraft, anstatt ihm zu sagen, dass er sich irrt, sagen: "Das muss eine wichtige Erinnerung für Sie sein." Dieser Ansatz respektiert die subjektive Erfahrung des Patienten, reduziert die Konfrontation und hilft, eine empathische Bindung aufrechtzuerhalten.

Schließlich ist es von entscheidender Bedeutung, die Erwartungen anzupassen und in der Kommunikation mit verwirrten Patienten flexibel zu bleiben. Jeder Tag kann anders sein, und was an einem Tag funktioniert, ist am nächsten Tag vielleicht nicht mehr so effektiv. Das Pflegepersonal muss bereit sein, seine Vorgehensweise je nach Zustand des Patienten, seinem Müdigkeitsgrad oder seiner Stimmung anzupassen. Das Ziel ist nicht, den Patienten zu zwingen, sich an einen Kommunikationsstandard zu halten, sondern den Patienten dort zu treffen, wo er sich befindet, und alle verfügbaren Ressourcen zu nutzen, um den Austausch zu erleichtern.

Kapitel 12

Die Auswirkungen von Nachtarbeit auf Gesundheit und Prävention

- **Langfristige Auswirkungen von Nachtarbeit auf die Gesundheit**
  - ○ **Risiken für Herz-Kreislauf- und Stoffwechselerkrankungen**

Herz-Kreislauf- und Stoffwechselerkrankungen stellen aufgrund ihrer steigenden Prävalenz und ihrer schwerwiegenden gesundheitlichen Folgen weltweit eine große Herausforderung für die öffentliche Gesundheit dar. Diese Krankheiten, zu denen Bluthochdruck, koronare Herzerkrankungen, Schlaganfall, Typ-2-Diabetes und Fettleibigkeit gehören, sind oft miteinander verbunden und teilen gemeinsame Risikofaktoren. Das Verständnis dieser Risiken und ihrer Auswirkungen ist entscheidend, um diesen Krankheiten vorzubeugen, die Lebensqualität zu verbessern und die damit verbundene Sterblichkeit zu senken.

Einer der Hauptrisikofaktoren für Herz-Kreislauf- und Stoffwechselerkrankungen ist Bluthochdruck. Bluthochdruck, der oft als "stiller Killer" bezeichnet wird, ist ein chronisch erhöhter Blutdruck in den Arterien, der die Arterienwände schädigen und die Ansammlung von Fettablagerungen fördern kann, was zu Atherosklerose führt. Dieser Zustand erhöht das Risiko für koronare Herzerkrankungen, Schlaganfälle und Herzversagen erheblich. Leider hat Bluthochdruck oft keine nennenswerten Symptome, weshalb viele Menschen nicht wissen, dass sie an Bluthochdruck leiden. Die Früherkennung durch regelmäßige Blutdruckkontrollen ist daher entscheidend für den Umgang mit diesem Risiko.

Ein weiterer wichtiger Risikofaktor ist die Hypercholesterinämie, also der hohe Cholesterinspiegel im Blut. Cholesterin ist eine fettige Substanz, die für das reibungslose Funktionieren des Körpers wichtig ist. Wenn es jedoch im Übermaß vorhanden ist, insbesondere in Form von Lipoproteinen niedriger Dichte (LDL), kann es sich an den Wänden der Arterien ablagern und atherosklerotische Plaques bilden. Diese Plaques verringern den Durchmesser der Arterien, schränken den Blutfluss ein und erhöhen das Risiko für Herz-Kreislauf-Erkrankungen wie

Herzinfarkte und Schlaganfälle. Die regelmäßige Überwachung des Cholesterinspiegels in Verbindung mit einer ausgewogenen Ernährung und körperlicher Betätigung ist entscheidend für die Kontrolle dieses Risikofaktors.

Typ-2-Diabetes, eine Stoffwechselerkrankung, die durch einen chronisch erhöhten Blutzuckerspiegel aufgrund von Insulinresistenz oder unzureichender Insulinproduktion gekennzeichnet ist, steht in engem Zusammenhang mit Herz-Kreislauf-Erkrankungen. Diabetes erhöht das Risiko, eine koronare Herzkrankheit, einen Schlaganfall oder eine Herzinsuffizienz zu entwickeln, erheblich. Diabeteskomplikationen wie Neuropathie, Nephropathie und Retinopathie verschärfen dieses Risiko noch, da sie das Nerven-, Nieren- und Sehsystem beeinträchtigen. Die Behandlung von Diabetes durch eine strenge Kontrolle des Blutzuckerspiegels, eine angemessene Ernährung und regelmäßige Bewegung ist daher von entscheidender Bedeutung, um den damit verbundenen Herz-Kreislauf-Erkrankungen vorzubeugen.

Adipositas ist ein weiterer wichtiger Risikofaktor, der zur Entstehung von Herz-Kreislauf- und Stoffwechselerkrankungen beiträgt. Übergewicht, insbesondere die Ansammlung von Bauchfett, geht mit einem erhöhten Blutdruck, Lipidanomalien und Insulinresistenz einher und schafft so einen Nährboden für die Entwicklung von Krankheiten wie Bluthochdruck, Typ-2-Diabetes und koronare Herzkrankheiten. Fettleibigkeit ist oft das Ergebnis mehrerer Faktoren, darunter ein sitzender Lebensstil, eine Ernährung, die reich an gesättigten Fetten und Zucker ist, und genetische Faktoren. Die Vorbeugung und Behandlung von Fettleibigkeit erfordert einen ganzheitlichen Ansatz, der Ernährungsumstellungen, mehr körperliche Aktivität und in einigen Fällen medizinische oder chirurgische Eingriffe umfasst.

Der Lebensstil spielt eine zentrale Rolle bei der Prävention von Herz-Kreislauf- und Stoffwechselerkrankungen. Eine unausgewogene Ernährung, die reich an gesättigten Fettsäuren, Zuckerzusatz und Salz ist, trägt zur Erhöhung des

Körpergewichts, des Blutdrucks und des Cholesterinspiegels bei. Umgekehrt kann eine Ernährung, die reich an Obst, Gemüse, Vollkornprodukten und gesunden Fettquellen wie Omega-3-Fettsäuren ist, diese Risiken verringern. Regelmäßige körperliche Betätigung ist ebenfalls entscheidend für die Erhaltung eines gesunden Gewichts, die Verbesserung der Insulinempfindlichkeit und die Stärkung des Herz-Kreislauf-Systems. Das Aufgeben des Rauchens, das die Blutgefäße schädigt und das Risiko von Herzerkrankungen erhöht, und die Reduzierung des Alkoholkonsums, der zu Bluthochdruck und Fettleibigkeit beitragen kann, sind weitere wichtige Präventivmaßnahmen.

Chronischer Stress ist ein oft übersehener, aber bedeutender Faktor bei der Entstehung von Herz-Kreislauf- und Stoffwechselerkrankungen. Stress kann zu erhöhtem Blutdruck, ungesundem Essverhalten, vermehrter Bewegungsarmut und einem Anstieg des Cortisolspiegels führen, einem Hormon, das Gewichtszunahme und Insulinresistenz begünstigen kann. Die Bewältigung von Stress durch Entspannungstechniken, Meditation, Yoga oder Freizeitaktivitäten kann helfen, das Risiko von stressbedingten Herz-Kreislauf- und Stoffwechselerkrankungen zu senken.

◦ Chronische Schlafstörungen und ihre Folgen

Chronische Schlafstörungen sind ein großes Gesundheitsproblem, von dem immer mehr Menschen auf der ganzen Welt betroffen sind. Diese Störungen, zu denen Schlaflosigkeit, Schlafapnoe, das Restless-Legs-Syndrom und Störungen des zirkadianen Rhythmus gehören, haben weitreichende Folgen nicht nur für die Lebensqualität, sondern auch für die körperliche und geistige Gesundheit des Einzelnen. Wenn der Schlaf dauerhaft gestört ist, kann dies zu einer Kaskade von Problemen führen, die fast alle Aspekte des täglichen Lebens betreffen.

Schlaflosigkeit, eine der häufigsten chronischen Schlafstörungen, ist gekennzeichnet durch Schwierigkeiten beim Einschlafen, häufiges Aufwachen während der Nacht oder frühzeitiges

Erwachen mit der Unfähigkeit, wieder einzuschlafen. Chronische Schlaflosigkeit kann zu anhaltender Müdigkeit, Reizbarkeit und Konzentrationsschwierigkeiten führen. Mit der Zeit kann der Schlafentzug die kognitiven Funktionen beeinträchtigen, die Wachsamkeit verringern und das Gedächtnis beeinträchtigen. Menschen mit chronischer Schlaflosigkeit entwickeln auch häufiger Stimmungsstörungen wie Angstzustände und Depressionen, was zu einem Teufelskreis führen kann, bei dem Stress und Angstzustände die Schlafprobleme noch verschlimmern.

Die Schlafapnoe, eine weitere chronische Schlafstörung, ist durch wiederholte Atemunterbrechungen während des Schlafs gekennzeichnet, die oft mit lautem Schnarchen und Erstickungsgefühlen einhergehen. Diese Atempausen führen zu häufigem Mikroaufwachen, wodurch ein tiefer und erholsamer Schlaf verhindert wird. Die Folgen der Schlafapnoe sind schwerwiegend und beinhalten ein deutlich erhöhtes Risiko für Herz-Kreislauf-Erkrankungen wie Bluthochdruck, Herzinfarkte und Schlaganfälle. Unbehandelte Schlafapnoe ist auch mit übermäßiger Tagesschläfrigkeit verbunden, was das Risiko von Verkehrsunfällen und Verletzungen am Arbeitsplatz erhöht.

Das Restless-Legs-Syndrom, bei dem man vor allem nachts den unwiderstehlichen Drang verspürt, die Beine zu bewegen, ist eine weitere chronische Schlafstörung, die die Nachtruhe beeinträchtigt. Die unwillkürlichen Bewegungen der Beine können das Einschlafen erschweren und zu häufigem Aufwachen führen. Das Syndrom kann zu chronischer Müdigkeit, Stimmungsschwankungen und einer verminderten Lebensqualität führen, insbesondere bei älteren Menschen, die häufiger an dieser Störung leiden.

Zirkadiane Rhythmusstörungen wie das Schlafphasenverzögerungssyndrom treten auf, wenn die innere biologische Uhr gegenüber den üblichen Schlafzeiten verschoben ist. Menschen mit dieser Art von Störung haben oft Schwierigkeiten, zu normalen Zeiten einzuschlafen und aufzuwachen, was ihren Tagesablauf durcheinanderbringt. Diese Verschiebung kann zu chronischem Schlafentzug führen, die Leistung am Arbeitsplatz oder in der Schule beeinträchtigen und das Risiko für psychische Störungen wie Depressionen und Angstzustände erhöhen.

Die Folgen chronischer Schlafstörungen gehen weit über Müdigkeit und Schläfrigkeit hinaus. Schlafmangel wirkt sich negativ auf das Immunsystem aus und macht den Körper anfälliger für Infektionen. Er stört auch den Stoffwechsel, trägt zur Gewichtszunahme bei und erhöht das Risiko für Typ-2-Diabetes. Chronischer Schlafentzug steht im Zusammenhang mit hohen Entzündungswerten im Körper, einem Hauptrisikofaktor für viele chronische Krankheiten, darunter Herz-Kreislauf-Erkrankungen und einige Krebsarten. Außerdem wirkt sich Schlafmangel auf den Hormonhaushalt aus, insbesondere auf die Hormone, die den Appetit regulieren, was zu Überernährung und Fettleibigkeit führen kann.

Der Schlaf spielt auch eine entscheidende Rolle für die psychische Gesundheit. Unzureichender oder schlechter Schlaf stört die Regulation von Emotionen und macht Menschen anfälliger für Stress, Reizbarkeit und depressive Verstimmungen. Der Zusammenhang zwischen Schlaf und psychischer Gesundheit ist bidirektional: Schlafstörungen können bestehende psychische Störungen verschlimmern und umgekehrt. Beispielsweise leiden Menschen mit Depressionen eher an Schlafstörungen, und die Behandlung von Schlaflosigkeit kann depressive Symptome oftmals verbessern.

Die Behandlung von chronischen Schlafstörungen erfordert einen mehrdimensionalen Ansatz. Dazu gehören Änderungen des Lebensstils, wie die Verbesserung der Schlafhygiene, regelmäßige Schlafens- und Aufstehzeiten und die Reduzierung des Koffein- und Alkoholkonsums. Verhaltensbezogene Interventionen wie die kognitive Verhaltenstherapie bei Schlaflosigkeit (CBT-I) haben sich bei der Behandlung vieler Schlafstörungen als wirksam erwiesen, indem sie die Gedanken und Verhaltensweisen, die den

Schlaf stören, verändern. In einigen Fällen können medizinische Behandlungen wie CPAP-Geräte (Continuous Positive Airway Pressure) bei Schlafapnoe oder Medikamente gegen das Restless-Legs-Syndrom erforderlich sein.

- **Präventionsstrategien für Pflegehilfskräfte im Nachtdienst**
  - **Ausgewogene Ernährung und Schlafmanagement**

Eine ausgewogene Ernährung und ein gutes Schlafmanagement sind zwei wichtige Säulen für die Aufrechterhaltung einer optimalen Gesundheit und eines umfassenden Wohlbefindens. Diese beiden Aspekte des Lebens sind eng miteinander verbunden und jeder beeinflusst den anderen maßgeblich. Gesunde Ernährungsgewohnheiten zu verstehen und umzusetzen und gleichzeitig gute Schlafpraktiken zu pflegen, kann nicht nur die Lebensqualität verbessern, sondern auch vielen chronischen Krankheiten vorbeugen.

Die Ernährung spielt eine Schlüsselrolle für die Qualität des Schlafs. Was wir essen und trinken, kann einen direkten Einfluss darauf haben, wie gut wir einschlafen, wie gut wir eingeschlafen bleiben und wie gut wir einen erholsamen Schlaf genießen können. Beispielsweise sind Lebensmittel, die reich an Tryptophan sind, einer Aminosäure, die in Lebensmitteln wie Truthahn, Nüssen und Milch vorkommt, dafür bekannt, dass sie die Produktion von Serotonin fördern, einem Neurotransmitter, der die Stimmung und den Schlaf reguliert. Serotonin wird dann in das Schlafhormon Melatonin umgewandelt, das bei der Regulierung des Schlaf-Wach-Zyklus hilft. Daher kann der Verzehr von tryptophanreichen Lebensmitteln, vor allem beim Abendessen, dazu beitragen, den Körper auf einen ruhigen Schlaf vorzubereiten.

Andererseits können bestimmte Nahrungsmittel und Getränke die Schlafqualität beeinträchtigen. Koffein, das in Kaffee, Tee, Limonaden und Schokolade enthalten ist, ist ein Stimulans, das den Einschlafprozess stören und die Dauer des Tiefschlafs verkürzen kann. Es wird empfohlen, mehrere Stunden vor dem Schlafengehen auf den Konsum von Koffein zu verzichten, damit sich der Körper auf natürliche Weise entspannen kann. Ebenso stört Alkohol, obwohl er zunächst Schläfrigkeit hervorrufen kann, den Schlafzyklus, indem er nächtliches Aufwachen verursacht und die Dauer des Tiefschlafs verkürzt. Alkoholkonsum vor dem Schlafengehen kann daher zu einer schlechteren Schlafqualität führen, auch wenn man schnell einschläft.

Auch die Essgewohnheiten, insbesondere die Essenszeiten, beeinflussen den Schlaf. Eine schwere Mahlzeit kurz vor dem Schlafengehen zu essen, kann zu Verdauungsbeschwerden wie Sodbrennen oder Verdauungsstörungen führen und das Einschlafen erschweren. Besser ist es, mindestens zwei bis drei Stunden vor dem Schlafengehen zu Abend zu essen, mit einer leichten Mahlzeit, die das Verdauungssystem nicht belastet. Außerdem kann eine ausgewogene Zufuhr komplexer Kohlenhydrate, wie sie in Vollkornprodukten, Gemüse und Hülsenfrüchten vorkommen, den Blutzuckerspiegel über Nacht stabilisieren und ein Aufwachen aufgrund einer nächtlichen Hypoglykämie verhindern.

Der Zusammenhang zwischen Ernährung und Schlaf geht in beide Richtungen: So wie die Ernährung den Schlaf beeinflusst, so beeinflusst die Qualität des Schlafs die Wahl der Nahrungsmittel. Unzureichender oder schlechter Schlaf kann die Hormone stören, die den Appetit regulieren, wie Ghrelin und Leptin. Schlafmangel erhöht die Produktion von Ghrelin, dem Hormon, das den Appetit anregt, und senkt die Produktion von Leptin, dem Hormon, das Sättigung signalisiert. Diese hormonelle Störung kann zu Heißhungerattacken, insbesondere auf kalorienreiche und zuckerhaltige Lebensmittel, und zu Gewichtszunahme führen. Unzureichender Schlaf schafft also einen Nährboden für ungesundes Essverhalten und erhöht das Risiko für Fettleibigkeit und Stoffwechselstörungen.

Für ein optimales Schlafmanagement ist es wichtig, sich eine regelmäßige Schlafroutine anzueignen, bei der man jeden Tag, auch am Wochenende, zur gleichen Zeit ins Bett geht und aufsteht. Diese Regelmäßigkeit stärkt den zirkadianen Rhythmus, die innere biologische Uhr, die den Schlaf-Wach-Zyklus reguliert. Zu einem guten Schlafmanagement gehört auch die Schaffung einer erholsamen Umgebung mit einem dunklen, ruhigen Schlafzimmer und einer angenehmen Temperatur. Die Begrenzung der Exposition gegenüber Bildschirmen vor dem Schlafengehen ist ebenfalls entscheidend, da das von elektronischen Geräten ausgestrahlte blaue Licht die Melatoninproduktion hemmen und das Einschlafen verzögern kann.

Entspannungsgewohnheiten vor dem Schlafengehen, wie Lesen, Meditation oder ein warmes Bad, können Körper und Geist ebenfalls auf den Schlaf vorbereiten. Diese Praktiken reduzieren Stress und Angst, zwei Hauptfaktoren für Schlaflosigkeit, indem sie einen Zustand der Entspannung fördern, der das Einschlafen erleichtert. Eine ausgewogene Ernährung trägt zu dieser Entspannung bei, indem sie die Nährstoffe liefert, die für die Produktion beruhigender Neurotransmitter erforderlich sind, wie Magnesium und Vitamine der B-Gruppe.

- ○ **Die Bedeutung von körperlicher Aktivität, um die Auswirkungen von Nachtarbeit auszugleichen**

Die Bedeutung körperlicher Aktivität zum Ausgleich der Auswirkungen von Nachtarbeit darf nicht unterschätzt werden, da die Herausforderungen, die sich aus den unterschiedlichen Arbeitszeiten ergeben, so zahlreich und gesundheitsrelevant sind. Nachtarbeit stört den zirkadianen Rhythmus, die innere biologische Uhr, die den Schlaf-Wach-Zyklus reguliert, was eine Reihe negativer Folgen für die körperliche und geistige

Gesundheit nach sich ziehen kann. Chronische Müdigkeit, Schlafstörungen, Stoffwechselungleichgewichte und ein erhöhtes Risiko für Herz-Kreislauf-Erkrankungen sind nur einige der möglichen Folgen von Nachtarbeit. In diesem Zusammenhang erscheint körperliche Aktivität als ein mächtiges Instrument, um diese Auswirkungen abzumildern und das allgemeine Wohlbefinden zu fördern.

Nachtarbeit desynchronisiert den zirkadianen Rhythmus, was sich auf den Schlaf und in der Folge auf andere entscheidende Aspekte der Gesundheit wie Verdauung, Stoffwechsel und Hormonregulation auswirkt. Regelmäßige körperliche Aktivität kann dazu beitragen, diese gestörten Prozesse wieder stabiler zu machen. Tatsächlich trägt Bewegung zur Regulierung des Schlaf-Wach-Zyklus bei, indem sie die Produktion des Neurotransmitters Serotonin steigert, der eine Schlüsselrolle bei der Regulierung von Stimmung und Schlaf spielt. Außerdem fördert Bewegung die Produktion von Endorphinen, die oft als "Glückshormone" bezeichnet werden und dabei helfen, Stress und Angstzustände zu reduzieren - beides Faktoren, die Schlafstörungen im Zusammenhang mit Nachtarbeit verschlimmern.

Eine der wichtigsten positiven Auswirkungen von körperlicher Aktivität für Nachtarbeiter ist ihre Rolle bei der Bewältigung von Müdigkeit und Tagesschläfrigkeit. Regelmäßige Bewegung verbessert die Schlafqualität, indem sie die Dauer der Tiefschlafphasen, die am erholsamsten sind, verlängert. Für Nachtarbeiter, die häufig einen fragmentierten oder minderwertigen Schlaf haben, ist diese Verbesserung besonders wertvoll. Ein erholsamerer Schlaf hilft, das Gefühl der Müdigkeit beim Aufwachen zu verringern, und verbessert die Wachsamkeit während der Arbeitszeit. Außerdem fördert Bewegung die Regulierung des Energiestoffwechsels und hilft so, trotz eines gestörten Schlafrhythmus den ganzen Tag über ein stabiles Energieniveau zu halten.

Körperliche Aktivität spielt auch eine entscheidende Rolle bei der Vorbeugung von chronischen Krankheiten, ein erhöhtes Risiko für

Nachtarbeiter. Schlafmangel und unregelmäßige Arbeitszeiten können den Fett- und Zuckerstoffwechsel stören, was zu Gewichtszunahme, Insulinresistenz und einem erhöhten Risiko für Typ-2-Diabetes führt. Regelmäßige Bewegung hilft, diesen Auswirkungen entgegenzuwirken, indem sie die Insulinempfindlichkeit verbessert, die Gewichtsabnahme fördert und den Anteil des Bauchfetts reduziert, das besonders schädlich für die Herz-Kreislauf-Gesundheit ist. Darüber hinaus ist bekannt, dass körperliche Aktivität den Blutdruck senkt, das Herz stärkt und die Durchblutung verbessert, wodurch das Risiko von Herz-Kreislauf-Erkrankungen, die bei Nachtarbeitern häufiger auftreten, gesenkt wird.

Darüber hinaus kann körperliche Betätigung eine entscheidende Rolle bei der Stressbewältigung und der Vermeidung von Burnout spielen, beides wichtige Anliegen von Menschen, die nachts arbeiten. Chronischer Stress, der oft durch Schlafmangel verschlimmert wird, kann zu Erschöpfung und verminderter Arbeitsleistung führen. Körperliche Aktivität bietet neben ihren körperlichen Vorteilen auch ein Ventil für mentalen und emotionalen Stress. Ob durch Cardio-Training, Yoga oder sogar Spaziergänge im Freien - Bewegung hilft, aufgestaute Spannungen zu lösen, die Stimmung zu verbessern und eine positivere Perspektive zu fördern, selbst angesichts der Herausforderungen der Nachtarbeit.

Es ist wichtig zu beachten, dass die Anpassung der körperlichen Aktivität an die nächtlichen Arbeitszeiten von entscheidender Bedeutung ist, um die Vorteile zu maximieren. Nachtarbeiter sollten ihre Übungen auf Zeiten legen, die ihren Schlaf nicht beeinträchtigen. Beispielsweise kann Sport kurz vor dem Schlafengehen den Schlaf stören, da er die Körpertemperatur erhöht und den Organismus anregt. Es ist daher empfehlenswert, sich mehrere Stunden vor dem Schlafengehen körperlich zu betätigen, damit sich der Körper anschließend entspannen kann. Entspannungs- oder Dehnungsübungen hingegen können vor dem Schlafengehen durchgeführt werden und helfen, Körper und Geist zu beruhigen.

Schließlich ist es von entscheidender Bedeutung zu betonen, dass körperliche Aktivität nicht auf intensive Trainingseinheiten beschränkt ist. Auch alltägliche Bewegungen wie Gehen, Treppensteigen oder regelmäßige Dehnübungen am Arbeitsplatz können dazu beitragen, die Auswirkungen der Nachtarbeit auszugleichen. Diese kleinen Dosen an Bewegung, die sich über den Tag oder die Nacht ansammeln, können die Durchblutung verbessern, Muskel- und Gelenksteifheit verringern und helfen, ein konstanteres Energieniveau zu halten.

- **Die regelmäßige Überwachung der Gesundheit von Nachtpflegern**
  - **Spezielle medizinische Überwachungsprogramme für Nachtpersonal**

Spezielle medizinische Überwachungsprogramme für Nachtarbeiter sind von entscheidender Bedeutung, um den einzigartigen Bedürfnissen dieser Arbeitnehmer gerecht zu werden, deren versetzte Arbeitszeiten und Arbeitsbedingungen erhebliche Auswirkungen auf die Gesundheit haben können. Nachtarbeit stört den zirkadianen Rhythmus, verändert die Schlafgewohnheiten und kann das Risiko für verschiedene chronische Erkrankungen wie Stoffwechselstörungen, Herz-Kreislauf-Erkrankungen und psychische Störungen erhöhen. Daher ist die Einführung geeigneter medizinischer Überwachungsprogramme unerlässlich, um die Gesundheit von Nachtarbeitern kontinuierlich zu überwachen und Komplikationen im Zusammenhang mit dieser Arbeitsform zu verhindern.

Diese Programme zur medizinischen Überwachung sollten vor allem eine gründliche Erstbewertung bei Aufnahme der Arbeit beinhalten, um die potenziellen Risiken und spezifischen Anfälligkeiten jedes Arbeitnehmers zu ermitteln. Diese Beurteilung umfasst eine umfassende medizinische Untersuchung, einschließlich grundlegender Tests wie

Blutdruckmessung, Bluttests zur Erkennung von Diabetes oder hohem Cholesterinspiegel sowie eine Untersuchung des Herz-Kreislauf-Systems. Eine Beurteilung der Schlafgewohnheiten und des psychischen Wohlbefindens ist ebenfalls entscheidend, da Nachtarbeit diese Aspekte tiefgreifend beeinflussen kann. Das frühzeitige Erkennen von Risiken ermöglicht eine Anpassung der Gesundheitsempfehlungen, sei es durch Anpassungen des Lebensstils oder die Einführung spezifischer Präventionsmaßnahmen.

Ein Schlüsselaspekt von Nachsorgeprogrammen ist die regelmäßige und kontinuierliche Überwachung des Gesundheitszustands der Nachtschichtarbeiter. Regelmäßige Gesundheitschecks, idealerweise alle sechs Monate bis zu einem Jahr, helfen, gesundheitliche Beeinträchtigungen zu erkennen, die mit der Nachtarbeit in Zusammenhang stehen könnten. Diese Check-ups sollten Tests auf Herz-Kreislauf-Erkrankungen, Schlafbeurteilungen zur Feststellung möglicher Störungen wie Schlafapnoe sowie Untersuchungen zur Erkennung früher Anzeichen von chronischem Stress oder Burnout umfassen. Diese kontinuierliche Überwachung ist entscheidend, um bei aufkommenden Gesundheitsproblemen schnell eingreifen und die Arbeitsbedingungen oder Pflegeempfehlungen entsprechend anpassen zu können.

Die Überwachung des psychischen Wohlbefindens ist eine weitere Säule der Gesundheitsprogramme für Nachtarbeiter. Nachtarbeit ist häufig mit einer verstärkten sozialen Isolation, einer Störung des normalen Lebensrhythmus und erhöhtem Stress verbunden, die alle zu psychischen Störungen wie Angstzuständen und Depressionen beitragen können. Medizinische Nachsorgeprogramme sollten daher regelmäßige Besuche bei Psychologen oder Beratern für psychische Gesundheit, Stimmungs- und Stressbeurteilungen sowie die Einrichtung von Selbsthilfegruppen umfassen, in denen die Arbeitnehmer ihre Erfahrungen austauschen und Unterstützung erhalten können. Die Früherkennung psychischer Störungen und die Bereitstellung angemessener Unterstützung können eine Verschlimmerung der

Symptome verhindern und die Lebensqualität von Nachtarbeitern verbessern.

Die Überwachungsprogramme sollten auch geeignete Schlafmanagementstrategien fördern. Nachtarbeiter sollten über die besten Methoden zur Optimierung ihres Tagesschlafs informiert werden, wie z. B. die Verwendung von Augenmasken, Verdunkelungsvorhängen oder Ohrstöpseln, um Störungen zu minimieren. Beratungen mit Schlafspezialisten können für diejenigen hilfreich sein, die chronische Schwierigkeiten haben, sich an die nächtlichen Arbeitszeiten anzupassen. Außerdem ist es wichtig, Arbeitnehmer darüber aufzuklären, wie wichtig es ist, auch an freien Tagen regelmäßige Schlafzeiten einzuhalten, um ihre biologische Uhr so weit wie möglich zu stabilisieren.

Die Integration von Programmen zur Förderung der körperlichen Aktivität ist ein weiterer Schlüsselfaktor. Regelmäßige Bewegung hilft, vielen negativen Auswirkungen der Nachtarbeit entgegenzuwirken, z. B. durch Verbesserung der Schlafqualität, Stressabbau und Vorbeugung von Herz-Kreislauf- und Stoffwechselerkrankungen. Medizinische Betreuungsprogramme können personalisierte Empfehlungen für körperliche Aktivität enthalten, die auf die zeitlichen Beschränkungen von Nachtarbeitern zugeschnitten sind und Vorschläge für Übungen enthalten, die sich leicht in ihren Tagesablauf integrieren lassen. Arbeitgeber können auch jederzeit zugängliche Fitnesseinrichtungen anbieten, um zu körperlicher Betätigung anzuregen.

Schließlich ist die kontinuierliche Aufklärung über die mit der Nachtarbeit verbundenen Risiken und die Präventionsmaßnahmen ein wesentlicher Aspekt der medizinischen Überwachungsprogramme. Nachtarbeiter müssen über die möglichen gesundheitlichen Auswirkungen ihrer Arbeitszeiten und über Strategien zur Abschwächung dieser Auswirkungen gut informiert werden. Dazu können regelmäßige Workshops über eine ausgewogene Ernährung, Stressbewältigungstechniken, die Bedeutung der Flüssigkeitszufuhr und die Auswirkungen von

Koffein und Alkohol auf den Schlaf gehören. Durch kontinuierliche Aufklärung können die Arbeitnehmer ihren Körper besser verstehen und proaktive Maßnahmen zum Schutz ihrer Gesundheit ergreifen.

∘ **Praktische Tipps zur Aufrechterhaltung eines gesunden Lebensstils**

Die Aufrechterhaltung eines gesunden Lebensstils ist entscheidend für die Erhaltung der körperlichen und geistigen Gesundheit und für ein erfülltes und energiegeladenes Leben. Gesunde Gewohnheiten stärken das Immunsystem, beugen chronischen Krankheiten vor, verbessern die Schlafqualität und fördern ein stabiles emotionales Gleichgewicht. Hier finden Sie einige praktische Tipps, wie Sie eine ausgewogene Lebensweise in Ihren Alltag integrieren können.

Die Ernährung spielt eine zentrale Rolle für die allgemeine Gesundheit. Eine ausgewogene Ernährung sollte reich an Obst, Gemüse, Vollkornprodukten, magerem Eiweiß und gesunden Fetten sein. Obst und Gemüse liefern wichtige Vitamine, Mineralstoffe und Antioxidantien, die helfen, den Körper vor Krankheiten zu schützen. Ganze Körner, wie brauner Reis, Hafer und Quinoa, liefern lang anhaltende Energie und helfen, den Blutzuckerspiegel zu regulieren. Mageres Eiweiß, das in Fisch, Geflügel, Hülsenfrüchten und fettarmen Milchprodukten enthalten ist, ist entscheidend für die Reparatur von Gewebe und den Erhalt der Muskelmasse. Gesunde Fette, wie sie in Avocados, Nüssen und Olivenöl enthalten sind, sind für die Herz-Kreislauf- und Gehirngesundheit entscheidend.

Mäßigung ist auch bei der Ernährung von entscheidender Bedeutung. Es ist wichtig, den Konsum von zugesetztem Zucker, Salz und gesättigten Fetten einzuschränken, da diese zu Gesundheitsproblemen wie Fettleibigkeit, Bluthochdruck und Herzerkrankungen beitragen können. Den ganzen Tag über ausreichend Wasser zu trinken ist entscheidend, um den Wasserhaushalt aufrechtzuerhalten, die Verdauung zu unterstützen und die optimale Funktion der Organe zu fördern. Es wird empfohlen, etwa acht Gläser Wasser pro Tag zu trinken, aber dieser Bedarf kann je nach körperlicher Aktivität und Klima variieren.

Körperliche Aktivität ist eine weitere Säule eines gesunden Lebensstils. Regelmäßige Bewegung hilft, ein gesundes Gewicht zu halten, Muskeln und Knochen zu stärken, die Stimmung zu verbessern und das Risiko für chronische Krankheiten wie Diabetes und Herzerkrankungen zu senken. Es wird empfohlen, sich mindestens 150 Minuten pro Woche mäßig körperlich zu betätigen, was schnelles Gehen, Radfahren, Schwimmen oder Fitnesskurse umfassen kann. Bewegung in die tägliche Routine einzubauen kann so einfach sein, wie die Treppe statt des Aufzugs zu nehmen, nach dem Abendessen einen Spaziergang zu machen oder sich morgens einer Yogastunde zu widmen. Das Wichtigste ist, dass man Aktivitäten wählt, die einem Spaß machen. So macht Bewegung mehr Spaß und es ist leichter, sie langfristig durchzuhalten.

Der Schlaf wird oft vernachlässigt, ist aber für eine gesunde Lebensweise ebenso entscheidend. Ein guter Schlaf ermöglicht es dem Körper, sich zu reparieren, die Zellen zu regenerieren und das Gedächtnis und das Lernen zu festigen. Um einen erholsamen Schlaf zu fördern, ist es entscheidend, eine regelmäßige Schlafenszeitroutine einzuhalten und jeden Tag, auch am Wochenende, zur gleichen Zeit ins Bett zu gehen und aufzustehen. Die Schaffung einer schlaffördernden Umgebung mit einem dunklen, ruhigen Zimmer und einer angenehmen Temperatur kann ebenfalls dazu beitragen, die Qualität der Erholung zu verbessern. Die Begrenzung der Exposition gegenüber Bildschirmen vor dem Schlafengehen, insbesondere gegenüber blauem Licht, ist entscheidend, damit der Körper das Schlafhormon Melatonin produzieren kann.

Die Stressbewältigung ist ein weiterer Schlüsselaspekt einer gesunden Lebensweise. Chronischer Stress kann verheerende Auswirkungen auf die Gesundheit haben und zu Problemen wie

Bluthochdruck, Verdauungsstörungen und Depressionen beitragen. Daher ist es wichtig, Techniken zu entwickeln, mit denen man Stress effektiv bewältigen kann. Meditation, tiefes Atmen und die Praxis der Achtsamkeit sind mächtige Werkzeuge, um den Geist zu beruhigen und Ängste abzubauen. Sich Zeit für entspannende Aktivitäten zu nehmen, wie Lesen, Musik hören oder Zeit in der Natur zu verbringen, kann ebenfalls dazu beitragen, die Anforderungen des Alltags auszugleichen. Darüber hinaus trägt die Aufrechterhaltung gesunder sozialer Beziehungen und eines starken Unterstützungsnetzwerks, sei es durch Familie, Freunde oder Gemeindegruppen, dazu bei, Stress abzubauen und die emotionale Widerstandsfähigkeit zu stärken.

Das Gleichgewicht zwischen Arbeits- und Privatleben ist ebenfalls entscheidend für eine gesunde Lebensweise. Es ist wichtig, klare Grenzen zwischen der Arbeit und der persönlichen Zeit zu ziehen, um Überforderung und Burnout zu vermeiden. Regelmäßige Pausen während des Arbeitstages, das Abschalten von beruflichen Verpflichtungen außerhalb der Arbeitszeit und Zeit für angenehme Aktivitäten sind wichtige Praktiken, um dieses Gleichgewicht aufrechtzuerhalten.

Schließlich ist die persönliche Hygiene, einschließlich des regelmäßigen Händewaschens, einer angemessenen Zahnpflege und der Aufrechterhaltung einer guten Körperhygiene, entscheidend für die Vermeidung von Infektionen und Krankheiten. Die Einhaltung dieser grundlegenden Hygienepraktiken ist eine Grundlage für die tägliche Gesundheit und trägt dazu bei, übertragbare Krankheiten zu verhindern und ein sauberes Aussehen und Gefühl zu erhalten.

Kapitel 13

Die Besonderheiten der Nachtarbeit in Einrichtungen außerhalb des Krankenhauses

- **Nachtarbeit in Alten- und Pflegeheimen**
  - **Besonderheiten der nächtlichen Pflege für die Bewohner**

Die nächtliche Pflege von Bewohnern in Gesundheitseinrichtungen wie Altenheimen, Pflegeheimen oder Langzeitpflegestationen erfordert einen besonderen Ansatz, der auf die spezifischen Bedürfnisse jedes Einzelnen zugeschnitten ist. In der Nacht sind die Bewohner häufig verletzlicher, und die Qualität der Pflege in dieser Zeit kann sich erheblich auf ihr allgemeines Wohlbefinden, ihre Gesundheit und ihren Komfort auswirken. Das Verständnis der Besonderheiten der Nachtpflege ist entscheidend, um sicherzustellen, dass die Bewohner eine kontinuierliche, respektvolle und sichere Pflege erhalten.

Eine der wichtigsten Besonderheiten der Nachtpflege ist das Schlafmanagement der Bewohner. Schlaf ist ein Grundbedürfnis, insbesondere für ältere oder gebrechliche Menschen, deren Schlaf auf natürliche Weise durch das Altern, chronische Schmerzen oder spezifische Erkrankungen gestört werden kann. Nachtpfleger müssen darauf achten, den Schlafzyklus der Bewohner zu respektieren und unnötige Unterbrechungen auf ein Minimum zu beschränken. Dies bedeutet, dass die Pflege so geplant werden muss, dass nächtliche Störungen minimiert werden, indem Interventionen so weit wie möglich zusammengefasst werden, um zu vermeiden, dass ein und derselbe Bewohner mehrmals geweckt wird.

Manche Maßnahmen sind jedoch unvermeidlich, z. B. Positionswechsel zur Vermeidung von Druckgeschwüren, die Verabreichung notwendiger Medikamente oder die Unterstützung bei dringenden Bedürfnissen. In diesen Situationen ist es von entscheidender Bedeutung, sanft und diskret vorzugehen. Die Verwendung von gedämpftem Licht, beruhigenden Stimmen und langsamen, maßvollen Gesten trägt dazu bei, die Auswirkungen der Intervention auf den Schlaf des Bewohners zu verringern. Außerdem sollte das Pflegepersonal darin geschult werden, den Zustand jedes Bewohners vor einer Intervention zu beurteilen, um festzustellen, ob die Intervention verzögert oder angepasst werden kann, um den Schlaf des Bewohners besser zu respektieren.

Eine weitere Besonderheit der Nachtpflege ist die Bewältigung nächtlicher Schmerzen. Nachts können die Schmerzen akuter werden, da es keine Ablenkungen gibt und die körperlichen Aktivitäten verlangsamt sind. Bei Bewohnern mit chronischen Schmerzen, z. B. aufgrund von Arthrose oder anderen Erkrankungen, können sich die Schmerzen verstärken und den Schlaf erschweren. Das Nachtpflegepersonal muss hier besonders wachsam sein, indem es auf Anzeichen von Schmerzen bei den Bewohnern achtet und die schmerzstillende Behandlung nach Vorschrift verabreicht. Auch aktives Zuhören ist entscheidend: Die Bewohner sollten sich frei fühlen, ihr Unbehagen oder ihre Schmerzen zu äußern, und wissen, dass sie mit einer schnellen und angemessenen Reaktion rechnen können.

Die nächtliche Rückversicherung ist ein wesentlicher Bestandteil der Nachtpflege, insbesondere bei Bewohnern mit kognitiven Beeinträchtigungen wie Demenz. Die Nacht kann bei diesen Bewohnern zu Angst, Verwirrung und sogar Unruhe führen. Das Gefühl der Desorientierung kann durch die Dunkelheit und Stille der Nacht noch verstärkt werden, sodass einige Bewohner eher aufstehen und umherlaufen, was das Risiko von Stürzen erhöht. Das Pflegepersonal sollte Geduld und Einfühlungsvermögen aufbringen und angemessene emotionale Unterstützung leisten. Dazu können einfache Gesten gehören, wie eine Weile an der Seite des Bewohners zu bleiben, leise beruhigend auf ihn einzureden oder Ablenkungstechniken wie das Vorlesen einer beruhigenden Geschichte einzusetzen. Auch die Einführung beruhigender nächtlicher Routinen, wie das Abspielen sanfter Musik oder das Aufstellen von Nachtlichtern, kann dazu beitragen, nächtliche Ängste zu verringern.

Die nächtliche Hygienepflege wird zwar im Vergleich zur Pflege am Tag oft als zweitrangig empfunden, spielt aber eine entscheidende Rolle für das Wohlbefinden der Bewohner. Das Wechseln von Inkontinenzeinlagen, das schnelle Waschen oder

Erfrischen sind Maßnahmen, die, wenn sie richtig durchgeführt werden, zur Würde und zum Wohlbefinden des Bewohners beitragen. Bei diesen Pflegemaßnahmen ist besonders auf die Wahrung des Schamgefühls und die Kommunikation zu achten, wobei dem Bewohner jeder Handgriff erklärt werden muss, auch wenn er schläfrig oder desorientiert erscheint, um eine vertrauensvolle Beziehung aufrechtzuerhalten.

Auch eine nächtliche Nahrungsaufnahme kann, obwohl sie weniger häufig vorkommt, für einige Bewohner notwendig sein. Das Pflegepersonal sollte darauf vorbereitet sein, auf besondere Bedürfnisse einzugehen, sei es ein leichter, vom Arzt empfohlener Snack oder eine zusätzliche Flüssigkeitszufuhr. Warme Getränke wie Kräutertee oder lauwarme Milch können nicht nur helfen, diese Bedürfnisse zu erfüllen, sondern auch dazu beitragen, den Bewohner zu beruhigen und ihm die Rückkehr in den Schlaf zu erleichtern.

Schließlich ist die ständige Überwachung eine der Hauptaufgaben der Nachtpfleger. Sie müssen unbedingt für die Sicherheit der Bewohner sorgen, insbesondere derjenigen, die sturzgefährdet, weglaufgefährdet oder von einer plötzlichen Verschlechterung ihres Gesundheitszustands betroffen sind. Diese Überwachung muss unauffällig sein, um die Bewohner nicht unnötig zu stören, aber streng genug, um im Bedarfsfall schnell eingreifen zu können. Alarmanlagen, Überwachungsmonitore und regelmäßige Kontrollgänge sind Instrumente, die, wenn sie richtig eingesetzt werden, Sicherheit und Respekt vor der Ruhe der Bewohner miteinander verbinden können.

° **Notfallmanagement bei Fehlen eines ständigen medizinischen Dienstes**

Die Bewältigung von Notfällen, wenn kein ständiger medizinischer Dienst vorhanden ist, stellt eine große Herausforderung dar, insbesondere in Gesundheitseinrichtungen oder in abgelegenen Umgebungen mit wenig Gesundheitspersonal oder knappen Ressourcen. Diese Situation erfordert eine gründliche Vorbereitung, eine gründliche Ausbildung des Personals und eine effiziente Organisation, um die Sicherheit der Patienten zu gewährleisten und schnell auf kritische Situationen zu reagieren. Auch wenn das Fehlen eines ständigen medizinischen Dienstes besorgniserregend erscheinen mag, hilft ein angemessenes und vorausschauendes Management, diese Herausforderungen zu meistern und sicherzustellen, dass Notfälle mit der nötigen Ernsthaftigkeit und Effizienz behandelt werden.

Der erste entscheidende Schritt bei der Bewältigung von Notfällen ohne ständigen medizinischen Dienst ist die Einführung klarer und genau definierter Protokolle. Diese Protokolle sollten die in einem Notfall zu befolgenden Verfahren detailliert beschreiben und die Rollen und Verantwortlichkeiten jedes anwesenden Mitarbeiters genau festlegen. Es ist von entscheidender Bedeutung, dass diese Protokolle regelmäßig überprüft und an die spezifischen Bedürfnisse der jeweiligen Einrichtung oder des jeweiligen Ortes angepasst werden. Sie sollten Richtlinien für die erste Einschätzung der Situation, die ersten Maßnahmen, die zu ergreifen sind, Erste-Hilfe-Techniken und die Bedingungen, unter denen externe Notfalldienste kontaktiert werden müssen, enthalten.

Die Ausbildung des Personals ist ein weiteres Schlüsselelement. Da es keinen ständigen medizinischen Dienst gibt, muss jedes Mitglied des Personals über Grundkenntnisse in Erster Hilfe und Notfallmanagement verfügen. Diese Ausbildung muss praktisch, regelmäßig und auf die verschiedenen Arten von Notfallsituationen, die auftreten können, zugeschnitten sein. Beispielsweise sollte das Personal in der Herz-Lungen-Wiederbelebung (HLW), der Verwendung eines automatischen externen Defibrillators (AED) und der Behandlung von Blutungen, Knochenbrüchen oder epileptischen Anfällen geschult sein. Die Fähigkeit, schnell und angemessen zu reagieren, kann in einer Notfallsituation den Unterschied zwischen Leben und Tod ausmachen.

Neben der Ausbildung ist die regelmäßige Simulation von Notfällen von entscheidender Bedeutung, um das Personal auf eine wirksame Reaktion vorzubereiten. Simulationsübungen dienen nicht nur dazu, die Notfallprotokolle in die Praxis umzusetzen, sondern auch dazu, mögliche Lücken in den Verfahren oder Fähigkeiten des Personals zu identifizieren. Diese Simulationen sollten so realistisch wie möglich sein und verschiedene Szenarien beinhalten, die medizinische Notfälle, Brände oder Evakuierungen beinhalten können. Die Wiederholung dieser Übungen stärkt das Vertrauen und die Kompetenz des Personals, wodurch die Reaktionen im Ernstfall flüssiger und effektiver werden.

Ein weiterer entscheidender Aspekt des Notfallmanagements ohne ständigen medizinischen Dienst ist die Kommunikation. Das Personal muss unbedingt wissen, wie es die zuständigen Behörden schnell alarmieren und den Einsatz koordinieren kann. Notrufnummern sowie die Kontakte zu Bereitschaftsärzten oder medizinischen Notdiensten müssen leicht zugänglich und allgemein bekannt sein. Kommunikationssysteme wie Handfunkgeräte oder Mobiltelefone müssen in gutem Zustand und jederzeit zugänglich sein. Eine klare und effektive Kommunikation ermöglicht die schnelle Mobilisierung der erforderlichen Ressourcen und eine koordinierte Behandlung des Notfalls.

Der Zugang zu einer angemessenen Erste-Hilfe-Ausrüstung ist ebenfalls von entscheidender Bedeutung. Jede Einrichtung oder jeder Standort sollte mit gut ausgestatteten Erste-Hilfe-Kästen ausgestattet sein, die regelmäßig überprüft und aufgefüllt werden. Diese Kästen sollten alles enthalten, was für die Bewältigung gängiger Notfälle notwendig ist, wie Verbände, sterile Kompressen, Antiseptika, Handschuhe, Scheren und Heftpflaster. Außerdem sollte an Orten, an denen ein erhöhtes Risiko für Herzinfarkte besteht, ein Defibrillator vorhanden sein, und das Personal sollte in dessen Gebrauch geschult werden. Die medizinische Notfallausrüstung sollte sich an strategischen Orten befinden, die leicht zugänglich und deutlich gekennzeichnet sind.

Da es keinen ständigen medizinischen Dienst gibt, ist es auch entscheidend, starke Beziehungen zu den örtlichen Notfalldiensten, Krankenhäusern und Kliniken in der Nähe aufzubauen. Dazu gehört auch der Aufbau von Vereinbarungen oder Partnerschaften, die im Bedarfsfall einen schnellen Zugang zu medizinischer Versorgung ermöglichen. Die örtlichen Notfalldienste sollten über die Besonderheiten der Einrichtung oder des Standorts, die wahrscheinlichsten Arten von Notfällen und die vor Ort verfügbaren Ressourcen informiert sein. Diese Zusammenarbeit sorgt für eine bessere Koordination bei Einsätzen und erleichtert die schnelle Überweisung von Patienten in geeignete Behandlungszentren, falls dies erforderlich ist.

Die Dokumentation und Auswertung nach jedem Notfallvorfall ist ebenfalls entscheidend, um das zukünftige Management zu verbessern. Nach jedem Notfall ist es wichtig, das Team zu einer Nachbesprechung zusammenzurufen, um zu erörtern, was gut gelaufen ist und wo Verbesserungen notwendig sind. Diese Reflexion hilft dabei, Protokolle zu stärken, zusätzlichen Schulungsbedarf zu ermitteln und die Ressourcen entsprechend anzupassen. Das kontinuierliche Lernen aus jedem Vorfall trägt dazu bei, die Widerstandsfähigkeit des Teams zu stärken und zukünftige Reaktionen zu verbessern.

Schließlich ist es von entscheidender Bedeutung, eine ständige Wachsamkeit aufrechtzuerhalten und eine Sicherheitskultur in der Einrichtung zu fördern. Das bedeutet, dass jeder Mitarbeiter auf Anzeichen einer Verschlechterung des Gesundheitszustands von Bewohnern oder Patienten achten muss und nicht zögern sollte, bei den ersten Anzeichen eines möglichen Notfalls einzugreifen oder Hilfe zu holen. Prävention durch aufmerksame Überwachung und frühzeitiges Eingreifen kann oft verhindern, dass Situationen kritisch werden.

- **Der Nachtpfleger in spezialisierten Pflegezentren**
  - **Zentren für Menschen mit Behinderungen: besondere Herausforderungen**

Zentren für Menschen mit Behinderungen sind wichtige Orte, an denen Menschen mit verschiedenen Arten von Behinderungen - körperlichen, geistigen, sensorischen oder kognitiven - Unterstützung, Betreuung und angepasste Dienstleistungen angeboten werden. Diese Zentren spielen eine entscheidende Rolle bei der Verbesserung der Lebensqualität von Menschen mit Behinderungen, indem sie ihnen ein sicheres, strukturiertes und für ihre persönliche Entwicklung förderliches Umfeld bieten. Allerdings stehen diese Einrichtungen vor besonderen Herausforderungen, die einen besonders aufmerksamen, einfühlsamen und innovativen Ansatz erfordern, um den komplexen Bedürfnissen ihrer Bewohner gerecht zu werden.

Eine der ersten Herausforderungen, mit denen diese Zentren konfrontiert sind, ist die Vielfalt der Bedürfnisse der Bewohner. Menschen mit Behinderungen weisen ein breites Spektrum an Bedingungen auf, die jeweils eine individuelle und oftmals multidisziplinäre Betreuung erfordern. Beispielsweise kann eine Person mit einer motorischen Behinderung Hilfsgeräte für die Mobilität benötigen, während eine andere Person mit einer geistigen oder kognitiven Behinderung möglicherweise eine ständige Begleitung bei den Aktivitäten des täglichen Lebens benötigt. Aufgrund dieser Vielfalt müssen die Zentren über multidisziplinäre Teams aus Pflegekräften, Ergotherapeuten, Psychologen, Logopäden und anderen Fachkräften verfügen, die in der Lage sind, gemeinsam individuelle Pflegepläne zu erstellen. Die Koordination zwischen diesen verschiedenen Fachkräften ist entscheidend, um sicherzustellen, dass jeder Bewohner die Pflege und Betreuung erhält, die seinen spezifischen Bedürfnissen entspricht.

Eine weitere große Herausforderung ist die Zugänglichkeit der Infrastruktur. Die Zentren müssen so konzipiert sein, dass sie für alle Bewohner unabhängig von der Art ihrer Behinderung vollständig zugänglich sind. Dies umfasst nicht nur die physische

Zugänglichkeit mit Rampen, Aufzügen, breiten Türen und angepassten sanitären Einrichtungen, sondern auch die sensorische und kognitive Zugänglichkeit. Beispielsweise sind Braille-Schilder für Sehbehinderte, auditive Leitsysteme für Hörgeschädigte und visuelle Hilfsmittel oder Piktogramme, die Menschen mit kognitiven Störungen helfen, sich zurechtzufinden, unerlässlich. Die Gewährleistung dieser umfassenden Zugänglichkeit erfordert kontinuierliche Investitionen in die Infrastruktur, aber auch eine regelmäßige Schulung des Personals, damit es diese Vorrichtungen effektiv nutzen und warten kann.

Auch die Kommunikation stellt in Zentren für Menschen mit Behinderungen eine große Herausforderung dar. Vielen Bewohnern kann es aufgrund ihrer Behinderung schwer fallen, ihre Bedürfnisse, Schmerzen oder Gefühle auszudrücken. Daher ist es von entscheidender Bedeutung, dass das Personal in alternativen Kommunikationstechniken wie Gebärdensprache, Verwendung von Kommunikationstafeln oder Sprachausgabegeräten geschult wird. Durch den Aufbau einer effektiven Kommunikation kann nicht nur besser auf die Bedürfnisse der Bewohner eingegangen werden, sondern auch ihre Autonomie und ihre aktive Teilnahme am Leben im Zentrum gestärkt werden. Geduld, aktives Zuhören und Einfühlungsvermögen sind unerlässliche Eigenschaften für das Personal, das seine Art der Interaktion ständig an die Fähigkeiten und Vorlieben jedes einzelnen Bewohners anpassen muss.

Das emotionale Wohlbefinden der Bewohner ist ein weiterer grundlegender Aspekt, der besonderer Aufmerksamkeit bedarf. Menschen mit Behinderungen können anfälliger für Isolation, Angstzustände und Depressionen sein, insbesondere wenn sie sich unverstanden oder ausgegrenzt fühlen. Die Zentren sollten daher Programme einrichten, die die soziale Eingliederung, das Selbstwertgefühl und das Selbstvertrauen fördern. Dazu können Gruppenaktivitäten, kreative Workshops, Kunsttherapie, angepasste sportliche Aktivitäten und gesellschaftliche Ausflüge gehören, die es den Bewohnern ermöglichen, sich in einer wohlwollenden und anregenden Umgebung zu entfalten.

Psychologische Unterstützung in Form von regelmäßigen Besuchen bei Psychologen oder Gesprächsgruppen ist ebenfalls von entscheidender Bedeutung, um den Bewohnern zu helfen, mit ihren Emotionen umzugehen und die mit ihrer Behinderung verbundenen Herausforderungen zu bewältigen.

Die Einbeziehung von Familien und Angehörigen ist eine weitere besondere Herausforderung bei der Leitung von Zentren für Menschen mit Behinderungen. Familien spielen eine zentrale Rolle im Leben der Bewohner, und ihre Einbeziehung ist oft ein Schlüsselfaktor für den Erfolg der Lebenspläne von Menschen mit Behinderungen. Manchmal fühlen sich die Familien jedoch angesichts der komplexen Bedürfnisse ihrer Angehörigen oder des damit verbundenen hohen Verwaltungs- und Organisationsaufwands hilflos. Daher ist es von entscheidender Bedeutung, dass die Zentren eine offene und regelmäßige Kommunikation mit den Familien aufbauen, indem sie sie über die Fortschritte ihres Angehörigen informieren, sie in wichtige Entscheidungen einbeziehen und ihnen Unterstützung in Form von Beratung, Schulungen oder Selbsthilfegruppen anbieten. Durch diese Zusammenarbeit wird ein kohärentes und harmonisches Umfeld zwischen dem Zentrum und der Familie geschaffen, wodurch das Wohlbefinden und die emotionale Stabilität der Bewohner gestärkt werden.

Der Umgang mit herausforderndem Verhalten ist ein weiterer komplexer Aspekt der Betreuung in Zentren für Menschen mit Behinderungen. Einige Bewohner können aufgrund ihrer Behinderung oder damit verbundener Störungen aggressives oder autoaggressives Verhalten oder andere Formen störenden Verhaltens zeigen. Diese Situationen erfordern einen sehr spezialisierten Ansatz, der auf positiven Verhaltensinterventionen, einem tiefen Verständnis der Auslöser dieser Verhaltensweisen und einer Deeskalationsstrategie zur Vermeidung von Krisen beruht. Das Personal muss darin geschult werden, diese Situationen mit Ruhe, Respekt und Effizienz zu bewältigen und dabei die Sicherheit aller Bewohner zu gewährleisten. Die Zusammenarbeit mit Verhaltensexperten und die Erstellung individueller Bewältigungspläne sind oft notwendig, um diese Verhaltensweisen zu reduzieren und die Lebensqualität der Bewohner zu verbessern.

Schließlich sind die Finanzierung und der Fortbestand von Zentren für Menschen mit Behinderungen eine ständige Herausforderung. Die Bereitstellung einer qualitativ hochwertigen, angepassten und personalisierten Pflege erfordert erhebliche Ressourcen, sowohl in Bezug auf das Personal als auch auf die Infrastruktur. Die Zentren müssen häufig zwischen Haushaltszwängen und den wachsenden Anforderungen der Vorschriften und den Bedürfnissen der Bewohner navigieren. Ein Gleichgewicht zwischen diesen Faktoren zu finden, erfordert ein straffes Management, eine aktive Suche nach öffentlichen und privaten Finanzierungsmöglichkeiten und kontinuierliche Innovationen zur Optimierung der verfügbaren Ressourcen. Dazu gehört auch das Engagement in Partnerschaften mit anderen Institutionen, NGOs und Unternehmen, um zusätzliche Programme und Dienstleistungen zu entwickeln, die das Angebot des Zentrums bereichern.

◦ Rehabilitationszentren: Die Rolle des Pflegers in der Nacht

In Rehabilitationszentren ist die Rolle der Pflegekraft in der Nacht von entscheidender Bedeutung, um die Kontinuität der Pflege und das Wohlbefinden der Patienten zu gewährleisten. Die Rehabilitation, sei es nach Operationen, Behandlungen chronischer Erkrankungen oder Unfällen, ist ein komplexer Prozess, der auch in den Nachtstunden ständige Aufmerksamkeit erfordert. Der Nachtpfleger spielt in diesem Zusammenhang eine zentrale Rolle. Er leistet nicht nur körperliche Pflege, sondern auch emotionale Unterstützung und aufmerksame Überwachung, die für das Vorankommen und die Sicherheit der Patienten unerlässlich sind.

Die erste Aufgabe des Nachtpflegers in einem Rehabilitationszentrum ist die Überwachung der Patienten.

Nachts sind die Patienten besonders gefährdet, vor allem diejenigen, die Schwierigkeiten haben, sich zu bewegen, die unter Schmerzen oder postoperativen Komplikationen leiden oder die desorientiert sind. Der Pflegehelfer muss regelmäßig seine Runden drehen, um sicherzustellen, dass jeder Patient sicher und bequem liegt und keine Anzeichen von Hilflosigkeit zeigt. Diese Überwachung ist wichtig, um Stürze zu verhindern, frühe Anzeichen einer medizinischen Komplikation zu erkennen oder einfach Patienten zu beruhigen, die sich in der Dunkelheit und Stille der Nacht isoliert oder ängstlich fühlen können.

Ein weiterer entscheidender Aspekt der Rolle der Pflegekraft in der Nacht ist die Schmerzbehandlung. Viele Rehabilitationspatienten leiden unter chronischen oder akuten Schmerzen, die sich während der Nacht verstärken können, wenn tagsüber keine Ablenkungen vorhanden sind. Der Pfleger sollte auf Anzeichen von Schmerzen bei den Patienten achten, auch wenn sie diese nicht verbal ausdrücken. Es liegt in seiner Verantwortung, schmerzlindernde Medikamente wie vorgeschrieben zu verabreichen, ihre Wirksamkeit zu überwachen und die Position des Patienten so anzupassen, dass er sich möglichst wohl fühlt. Darüber hinaus muss er in der Lage sein, effektiv mit den Patienten zu kommunizieren, um ihr Schmerzniveau zu verstehen und die notwendigen Maßnahmen zur Schmerzlinderung zu ergreifen, während er gleichzeitig mit dem medizinischen Team in Verbindung bleibt, wenn eine größere Intervention erforderlich ist.

Die nächtliche Rückversicherung ist ebenfalls ein wesentlicher Bestandteil der Arbeit des Nachtpflegers. Die Nacht kann für viele Patienten eine Zeit der Angst sein, vor allem für diejenigen, die weit weg von zu Hause sind oder lange und anstrengende Rehabilitationsphasen durchlaufen. Die Pflegekraft muss in der Lage sein, den Sorgen der Patienten zuzuhören, ihre Fragen zu beantworten und ihnen eine beruhigende Präsenz zu bieten. Diese Rückversicherung erfolgt durch einfache Gesten, wie z. B. das Anpassen der Bettdecke, das Anbieten eines Glases Wasser oder einfach nur ein paar Augenblicke mit einem besorgten Patienten zu verweilen. Diese emotionale Unterstützung trägt dazu bei, eine sichere Umgebung zu schaffen, die einen ruhigeren Schlaf fördert, der für den Heilungsprozess von entscheidender Bedeutung ist.

Darüber hinaus spielt die Nachtschwester/der Nachtpfleger eine Schlüsselrolle bei der Verwaltung der Hygienepflege. Bei manchen Patienten sind Verbandswechsel, Hautpflege zur Vermeidung von Druckgeschwüren oder Inkontinenzpflege erforderlich. Die Pflegekraft sollte diese Pflegemaßnahmen diskret und sanft durchführen, die Würde des Patienten wahren und gleichzeitig die Störung seines Schlafs auf ein Minimum reduzieren. Diese Maßnahmen mögen zwar einfach erscheinen, sind aber grundlegend, um Infektionen vorzubeugen, den Komfort zu fördern und eine gute Hygiene aufrechtzuerhalten, was für die Rehabilitation von entscheidender Bedeutung ist.

Die Pflegekraft in der Nacht muss auch bereit sein, in Notfällen einzugreifen. Ob es sich um einen Herzinfarkt, einen Sturz, Atemnot oder einen anderen medizinischen Notfall handelt, der Pflegehelfer ist oft die erste Person, die reagiert. Daher muss er in Erste-Hilfe-Maßnahmen gut geschult sein, Notfallgeräte wie Defibrillatoren bedienen können und in der Lage sein, die Ruhe zu bewahren, um die Situation bis zum Eintreffen des medizinischen Bereitschaftspersonals oder des Rettungsdienstes zu bewältigen. Diese Fähigkeit, schnell und effektiv zu reagieren, kann in kritischen Situationen den entscheidenden Unterschied ausmachen und so die Sicherheit und das Überleben der Patienten gewährleisten.

Die Informationsweitergabe ist eine weitere Schlüsselverantwortung des Nachtpflegers. Am Ende ihrer Schicht muss sie alle relevanten Informationen an die Frühschicht weitergeben, einschließlich Beobachtungen über den Zustand der Patienten, die durchgeführte Pflege und alle besonderen Ereignisse, die während der Nacht aufgetreten sind. Diese Übermittlung muss klar und vollständig sein, um die Kontinuität der Pflege zu gewährleisten und der nachfolgenden Schicht zu ermöglichen, fundierte Entscheidungen über die Pflege der Patienten zu treffen. Eine gute Kommunikation zwischen Tag- und Nachtschicht ist für eine wirksame und sichere Rehabilitation von entscheidender Bedeutung.

Schließlich trägt der Nachtpfleger dazu bei, eine ruhige und heilungsfördernde Umgebung aufrechtzuerhalten. Nachts sollten Rehabilitationseinrichtungen Orte der Ruhe und des Friedens bleiben, an denen sich die Patienten entspannen und erholen können. Der Pfleger spielt eine entscheidende Rolle, indem er dafür sorgt, dass die Geräusche auf ein Minimum reduziert werden, das Licht gedämpft wird und die allgemeine Atmosphäre beruhigend ist. Diese Umgebung fördert nicht nur den Schlaf, sondern auch das geistige und emotionale Wohlbefinden der Patienten, was für ihre Genesung von entscheidender Bedeutung ist.

- **Einsätze in psychiatrischen Einrichtungen in der Nacht**
  - ∘ **Die Überwachung und Begleitung von Patienten in Krisen**

Die Überwachung und Begleitung von Patienten in Krisen sind wesentliche und heikle Aspekte der Gesundheitsfürsorge, die eine Kombination aus technischen Fähigkeiten, Reaktionsvermögen und Einfühlungsvermögen erfordern. Krisen können unvorhersehbar auftreten und sich in verschiedenen Formen manifestieren, von psychologischen Krisen wie Panikattacken oder schweren Angstanfällen bis hin zu medizinischen Krisen wie epileptischen Anfällen, Herzanfällen oder Episoden extremer Erregung bei Patienten mit kognitiven Störungen. Unabhängig von der Art der Krise besteht die Priorität der Pflegekräfte darin, die Situation zu stabilisieren, die Sicherheit des Patienten zu schützen und ihm die Unterstützung zu geben, die er braucht, um diese kritische Zeit zu überstehen.

Der erste Schritt bei der Bewältigung eines Anfalls ist die aufmerksame Beobachtung der Warnsignale. Anfällen, auch wenn sie manchmal plötzlich auftreten, gehen oft Symptome oder Verhaltensweisen voraus, die auf eine Verschlechterung des Zustands des Patienten hindeuten können. Bei psychologischen Krisen können diese Anzeichen zunehmende Unruhe, plötzliche Stimmungsschwankungen, ungewöhnliche Verhaltensweisen oder verbale Äußerungen der Hilflosigkeit umfassen. Bei medizinischen Anfällen können die Warnzeichen körperlich sein, z. B. Zittern, Brustschmerzen, Atembeschwerden oder Veränderungen des Bewusstseins. Durch ständige Beobachtung und Kenntnis der Krankengeschichte des Patienten können die Betreuer frühzeitig eingreifen, manchmal sogar, bevor der Anfall kritisch wird.

Wenn es zu einer Krise kommt, besteht die erste Verantwortung der Pflegekraft darin, die Sicherheit des Patienten und anderer anwesender Personen zu gewährleisten. Das kann bedeuten, gefährliche Gegenstände zu entfernen, den Patienten in eine sichere Position zu führen oder Verstärkung zu holen, wenn die Situation allein nicht mehr zu bewältigen ist. Bei einem epileptischen Anfall sollte der Patient beispielsweise auf die Seite gelegt werden, um eine Blockierung der Atemwege zu vermeiden, und seine Bewegungen dürfen nicht eingeschränkt werden, um Verletzungen zu verhindern. Wenn der Anfall psychologischer Natur ist, z. B. ein schwerer Angstanfall, ist es wichtig, eine ruhige Umgebung zu schaffen, mit einer beruhigenden Stimme mit dem Patienten zu sprechen und ihm einen Raum zu bieten, in dem er sich sicher fühlt.

Die Begleitung des Patienten während einer Krise erfordert eine klare, einfache und beruhigende Kommunikation. Der Betreuer sollte unabhängig vom Schweregrad der Situation ruhig bleiben, da die Haltung des Betreuers die Reaktion des Patienten stark beeinflussen kann. Sanftes Sprechen, einfache Anweisungen und verbale Unterstützung können helfen, die Angst des Patienten zu verringern und ihn durch die Krise zu führen. Bei einer Panikattacke kann der Betreuer den Patienten beispielsweise ermutigen, langsam und tief zu atmen, sich auf ein beruhigendes geistiges Bild zu konzentrieren oder sich in ein einfaches Gespräch zu verwickeln, um die Aufmerksamkeit von der Angst abzulenken. Ziel ist es, eine Vertrauensbasis zu schaffen und dem Patienten zu zeigen, dass er nicht allein ist und jemand auf ihn aufpasst.

Die Bewältigung der physischen Aspekte des Anfalls ist ebenfalls von entscheidender Bedeutung. Wenn der Anfall mit einem medizinischen Zustand verbunden ist, z. B. einem Herzinfarkt oder einer schweren allergischen Reaktion, ist es entscheidend, sofort die richtige Erste Hilfe zu leisten. Dazu kann der Einsatz von Notfallmedikamenten gehören, wie die Injektion von Epinephrin bei einem anaphylaktischen Schock oder die Durchführung von Herz-Lungen-Wiederbelebungstechniken (CPR) bei einem Herzstillstand. Der Pfleger muss in Erste-Hilfe-Maßnahmen und der Verwendung von Notfallausrüstung wie automatischen externen Defibrillatoren (AED) gut geschult sein und schnell reagieren können, um den Zustand des Patienten bis zum Eintreffen medizinischer Hilfe zu stabilisieren.

Sobald die Krise unter Kontrolle ist, hört die Betreuung des Patienten nicht auf. Die Phase nach dem Anfall ist oft von einem intensiven Bedürfnis nach Rückversicherung und Trost geprägt. Der Patient kann sich nach einem Anfall verletzlich, verwirrt oder erschöpft fühlen, und es ist entscheidend, dass die Betreuungsperson präsent bleibt, um dem Patienten zu helfen, seine Ruhe wiederzufinden und zu verstehen, was gerade passiert ist. Dazu kann es gehören, einfache Erklärungen für den Anfall zu geben, sich die Sorgen des Patienten anzuhören und nachzufassen, um künftige Anfälle zu verhindern. Die emotionale Genesung ist genauso wichtig wie die körperliche Genesung, und eine wohlwollende Unterstützung kann einen großen Unterschied darin machen, wie sich der Patient von der Episode erholt.

Die Dokumentation einer Krise ist ein entscheidender Schritt für die Kontinuität der Pflege. Nach jeder Krise ist es wichtig, dass der Pfleger die Einzelheiten des Ereignisses genau aufzeichnet, einschließlich der beobachteten Symptome, der ergriffenen Maßnahmen, der Reaktion des Patienten und aller durchgeführten medizinischen Maßnahmen. Diese Dokumentation sollte mit dem medizinischen Team und ggf. mit den Angehörigen des Patienten geteilt werden, um künftige Behandlungsentscheidungen zu informieren und Pflegepläne anzupassen, damit künftige Krisen besser verhindert oder bewältigt werden können.

- ### Das Management von Sicherheitsrisiken in einer psychiatrischen Umgebung

Das Management von Sicherheitsrisiken in einer psychiatrischen Umgebung ist eine komplexe Aufgabe, die ständige Wachsamkeit, eine spezielle Ausbildung und einen mehrdimensionalen Ansatz erfordert. In psychiatrischen Umgebungen, seien es Krankenhausabteilungen, Rehabilitationszentren oder ambulante Versorgungseinrichtungen, werden Patienten mit einer Vielzahl psychischer Störungen betreut, von denen einige zu unvorhersehbaren oder gefährlichen Verhaltensweisen führen können. Diese Verhaltensweisen stehen zwar häufig in Zusammenhang mit psychischem Leiden, können aber ein Sicherheitsrisiko für die Patienten selbst, das Pflegepersonal und die anderen Bewohner darstellen. Der wirksame Umgang mit diesen Risiken ist entscheidend für die Schaffung einer sicheren und therapeutischen Umgebung, in der sich die Patienten erholen und Fortschritte machen können.

Einer der ersten Schritte beim Management von Sicherheitsrisiken ist die anfängliche und fortlaufende Beurteilung der Patienten. Jeder Patient, der in eine psychiatrische Umgebung aufgenommen wird, muss einer umfassenden Bewertung seines psychischen Zustands, seiner Krankengeschichte, seines bisherigen Verhaltens und aller potenziellen Risikofaktoren wie Gewalt, Weglaufen oder Selbstverletzung in der Vergangenheit unterzogen werden. Anhand dieser Beurteilung wird das erforderliche Maß an Überwachung bestimmt und es werden individuelle Pflegepläne erstellt, die die besonderen Bedürfnisse und Risiken des jeweiligen Patienten berücksichtigen. Diese Beurteilung ist kein einmaliger Vorgang, sondern muss regelmäßig neu bewertet werden, je nachdem, wie sich der Zustand des Patienten und sein Verhalten verändern.

Die Schulung des Personals ist ein Schlüsselelement für das Management von Sicherheitsrisiken. Die Arbeit in einem psychiatrischen Umfeld erfordert besondere Fähigkeiten, darunter die Fähigkeit, Warnsignale für gewalttätiges oder störendes Verhalten zu erkennen, angespannte Situationen zu de-eskalieren und in Krisensituationen sicher zu intervenieren. Das Personal sollte in Techniken der gewaltfreien Kommunikation, des Konfliktmanagements und in physischen Schutzmaßnahmen geschult werden, die das Verletzungsrisiko für den Patienten und den Pfleger minimieren. Regelmäßige Schulungen, die auch simulierte Notfallsituationen beinhalten, sind entscheidend, damit das Pflegepersonal bereit bleibt, auf unvorhergesehene Situationen angemessen zu reagieren.

Die physische Gestaltung der Umgebung spielt ebenfalls eine entscheidende Rolle bei der Risikoprävention. Psychiatrische Abteilungen sollten so gestaltet sein, dass potenzielle Gefahren minimiert werden. Dazu gehört auch die Entfernung von Gegenständen oder Geräten, mit denen man sich selbst oder andere verletzen könnte, wie z. B. Glasspiegel, Haken oder Schnüre. Die Zimmer und Gemeinschaftsräume sollten mit sicheren, nicht fest installierten Möbeln und diskreten Überwachungsgeräten ausgestattet sein, die Risikopatienten im Auge behalten und gleichzeitig ihre Privatsphäre wahren. Türen und Fenster sollten gesichert sein, um ein Weglaufen zu verhindern, ohne jedoch ein Gefühl des Eingesperrtseins zu erzeugen, das den psychischen Zustand der Patienten verschlechtern könnte.

Der Umgang mit aggressivem Verhalten ist eine besondere Herausforderung in psychiatrischen Umgebungen. Es ist von entscheidender Bedeutung, Präventionsstrategien zu entwickeln, die auf dem Verständnis der individuellen Auslöser von Aggressionen beruhen. Beispielsweise können einige Patienten auf bestimmte Reize wie Lärm oder Beleuchtung reagieren, während andere durch zwischenmenschliche Konflikte oder Frustrationen ausgelöst werden können. Indem sie diese Auslöser identifizieren, können die Betreuer die Umgebung und die Interaktionen anpassen, um Anfälle zu verhindern. Wenn es trotz dieser Maßnahmen zu aggressivem Verhalten kommt, ist es entscheidend, schnell einzugreifen, um die Situation zu entschärfen, indem verbale Deeskalationstechniken oder, wenn nötig, angemessene physische Interventionen eingesetzt werden, wobei die Sicherheit aller gewahrt bleiben muss.

Die Achtung der Würde und der Rechte von Patienten ist ein grundlegender Aspekt des Risikomanagements in einem psychiatrischen Umfeld. Patienten haben, auch wenn sie sich möglicherweise in einem schutzbedürftigen Zustand befinden, das Recht, mit Respekt behandelt zu werden, und ihre Entscheidungen sollten bei Pflegeentscheidungen so weit wie möglich berücksichtigt werden. Dies bedeutet, dass die Zustimmung des Patienten zu Behandlungen eingeholt werden muss, dass die Patienten klar und verständlich informiert werden und dass ihre Privatsphäre respektiert wird. Gleichzeitig ist es manchmal notwendig, Sicherheitsmaßnahmen zu ergreifen, die die Freiheit des Patienten einschränken können, um sein Leben oder das Leben anderer zu schützen. In diesen Fällen sind eine transparente Kommunikation und eine klare Begründung für die ergriffenen Maßnahmen von entscheidender Bedeutung für die Aufrechterhaltung eines Vertrauensverhältnisses zwischen Patient und Pflegepersonal.

Die interdisziplinäre Zusammenarbeit ist auch beim Risikomanagement von entscheidender Bedeutung. Psychiatrische Umgebungen erfordern eine enge Zusammenarbeit zwischen verschiedenen Fachkräften des Gesundheitswesens, darunter Psychiater, Krankenpfleger, Psychologen, Sozialarbeiter und Sicherheitspersonal. Diese Zusammenarbeit ermöglicht einen ganzheitlichen Pflegeansatz, bei dem jedes Teammitglied sein

Fachwissen einbringt, um umfassende Pflegepläne zu erstellen und in Krisensituationen wirksam einzugreifen. Regelmäßige Treffen des multidisziplinären Teams, bei denen komplexe Fälle besprochen und Strategien angepasst werden, sind für ein proaktives Risikomanagement unerlässlich.

Schließlich gehört zum Risikomanagement in der Psychiatrie auch die Erstellung klarer Protokolle für Notfallsituationen wie Selbstmordversuche, Übergriffe oder psychotische Anfälle. Diese Protokolle sollten allen Mitarbeitern gut bekannt sein und regelmäßig an die besten Praktiken angepasst werden. Nach jedem Vorfall muss eine Nachbesprechung stattfinden, um zu analysieren, was passiert ist, um festzustellen, was gut funktioniert hat und was verbessert werden kann, und um das Personal zu unterstützen, das durch das Ereignis beeinträchtigt werden kann. Dieser Prozess des Feedbacks ist entscheidend, um die Widerstandsfähigkeit des Teams zu stärken und die Sicherheitsverfahren kontinuierlich zu verbessern.

Schlussfolgerung

Die Verpflichtung des Nachtpflegers

- **Die unersetzliche Rolle des Pflegers im Nachtdienst**

Die Rolle der Pflegekraft im Nachtdienst ist absolut unersetzlich, da sie für den reibungslosen Betrieb von Pflegeeinrichtungen und das Wohlbefinden der Patienten von entscheidender Bedeutung ist. Die Arbeit in der Nacht bedeutet viel mehr, als nur auf schlafende Patienten aufzupassen. Es ist eine komplexe Aufgabe, die von Verantwortung und Hingabe geprägt ist und vom Pflegehelfer ein hohes Maß an Kompetenz, ständige Aufmerksamkeit und die Fähigkeit, mit unvorhergesehenen Situationen in einer oft stillen und dunklen Umgebung umzugehen, verlangt. In Wirklichkeit ist der Nachtpflegehelfer der Hüter des Schlafs und des Wohlbefindens der Patienten und sorgt dafür, dass ihre Sicherheit, ihr Komfort und ihre medizinischen Bedürfnisse die ganze Nacht hindurch betreut werden.

Die erste Aufgabe der Pflegekraft in der Nacht ist es, für die Sicherheit der Patienten zu sorgen. Während der Nacht sind Patienten anfälliger, vor allem solche mit chronischen Krankheiten, kognitiven Beeinträchtigungen oder eingeschränkter Mobilität. Die Pflegekraft muss die Vitalzeichen überwachen, auf Veränderungen des Gesundheitszustands achten und bei einer Verschlechterung schnell eingreifen. So kann es beispielsweise erforderlich sein, die Atmung eines Patienten mit einer Atemwegserkrankung zu überwachen, die Temperatur eines fiebrigen Patienten zu überprüfen oder auf einen Alarm zu reagieren, der auf einen Blutdruckabfall hinweist. Diese ständige, unauffällige, aber wachsame Überwachung stellt sicher, dass die Patienten vor nächtlichen Risiken geschützt sind und dass auf Notfälle sofort reagiert wird.

Das Wohlbefinden der Patienten ist eine weitere Schlüsseldimension der Arbeit von Pflegehelfern in der Nacht. Der Schlaf ist eine entscheidende Zeit für die körperliche und geistige Erholung, und die Pflegekraft spielt eine wichtige Rolle bei der Schaffung einer erholsamen Umgebung. Dazu können einfache, aber wichtige Aufgaben gehören, wie z. B. die Position der Patienten anzupassen, um Druckgeschwüren vorzubeugen, dafür zu sorgen, dass sie gut zugedeckt sind, oder ihnen ein Glas Wasser zu bringen, wenn sie aufwachen. Bei Patienten mit chronischen Schmerzen muss die Nachtpflegekraft besonders wachsam und reaktionsschnell sein, indem sie die verschriebenen Schmerzmittel verabreicht oder nicht-pharmakologische Wege findet, um Beschwerden zu lindern, wie eine sanfte Massage oder das Auflegen von warmen Kompressen.

Die Rolle des Nachtpflegers beschränkt sich nicht auf die körperliche Pflege. Sie umfasst auch eine emotionale und psychologische Dimension. Nachts können sich manche Patienten einsam, ängstlich oder desorientiert fühlen, insbesondere in einer Krankenhausumgebung oder in einem Pflegeheim, weit entfernt von ihrer vertrauten Umgebung. Die Pflegekraft muss in der Lage sein, diese Anzeichen von Not zu erkennen und angemessene Unterstützung anzubieten. Dies kann durch eine beruhigende Präsenz, ein besänftigendes Wort oder einfach durch das Halten der Hand eines Patienten zur Beruhigung geschehen. Diese Gesten sind zwar einfach, haben aber eine tiefgreifende Wirkung auf das Wohlbefinden der Patienten und vermitteln ihnen ein Gefühl der Sicherheit und des Trostes in einem Moment, in dem sie sich besonders verletzlich fühlen.

Die Pflegekraft in der Nacht muss außerdem ein hohes Maß an Selbstständigkeit und die Fähigkeit, schnelle Entscheidungen zu treffen, aufweisen. Im Gegensatz zu Tagesabteilungen, in denen es oft mehr medizinische Teams gibt und Ärzte leichter verfügbar sind, sind die Ressourcen in der Nacht begrenzter. Die Pflegekraft muss oft selbstständig mit dringenden Situationen umgehen und gleichzeitig wissen, wann sie eine Pflegekraft oder einen Arzt im Bereitschaftsdienst kontaktieren muss. Wenn ein Patient beispielsweise stürzt, muss die Pflegekraft schnell den Ernst der Lage einschätzen, Erste Hilfe leisten und entscheiden, ob eine ärztliche Behandlung erforderlich ist. Diese Fähigkeit, schnell und effektiv zu handeln, ist für die Sicherheit der Patienten und für die Kontinuität der Pflege während der Nacht von entscheidender Bedeutung.

Die Kontinuität der Pflege ist ein weiterer grundlegender Aspekt der Rolle des Pflegehelfers im Nachtdienst. Obwohl die Nacht eine Zeit der Ruhe ist, muss die Pflege ohne Unterbrechung fortgesetzt werden. Dazu gehören die Überwachung von Infusionen, die Verabreichung von Medikamenten in der Nacht, die Verwaltung von medizinischen Geräten wie Harnkathetern oder Kathetern und die Reaktion auf die unmittelbaren Bedürfnisse der Patienten. Die Pflegekraft muss auch dafür sorgen, dass beim Schichtwechsel die relevanten Informationen an das Tagesteam weitergegeben werden. Diese Weitergabe ist entscheidend, um sicherzustellen, dass die Pflege koordiniert wird und die Tagesschicht vollständig über den Zustand der Patienten und die in der Nacht durchgeführten Maßnahmen informiert ist.

Schließlich erfordert die Nachtarbeit von der Pflegekraft eine besondere Fähigkeit, den zirkadianen Rhythmus zu steuern und das eigene Wohlbefinden aufrechtzuerhalten. Nachtarbeit kann den natürlichen Schlafzyklus stören und die körperliche und geistige Gesundheit beeinträchtigen. Der Pflegehelfer muss daher in der Lage sein, seine Ruhezeit selbst einzuteilen, eine ausgewogene Ernährung zu pflegen und Wege zu finden, um sich tagsüber zu entspannen und neue Energie zu tanken. Dieses Selbstmanagement ist entscheidend, um während der nächtlichen Arbeitszeiten, in denen die Müdigkeit ein gefährlicher Feind sein kann, wachsam und leistungsfähig zu bleiben.

- **Ein Aufruf zur Berufung: Die Bedeutung von Empathie und Hingabe**

Ein Ruf nach Berufung, insbesondere in Pflege- und Betreuungsberufen, ist eine Einladung, zutiefst menschliche Werte wie Empathie und Hingabe zu umarmen. Diese Qualitäten, die weit über bloße technische Fähigkeiten hinausgehen, sind der Kern dessen, was einen engagierten Gesundheitsfachmann oder Pfleger auszeichnet, der in der Lage ist, Pflege in eine echte

Lebensaufgabe zu verwandeln. Empathie und Hingabe sind nicht nur wünschenswerte Eigenschaften, sondern wesentliche Elemente, die die Berufung in anspruchsvollen Berufen, in denen das Wohlergehen anderer im Mittelpunkt steht, nähren und unterstützen.

Empathie ist die Fähigkeit, die Gefühle einer anderen Person zu verstehen und zu teilen. In der Pflege äußert sie sich durch aufmerksames Zuhören, aufrichtiges Verständnis für die Schmerzen, Ängste und Bedürfnisse des Patienten und eine angemessene und wohlwollende Reaktion. Empathie ist mehr als bloße Sympathie; sie bedeutet, sich in die Lage des anderen zu versetzen, zu fühlen, was er fühlt, und dieses Verständnis zu nutzen, um Unterstützung anzubieten, die über den rein medizinischen Rahmen hinausgeht. Ein einfühlsamer Pfleger ist nicht nur ein Pflegetechniker, sondern ein Wegbegleiter für verletzliche Menschen, der ihnen nicht nur körperliche Pflege, sondern auch eine tröstende und beruhigende Präsenz bietet.

Hingabe hingegen ist die tiefe und beständige Verpflichtung, anderen zu dienen, oft auf Kosten der eigenen Interessen oder Bequemlichkeit. In Pflegeberufen äußert sich Hingabe in einer ständigen Verfügbarkeit, der Bereitschaft, die Erwartungen zu übertreffen, um den Bedürfnissen der Patienten gerecht zu werden, und der Fähigkeit, auch in schwierigen oder erschöpfenden Situationen durchzuhalten. Ein hingebungsvoller Pfleger ist jemand, der auch nach einem langen Tag noch am Bett eines unruhigen Patienten sitzt, der sich die Zeit nimmt, um sicherzustellen, dass jedes Detail beachtet wird, und der die Kraft findet, zu lächeln und zu trösten, selbst wenn er selbst müde ist. Diese Hingabe ist nicht nur eine berufliche Anforderung, sondern eine Manifestation der Berufung, bei der das Wohlergehen anderer zu einer Priorität wird, die jede Handlung leitet.

Die Bedeutung von Empathie und Hingabe in Pflegeberufen kann gar nicht hoch genug eingeschätzt werden. Diese Qualitäten sind das, was die Pflege menschlich macht, was eine klinische Interaktion in eine Beziehung des Vertrauens und des gegenseitigen Respekts verwandelt. Patienten, ob im Krankenhaus, im Pflegeheim oder zu Hause, suchen nicht nur medizinische Versorgung; sie suchen Verständnis, Mitgefühl und die Gewissheit, dass die Menschen um sie herum sich wirklich um ihr Wohlergehen kümmern. Empathie ermöglicht es, diese Verbindung herzustellen, über Symptome und Diagnosen hinauszublicken und den Menschen in seiner Gesamtheit zu verstehen, mit all seinen Emotionen, Ängsten und Hoffnungen.

Hingabe wiederum ist die Kraft, die das Einfühlungsvermögen unterstützt, die den Pfleger dazu bringt, diese Unterstützung weiterhin zu bieten, Tag für Tag, selbst wenn die Herausforderungen zahlreich und die Belohnungen manchmal unsichtbar sind. Hingabe ist das Engagement, immer sein Bestes zu geben, zu lernen, sich zu verbessern und niemals aufzugeben, selbst wenn die Aufgabe überwältigend erscheint. Es ist diese innere Stärke, die es den Pflegern ermöglicht, Momente des Zweifels, der Müdigkeit oder der Entmutigung zu überwinden und weiterhin eine qualitativ hochwertige Pflege zu leisten.

Einfühlungsvermögen und Hingabe sind jedoch keine Eigenschaften, die sich von selbst entwickeln, sondern werden von der Berufung genährt, von jenem inneren Ruf, der eine Person dazu bringt, einen Pflegeberuf zu wählen - nicht aus bloßer Verpflichtung oder materiellen Gründen, sondern aus dem tiefen Wunsch heraus, im Leben anderer Menschen einen Unterschied zu machen. Diese Berufung ist es, die Herausforderungen in Lerngelegenheiten, Prüfungen in Wachstumsmomente und die tägliche Arbeit in eine Lebensaufgabe verwandelt. Sie gibt der Anstrengung einen Sinn, dem Handeln ein Ziel und der Arbeit eine tiefe Befriedigung, wenn man die positiven Auswirkungen der eigenen Arbeit auf das Leben anderer sieht.

Indem sie Einfühlungsvermögen und Hingabe kultivieren, beweisen Pfleger nicht nur Kompetenz; sie verkörpern die höchsten Werte der Menschheit - Altruismus, Mitgefühl und Solidarität. Sie zeigen, dass die Pflege anderer mehr als nur Arbeit ist; sie ist eine moralische Verpflichtung, ein Akt der Liebe und ein Ausdruck des besten Teils dessen, was wir als Menschen sind.

- **Zukunftsperspektiven für zukünftige Nachtpfleger/ innen**

Die Zukunftsaussichten für zukünftige Nachtpflegehelfer/innen sind vielversprechend, aber auch von Herausforderungen geprägt, die eine ständige Anpassung und Innovationsbereitschaft erfordern. Da der Bedarf an Gesundheitsversorgung stetig steigt, insbesondere aufgrund der alternden Bevölkerung und der Zunahme chronischer Krankheiten, wird die Rolle der Nachtpflegehelfer/innen immer entscheidender. Diese Fachkräfte spielen eine unverzichtbare Rolle bei der Kontinuität der Pflege, indem sie in den ruhigsten, aber für die Patienten oftmals gefährdetsten Stunden eine beruhigende Präsenz und wichtige Pflegeleistungen erbringen. Die Zukunft dieses Berufes hängt von der zunehmenden Anerkennung seiner Bedeutung, der Weiterentwicklung der Pflegepraktiken und der Integration neuer Technologien ab.

Eine der ersten Perspektiven für zukünftige Nachtpflegekräfte ist die zunehmende Anerkennung ihrer Rolle im Gesundheitssystem. Traditionell wurde die Nachtarbeit als weniger sichtbar und manchmal weniger wertvoll als die Arbeit am Tag wahrgenommen. Diese Wahrnehmung ändert sich jedoch mit zunehmendem Verständnis der Bedeutung der kontinuierlichen Pflege und der Qualität der Pflege, die während der Nacht geleistet wird. Pflegekräfte in der Nacht sorgen nicht nur für die Sicherheit und den Komfort der Patienten, sondern spielen auch eine entscheidende Rolle bei der Überwachung der Vitalzeichen, der Schmerzbehandlung und der Reaktion auf Notfälle. Eine größere Anerkennung könnte sich in einer besseren Ausbildung, erweiterten Karrieremöglichkeiten und einer gerechteren Lohnbewertung für diese Fachkräfte niederschlagen.

Die Entwicklung der Pflegepraktiken ist eine weitere wichtige Perspektive für zukünftige Nachtpflegehelfer. Da die Pflegemodelle zunehmend patientenzentriert werden, wird von Nachtpflegehelfern erwartet, dass sie eine aktivere Rolle bei der Planung und Umsetzung einer individualisierten Pflege spielen. Dies bedeutet eine stärkere Zusammenarbeit mit interdisziplinären Teams, eine größere Beteiligung an der klinischen Entscheidungsfindung und eine erweiterte Verantwortung für die Verwaltung komplexer Pflegemaßnahmen. Beispielsweise könnten Nachtpfleger zunehmend in das Management der Palliativpflege eingebunden werden, wo ein einfühlsamer und individueller Ansatz für die Begleitung von Patienten am Lebensende und ihren Familien von entscheidender Bedeutung ist.

Auch die Technologie wird eine entscheidende Rolle in der Zukunft der Nachtpflegekräfte spielen. Technologische Fortschritte wie Fernüberwachungsgeräte, digitale Kommunikationstools und elektronische Pflegemanagementsysteme werden die Art und Weise, wie die Nachtpflege geleistet wird, verändern. Nachtpflegekräfte werden sich mit diesen Technologien vertraut machen müssen, da sie die Überwachung von Patienten erleichtern, die Kommunikation zwischen Pflegeteams verbessern und Echtzeitdaten für eine fundiertere Entscheidungsfindung liefern können. Beispielsweise können intelligente Sensoren die Vitalwerte eines Patienten überwachen und das Personal bei kritischen Veränderungen sofort alarmieren, sodass schnell eingegriffen werden kann. Diese Technologien ersetzen zwar nicht die menschliche Dimension der Pflege, werden aber die Effizienz und Sicherheit der nächtlichen Pflege erhöhen.

Darüber hinaus wird die Weiterbildung ein zentrales Thema für zukünftige Nachtpfleger/innen sein. Da sich die Anforderungen an den Beruf ändern, wird es für diese Fachkräfte entscheidend sein, mit den neuesten Pflegepraktiken, technologischen Innovationen und patientenzentrierten Ansätzen auf dem Laufenden zu bleiben. Die Ausbildungsprogramme müssen spezifische Module zur

Nachtpflege, zum Notfallmanagement und zur Nutzung neuer Technologien enthalten. Darüber hinaus werden Schulungen in Stressbewältigung und Resilienz von entscheidender Bedeutung sein, um Nachtpflegern zu helfen, die besonderen Herausforderungen ihrer Arbeit zu bewältigen, wie z. B. unterschiedliche Arbeitszeiten und die Exposition gegenüber Krisensituationen.

Die menschliche Dimension der Arbeit von Pflegehelfern in der Nacht wird jedoch unabhängig von den technologischen und praktischen Entwicklungen weiterhin im Mittelpunkt ihres Berufs stehen. Die Begleitung von Patienten während der Nachtstunden erfordert besondere Sensibilität, die Fähigkeit, zu beruhigen und zu besänftigen, sowie eine ständige Aufmerksamkeit für die oft unausgesprochenen Bedürfnisse der Patienten. In Zukunft müssen Nachtpfleger diese Qualitäten weiter kultivieren und sich gleichzeitig an die neuen Realitäten des Berufs anpassen. Sie müssen sich auch für das Wohlbefinden der Patienten einsetzen, indem sie sicherstellen, dass ihre körperlichen, emotionalen und psychologischen Bedürfnisse ganzheitlich berücksichtigt werden.

Schließlich wird die Zukunft der Nachtpfleger auch davon geprägt sein, dass sie mehr auf ihr eigenes Wohlbefinden achten. Die Arbeit in der Nacht bringt besondere Herausforderungen mit sich, insbesondere im Hinblick auf die körperliche und geistige Gesundheit, die mit der Störung des zirkadianen Rhythmus, der Müdigkeit und der Isolation zusammenhängen. Gesundheitseinrichtungen müssen Strategien zur Unterstützung von Nachtarbeitern entwickeln, wie z. B. Programme zur Gesundheitsförderung am Arbeitsplatz, Pausenregelungen und Initiativen zur psychologischen Unterstützung. Die Anerkennung der Bedeutung ihrer Arbeit muss sich auch in Arbeitsbedingungen niederschlagen, die ihr Wohlbefinden und ihre Resilienz fördern, damit sie weiterhin qualitativ hochwertige Pflegeleistungen erbringen können.

Anhänge : Praktische Tools und Ressourcen

- **Arbeitsblätter für den Nachtdienst**
  - **Vorlagen für schriftliche Übermittlungen zur Dienstübergabe**

Vorlagen für schriftliche Übermittlungen bei Dienstübergaben sind wichtige Hilfsmittel, um die Kontinuität der Pflege in Gesundheitseinrichtungen zu gewährleisten. Diese Übermittlungen, die bei jedem Schichtwechsel durchgeführt werden, ermöglichen es, entscheidende Informationen über den Zustand der Patienten, die durchgeführten Maßnahmen und wichtige Beobachtungen an das nächste Team weiterzugeben. Eine effiziente, klare und strukturierte Übertragung ist von grundlegender Bedeutung, um Fehler zu vermeiden, eine konsistente Nachsorge zu gewährleisten und ein hohes Qualitätsniveau in der Patientenversorgung aufrechtzuerhalten.

Das erste Schlüsselelement einer Vorlage für schriftliche Übermittlungen ist die Klarheit der Informationen. Jede Übermittlung sollte mit den Identifikationsdaten des Patienten beginnen: Name, Vorname, Alter und Zimmer- oder Bettnummer. Dadurch wird sichergestellt, dass die Informationen richtig zugeordnet werden, und Verwechslungen zwischen den Patienten werden vermieden. Zweitens ist es wichtig, den allgemeinen Zustand des Patienten zusammenzufassen und dabei die Hauptdiagnose, Komorbiditäten und alle kürzlich erfolgten größeren Eingriffe, wie Operationen oder Änderungen der Behandlung, zu erwähnen. Dieser Überblick hilft dem nachfolgenden Team, den klinischen Hintergrund des Patienten schnell zu verstehen.

Ein eigener Abschnitt für Beobachtungen während der Nacht oder des Tages ist von entscheidender Bedeutung. Hier sollten alle relevanten Beobachtungen notiert werden, die während des Dienstes gemacht wurden, seien es Veränderungen der Vitalzeichen, das Auftreten neuer Symptome oder ungewöhnliche Verhaltensweisen. Wenn ein Patient z. B. Anzeichen von Unruhe zeigte, Atembeschwerden hatte oder besondere Schmerzen äußerte, sollten diese Einzelheiten klar dokumentiert werden. Die Bedeutung dieser Beobachtungen liegt in ihrer Fähigkeit, das nächste Team auf potenziell kritische Entwicklungen im Zustand des Patienten aufmerksam zu machen und so eine schnelle und angemessene Reaktion zu ermöglichen.

Die schriftliche Übertragung sollte auch einen Punkt über die während des Dienstes durchgeführte Pflege enthalten. Dies umfasst die Grundpflege, wie die Verabreichung von Medikamenten, die Hygiene oder das Wechseln von Verbänden, sowie spezifischere Pflegemaßnahmen, wie Eingriffe im Zusammenhang mit medizinischen Geräten (Sonden, Infusionen) oder technische Maßnahmen (Probenentnahmen, Injektionen). Jede Pflegemaßnahme sollte kurz, aber präzise beschrieben werden, einschließlich der Zeit der Verabreichung, der Dosierung und aller Reaktionen, die bei dem Patienten beobachtet wurden. Dieser Abschnitt dient dazu, sicherzustellen, dass alle notwendigen Pflegemaßnahmen durchgeführt und keine wichtigen Details ausgelassen wurden.

Ein weiterer wichtiger Teil der schriftlichen Übermittlungen sind die spezifischen Anweisungen, die an das nächste Team weitergegeben werden müssen. Dabei kann es sich um besondere Anweisungen für die Betreuung eines Patienten handeln, wie z. B. die genaue Überwachung der Lebenszeichen, die Aufmerksamkeit für eine Wunde oder die Notwendigkeit einer zusätzlichen Untersuchung. Diese Anweisungen sollten explizit und unmissverständlich formuliert werden, damit das nachfolgende Team genau weiß, was von ihm erwartet wird. Beispielsweise könnte Folgendes vermerkt werden: "Herzfrequenz des Patienten in Zimmer 202 genau überwachen, Risiko einer Tachykardie, die heute Nacht beobachtet wurde."

Ein weiterer entscheidender Punkt, der aufgenommen werden muss, ist der Stand der laufenden Behandlungen. Hier sollte angegeben werden, welche Behandlungen verabreicht werden, wie wirksam sie sind und welche Änderungen in letzter Zeit vorgenommen wurden. Wenn ein Medikament geändert, abgesetzt oder hinzugefügt wurde, sollte diese Information klar mitgeteilt werden, zusammen mit den Gründen für die Änderung. Außerdem sollten sowohl positive als auch negative Reaktionen auf die Behandlungen notiert werden, damit das nachfolgende Team die Pflege entsprechend anpassen kann. Beispiel: "Der Patient hat die Anpassung der blutdrucksenkenden Behandlung gut vertragen, Blutdruck die ganze Nacht über stabil".

Die schriftlichen Übermittlungen sollten auch die Interaktionen mit der Familie oder den Angehörigen erwähnen, sofern diese stattgefunden haben. Dazu gehören alle Informationen, die an die Familien weitergegeben wurden, die von ihnen aufgeworfenen Fragen oder Bedenken und die darauf gegebenen Antworten. Dies ist besonders wichtig in Situationen, in denen die Familien eine aktive Rolle bei der Versorgung des Patienten spielen oder wenn eine gemeinsame Entscheidung erforderlich ist. Die Dokumentation dieses Austauschs stellt sicher, dass das nachfolgende Team über alles, was besprochen wurde, und über die Erwartungen der Familien informiert ist.

Schließlich ist es von entscheidender Bedeutung, dass schriftliche Übermittlungen von der Gesundheitsfachkraft, die sie verfasst, unterschrieben und datiert werden. Die Unterschrift bestätigt, dass die übermittelten Informationen richtig und vollständig sind, und sie gibt Aufschluss darüber, wer bei Klärungsbedarf kontaktiert werden kann. Datum und Uhrzeit der Übermittlung sind ebenfalls wichtig, um die Informationen zu kontextualisieren und sicherzustellen, dass die Pflege im Laufe der Zeit nachvollzogen wird.

◦ **Gitter zur nächtlichen Überwachung**
Nachtüberwachungsraster sind wichtige Hilfsmittel in Gesundheitseinrichtungen, um eine kontinuierliche, organisierte und systematische Überwachung der Patienten während der Nacht zu gewährleisten. Diese Raster ermöglichen es dem

Pflegepersonal, den Gesundheitszustand der Patienten genau zu überwachen, Anomalien frühzeitig zu erkennen und die durchgeführten Pflegemaßnahmen und Interventionen zu dokumentieren. Sie spielen eine entscheidende Rolle bei der Vermeidung von Komplikationen und gewährleisten die Sicherheit der Patienten während der Stunden, in denen besondere Wachsamkeit erforderlich ist.

Ein gut durchdachtes nächtliches Beobachtungsraster beginnt mit den grundlegenden Informationen über den Patienten, wie Vor- und Nachname, Alter, Zimmernummer und Hauptdiagnose. Diese Informationen sind entscheidend, um jeden Patienten schnell zu identifizieren und die Beobachtungen, die während der Nacht gemacht werden, in einen Zusammenhang zu stellen. Zu Beginn der Nacht kann eine kurze Zusammenfassung des Gesundheitszustands des Patienten und spezifischer Aufmerksamkeitspunkte (wie eine engmaschige Überwachung einer Wunde oder eine Tendenz zur Desorientierung) notiert werden, wodurch ein klarer Rahmen für die bevorstehende Überwachung geschaffen wird.

Das nächtliche Überwachungsraster ist dann in verschiedene Abschnitte gegliedert, die die Schlüsselaspekte der Überwachung abdecken. Einer der Hauptabschnitte ist den Vitalzeichen gewidmet, einschließlich Temperatur, Blutdruck, Herzfrequenz und Sauerstoffsättigung. Diese Parameter werden in regelmäßigen Abständen, je nach den spezifischen Bedürfnissen des Patienten, gemessen und genau festgehalten. Eine abnormale Veränderung dieser Vitalzeichen kann auf eine Verschlechterung des Gesundheitszustands des Patienten hindeuten, und das Raster ermöglicht es, diese Veränderungen über mehrere Stunden hinweg zu verfolgen, was bei Bedarf ein schnelles Eingreifen erleichtert.

Ein weiterer wichtiger Abschnitt betrifft den Bewusstseinszustand und das Verhalten des Patienten. Bei Patienten auf der Intensivstation, nach einer Operation oder mit kognitiven Störungen ist es von entscheidender Bedeutung, auf Veränderungen des Bewusstseinszustands zu achten, sei es

287

Verwirrtheit, übermäßige Schläfrigkeit oder Unruhe. Diese Beobachtungen sollten in dem Raster mit klaren und präzisen Beschreibungen dokumentiert werden, damit signifikante Veränderungen, die möglicherweise eine medizinische Beurteilung oder eine Anpassung der Pflege erfordern, schnell erkannt werden können.

Die Schmerzbehandlung ist ein weiterer Aspekt, der von den Nachtüberwachungsrastern abgedeckt wird. Schmerzen, die sich nachts oft verschlimmern, sollten regelmäßig mithilfe geeigneter Schmerzskalen beurteilt werden, und jede Intervention, ob medikamentös oder nicht, sollte dokumentiert werden. Wenn z. B. ein Schmerzmittel verabreicht wird, ist es wichtig, die Uhrzeit, die Dosis und die beobachtete Wirkung zu dokumentieren, um eine angemessene Nachsorge zu gewährleisten und das Tagesteam über die Entwicklung der Situation zu informieren.

Auch die Pflege und Hygiene werden in die Überwachungsraster aufgenommen. Die Pflegekräfte müssen Maßnahmen wie Positionswechsel zur Vermeidung von Druckgeschwüren, Inkontinenzpflege oder jegliche Unterstützung für die Bequemlichkeit des Patienten wie das Anpassen von Bettwäsche oder Kissen notieren. Diese Notizen stellen sicher, dass alle notwendigen Pflegemaßnahmen durchgeführt wurden und dass der Patient die ganze Nacht über kontinuierlich betreut wurde.

Bei Patienten, die spezielle Behandlungen wie Infusionen, Sonden oder Drainagen erhalten, ist ein Abschnitt des Rasters der Überwachung dieser Vorrichtungen gewidmet. Es ist von entscheidender Bedeutung, dass sie regelmäßig auf ihre Funktionstüchtigkeit überprüft werden, dass jede Anomalie (wie ein Leck oder eine Verschiebung) notiert wird und dass sichergestellt wird, dass die verabreichten Volumina den Vorschriften entsprechen. Alle Eingriffe oder Anpassungen müssen dokumentiert werden, sodass die Pflege vollständig nachvollziehbar ist.

Schließlich sollte das nächtliche Überwachungsraster einen Bereich für freie Kommentare enthalten, in dem die Pflegenden besondere Beobachtungen notieren können, die nicht in die vorgegebenen Abschnitte passen, aber für die Kontinuität der Pflege wichtig sein könnten. Dazu könnten Interaktionen mit dem Patienten, Reaktionen auf bestimmte Pflegemaßnahmen oder Kommentare zur Umgebung des Patienten, wie z. B. zum Geräuschpegel oder zur Lichtintensität, gehören.

Die Nachtüberwachungsraster werden dann bei der Dienstübergabe an das nächste Team weitergegeben. Sie sind ein wertvolles Referenzdokument, das eine klare und effiziente Kommunikation über den Zustand der Patienten, die durchgeführten Maßnahmen und die weiter zu beachtenden Punkte ermöglicht. Diese schriftliche Übertragung stellt zusammen mit den mündlichen Übergaben sicher, dass das Tagesteam über alle notwendigen Informationen verfügt, um weiterhin eine qualitativ hochwertige Pflege anbieten zu können.

- **Nützliche Adressen und Online-Ressourcen für Pflegekräfte**

Nützliche Adressen und Online-Ressourcen sind für Pflegekräfte, ob Anfänger oder erfahrene Pflegekräfte, von entscheidender Bedeutung, um sich weiterzubilden, sich über die neuesten Praktiken auf dem Laufenden zu halten und Unterstützung in ihrer täglichen Praxis zu finden. Diese Ressourcen bieten Zugang zu einer Fülle von Informationen, Werkzeugen und praktischen Ratschlägen und stärken so die Kompetenzen und das Selbstvertrauen von Fachkräften in einem Bereich, in dem sich Wissen und Techniken ständig weiterentwickeln.

1. Bildungseinrichtungen und Berufsverbände

Auf den Gesundheitsbereich spezialisierte Bildungseinrichtungen sind unverzichtbare Partner für Pflegehilfskräfte. Zu ihnen gehört die Association Nationale des Aides-Soignants (ANAS), die Fortbildungen, Workshops und Konferenzen anbietet, die es den Pflegehelfern ermöglichen, sich weiterzubilden und über neue Techniken und Vorschriften auf dem Laufenden zu bleiben. Pflegehilfskräfte können diesem Verband auch beitreten, um von einem professionellen Netzwerk zu profitieren und Unterstützung bei ihrer Karriere zu erhalten.

Eine weitere Schlüsselorganisation ist die Agence nationale du développement professionnel continu (ANDPC), die sowohl Online- als auch Präsenzschulungsprogramme anbietet. Diese Programme werden häufig für Angehörige der Gesundheitsberufe finanziert, sodass Pflegehilfskräfte sich ohne persönliche Kosten weiterbilden können. Lebenslanges Lernen ist wichtig, um in einem Beruf, der sich ständig weiterentwickelt, kompetent zu bleiben.

2. Ressourcen-Online für Bildung und Information

Pflegehilfskräfte können auch von zahlreichen Online-Ressourcen profitieren, die Bildungsinhalte und aktuelle Informationen bieten. Die Website *Krankenschwester.com* richtet sich zwar in erster Linie an Krankenschwestern und Krankenpfleger, bietet aber auch einen eigenen Bereich für Pflegehilfskräfte mit Artikeln, Arbeitsblättern und Diskussionsforen, in denen Fachkräfte ihre Erfahrungen austauschen und Fragen stellen können.

Eine weitere nützliche Website ist *Gesundheit im Netz*, die zuverlässige medizinische Informationen und Themendossiers zu verschiedenen Krankheitsbildern und Pflegetechniken bietet. Diese Website ist besonders nützlich für Pflegekräfte, die ihre medizinischen Kenntnisse erweitern oder die gesundheitlichen Bedingungen der Patienten, die sie betreuen, besser verstehen möchten.

3. Tools und Anwendungen für die tägliche Praxis

Pflegekräfte können auch digitale Hilfsmittel nutzen, um ihre tägliche Arbeit zu erleichtern. Die mobile Anwendung *MediSafe* beispielsweise ermöglicht es, Medikamente zu verwalten, die Behandlung von Patienten zu verfolgen und sich an die Einnahme von Medikamenten erinnern zu lassen. Diese App ist besonders nützlich für Pflegekräfte, die komplexe Behandlungen verwalten und sicherstellen wollen, dass sie nichts vergessen.

Die *Rescue-App* ist ein weiteres wertvolles Hilfsmittel, das Erste-Hilfe-Schulungen direkt auf dem Smartphone anbietet. Mit dieser App können Pflegekräfte regelmäßig die Erste-Hilfe-Maßnahmen wiederholen und sich darauf vorbereiten, im Notfall schnell eingreifen zu können.

4. Online-Gemeinschaften und berufliche soziale Netzwerke

Online-Communities und professionelle soziale Netzwerke sind hervorragende Möglichkeiten für Pflegehilfskräfte, sich mit Gleichaltrigen zu vernetzen, Erfahrungen auszutauschen und Unterstützung zu finden. Auf Facebook gibt es mehrere Gruppen für Pflegehilfskräfte, wie z. B. "Aides-Soignants de France", in denen die Mitglieder Tipps, Stellenangebote und Feedback zu verschiedenen Aspekten ihres Berufs austauschen.

LinkedIn ist ein weiteres wichtiges Netzwerk für Pflegehelfer, die ihr berufliches Netzwerk ausbauen möchten. Indem sie den Seiten von Gesundheitsorganisationen folgen oder professionellen Diskussionsgruppen beitreten, können Pflegehelfer/innen über Entwicklungen in der Branche, Ausbildungsmöglichkeiten und bewährte Verfahren auf dem Laufenden bleiben.

5. Online-Leitfäden und Handbücher

Um ihr Wissen zu vertiefen, können Pflegehelfer/innen online auf Leitfäden und Handbücher zugreifen. Auf der Website *Doctissimo* finden Sie umfassende Leitfäden zur Altenpflege, zu grundlegenden Pflegetechniken und zu bewährten Verfahren in

Bezug auf Hygiene und Sicherheit. Diese Leitfäden werden häufig von Fachleuten aus dem Gesundheitswesen verfasst und regelmäßig aktualisiert, um die neuesten Empfehlungen widerzuspiegeln.

Ein weiterer nützlicher Leitfaden ist der *Guide de l'Aide-Soignant*, der in digitaler Form auf Plattformen wie Amazon oder Fnac erhältlich ist. Dieser Leitfaden ist ein Nachschlagewerk, das alle Aspekte des Berufs abdeckt, von den Grundlagen der Pflege bis hin zum Umgang mit komplexen Situationen. Es ist ideal für Pflegehelfer, die sich in der Ausbildung befinden, oder für diejenigen, die ihr Wissen festigen möchten.

6. Ressourcen für Wohlbefinden und Stressbewältigung

Die Arbeit als Pflegehelfer ist anspruchsvoll und kann manchmal zu Stress und Burnout führen. Um Pflegekräften zu helfen, mit ihrem Wohlbefinden umzugehen, bieten Websites wie *Psycom* Ressourcen zur Stressbewältigung, Entspannungstechniken und Tipps zur Vorbeugung von Burnout. Diese Website bietet auch Informationen zu psychologischen Beratungsdiensten, die für Pflegekräfte in Schwierigkeiten hilfreich sein können.

Die Website *Headspace* bietet Meditations- und Achtsamkeitsprogramme, die speziell für Beschäftigte im Gesundheitswesen entwickelt wurden. Diese Programme können Pflegekräften helfen, auch in stressigen Arbeitsumgebungen ruhig und konzentriert zu bleiben.

- **Literaturhinweise und Fachartikel**

Literaturhinweise und Fachartikel spielen eine entscheidende Rolle in der Ausbildung und beruflichen Entwicklung von Pflegeassistenten. Diese Ressourcen ermöglichen es, das Wissen zu vertiefen, sich über die neuesten Entwicklungen im Gesundheitswesen auf dem Laufenden zu halten und die Kompetenzen zu stärken, die für eine qualitativ hochwertige

Pflege erforderlich sind. Für Pflegehilfskräfte ist der Zugang zu einer gut ausgewählten Bibliografie und zu Fachartikeln von entscheidender Bedeutung, um die Pflegepraxis, die Entwicklung medizinischer Protokolle und die ethischen Herausforderungen ihres Berufs zu verstehen.

1. Nachschlagewerke für Pflegekräfte

Nachschlagewerke sind unentbehrliche Hilfsmittel für Pflegekräfte und bieten umfassende Informationen über die theoretischen und praktischen Aspekte ihres Berufs. Zu den unverzichtbaren Werken gehört der *Guide de l'Aide-Soignant*, der oft als Bibel für Fachkräfte in der Ausbildung angesehen wird. Dieses Buch deckt ein breites Spektrum an Themen ab, von grundlegenden Pflegetechniken bis hin zu komplexeren Protokollen, der Kommunikation mit Patienten und der Bewältigung von Notfallsituationen. Es ist so konzipiert, dass es sowohl als Schulungsmaterial als auch als Referenz in der täglichen Praxis verwendet werden kann.

Ein weiteres Schlüsselwerk ist *Techniken für die Pflege älterer und pflegebedürftiger Menschen* von Monique Villeneuve, das sich speziell auf die geriatrische Pflege konzentriert. Dieses Buch untersucht eingehend die besonderen Bedürfnisse älterer Menschen und bietet praktische Ratschläge und geeignete Techniken für ihre Pflege. Es geht auch auf die psychologischen und sozialen Aspekte der Altenpflege ein, was es zu einer wertvollen Ressource für Pflegehilfskräfte macht, die in Altenheimen oder geriatrischen Abteilungen arbeiten.

2. Fachzeitschriften und Periodika

Fachzeitschriften sind eine weitere wichtige Informationsquelle für Pflegehilfskräfte. Publikationen wie *La Revue de l'Infirmière* et *Soins Aides-Soignantes* bieten Artikel, die von Fachkräften *des* Gesundheitswesens, Forschern und Experten auf diesem Gebiet verfasst wurden. Diese Zeitschriften decken ein breites Spektrum an Themen ab, von neuen Pflegemethoden über Fallstudien bis hin zu gesetzlichen und regulatorischen Entwicklungen. So können Pflegehilfskräfte über die neuesten Praktiken und Innovationen auf dem Laufenden bleiben und gleichzeitig ihr Verständnis für die Herausforderungen, mit denen sie bei ihrer täglichen Arbeit konfrontiert sind, erweitern.

Darüber hinaus bieten einige Zeitschriften, wie z. B. *Pflege*, Themenausgaben an, in denen spezielle Themen vertieft werden, wie z. B. Palliativpflege, Schmerzbehandlung oder der Umgang mit chronischen Krankheiten. Diese Fachartikel ermöglichen es Pflegekräften, Fachwissen in bestimmten Bereichen zu entwickeln, und helfen ihnen so, effektiver auf die speziellen Bedürfnisse der Patienten einzugehen.

3. Wissenschaftliche Artikel und klinische Forschung

Wissenschaftliche Artikel und klinische Forschung sind ebenfalls wertvolle Ressourcen für Pflegehelfer, die ihr Wissen vertiefen und die wissenschaftlichen Grundlagen der Pflegepraxis verstehen möchten. Online-Datenbanken wie *PubMed* und *Cairn.info* bieten Zugang zu Tausenden von wissenschaftlichen Artikeln, die alle Aspekte von Gesundheit und Pflege abdecken. Pflegekräfte können diese Ressourcen nutzen, um nach bestimmten Informationen zu suchen, z. B. nach den neuesten Studien zur Schmerzbehandlung, zu den Auswirkungen von Behandlungen oder nach bewährten Verfahren zur Infektionsprävention.

Die Lektüre wissenschaftlicher Artikel ermöglicht es Pflegekräften auch, eine kritische Haltung zu entwickeln, indem sie die Beweise hinter den Pflegepraktiken bewerten und sich über aktuelle Debatten im Gesundheitswesen auf dem Laufenden halten. So könnte beispielsweise ein kürzlich in *The Lancet* veröffentlichter Artikel über die Auswirkungen der patientenzentrierten Pflege auf Intensivstationen wertvolle Einblicke in die Frage liefern, wie die Qualität der Pflege in den komplexesten Kontexten verbessert werden kann.

4. Fachbücher zu Ethik und Kommunikation

Ethik ist ein grundlegender Aspekt des Pflegeberufs, und Fachbücher wie *Ethik und* Berufsethik *für* Pflegekräfte von Geneviève Gay bieten einen Rahmen für das Verständnis der ethischen Dilemmas, mit denen Pflegekräfte konfrontiert sind. Dieses Buch behandelt heikle Themen wie die Achtung der Würde des Patienten, die Einwilligung nach Aufklärung und die Vertraulichkeit und stellt Werkzeuge zur Verfügung, um in diesen Situationen mit Integrität und Mitgefühl zu navigieren.

Kommunikation ist auch ein Schlüsselthema für Pflegehilfskräfte, und Bücher wie *Communiquer avec le patient* von Philippe Jeammet liefern Strategien zur Verbesserung der Interaktion *mit* Patienten, insbesondere mit gefährdeten oder pflegebedürftigen. Eine gute Kommunikation ist entscheidend, um eine vertrauensvolle Beziehung zu den Patienten aufzubauen, ihre Bedürfnisse zu verstehen und ihnen eine qualitativ hochwertige Pflege zu bieten.

5. Zugang zu Online-Ressourcen und digitalen Bibliotheken

Schließlich können Pflegehelfer/innen auf zahlreiche Online-Ressourcen und digitale Bibliotheken zugreifen, um ihr Wissen zu erweitern. Plattformen wie *Google Scholar* ermöglichen die Suche nach akademischen Artikeln und Dissertationen zu bestimmten Themen, während Websites wie *OpenEdition* kostenlosen Zugang zu wissenschaftlichen Publikationen aus dem Bereich der Geistes- und Sozialwissenschaften, einschließlich der Gesundheit, bieten.

Auch die digitalen Bibliotheken der großen Gesundheitseinrichtungen, wie die des Institut National de la Santé et de la Recherche Médicale (INSERM), sind wertvolle Ressourcen. Diese Plattformen bieten Zugang zu einer umfangreichen Sammlung von Büchern, Artikeln und Forschungsberichten, die häufig frei zugänglich sind, sodass sich

Pflegehilfskräfte kontinuierlich weiterbilden und auf dem neuesten Stand des Wissens bleiben können.